血气阴阳观

读解康平本《伤寒论》

王 德 著

全国百佳图书出版单位
中国中医药出版社
·北 京·

图书在版编目（CIP）数据

血气阴阳观读解康平本《伤寒论》/ 王德著 . —北京：
中国中医药出版社，2022.6
（中医师承学堂）
ISBN 978-7-5132-7543-9

Ⅰ . ①血… Ⅱ . ①王… Ⅲ . ①《伤寒论》—研究
Ⅳ . ① R222.29

中国版本图书馆 CIP 数据核字（2022）第 061381 号

中国中医药出版社出版
北京经济技术开发区科创十三街 31 号院二区 8 号楼
邮政编码　100176
传真　010-64405721
廊坊市晶艺印务有限公司印刷
各地新华书店经销

开本 710×1000　1/16　印张 16.25　字数 254 千字
2022 年 6 月第 1 版　2022 年 6 月第 1 次印刷
书号　ISBN 978 - 7 - 5132 - 7543 - 9

定价　68.00 元
网址　www.cptcm.com

服 务 热 线　010-64405510
购 书 热 线　010-89535836
维 权 打 假　010-64405753

微信服务号　zgzyycbs
微商城网址　https://kdt.im/LIdUGr
官 方 微 博　http://e.weibo.com/cptcm
天猫旗舰店网址　https://zgzyycbs.tmall.com

作者简介

　　王德，现任海口市人民医院中医科主任，海南省全国中医药创新骨干人才培训导师，海口市仲景医学特色专科学科带头人，第三届海南青年科技奖获得者。其毕业于广州中医药大学，曾深造于中国中医研究院（现为中国中医科学院）西苑医院。深好仲景之学，先学成无己的《注解伤寒论》，接着学尤在泾的《伤寒贯珠集》及柯韵伯的《伤寒来苏集》，随后学习冉雪峰的《冉注伤寒论》，深受启发，近年跟随冯世纶老师学习胡冯体系，日渐成熟，略有所得，现常应用经方于临床，收获良效。

内容提要

  康平本《伤寒论》是从日本回流的古本，因康平三年(1060年)由日本侍医丹波雅忠抄录，故后人称为康平本《伤寒论》，是据其抄录时代而命名。全书共一卷十二篇。其总体内容与宋本《伤寒论》大致相同，但从编排的格式看，却与宋本迥异。康平本《伤寒论》具有"条文内容主次清晰，编排格式层次分明"的特点。另，国内还有一古本——桂林本《伤寒杂病论》，是伤寒与杂病的合本，内容较康平本及宋本丰富。三个版本均是研究与应用经方不可缺少的文献，笔者认为当以康平本《伤寒论》为优。

  《伤寒论》以"三阴三阳"统病。人感天地之气而生，变现于人体之上，即是"血气"，其源分而不同，"血"源于地，"气"源于天，但合于人体则是一体。"阴阳"为"天地之道"，人处于天地之间，必应"天地之道"。人体"血气"与"阴阳"的关系为"阴阳者，血气之男女也"，而"三阴三阳"则是人体血气阴阳演化的状态。本书以"血气阴阳"观读解"三阴三阳"及其病变，更贴近处于天地之间人体的生命活动及其产生病变的实质。

编写说明

　　笔者多年前无意中得读《冉注伤寒论》，深受启发，并从书中得知，世上除有宋本《伤寒论》，还有康平本《伤寒论》。由于冉雪峰先生著书之时，年事已高，未及完成《冉注伤寒论》就已仙逝，令人深感痛惜，乃经方学界一大损失，笔者也因此未得领会《冉注伤寒论》之精髓，也无法从其书中观得康平本《伤寒论》之全貌，深感遗憾，由此而产生续《冉注伤寒论》的冲动。但因身处海南，对冉雪峰老先生知之甚少，又因多年无法得到叶氏所编的康平本《伤寒论》，只好作罢。

　　后来研读冯世纶老师主编的《胡希恕讲伤寒杂病论》，对胡老另样的解读《伤寒论》深感震撼，通过其对"脉促"的分析，足见胡老功力深厚，也让笔者大开眼界。然而欲读康平本《伤寒论》之心一直未泯，而且越来越强烈，寻找多年，终于购得李顺保编著的《伤寒论版本大全》，书中有康平本《伤寒论》，才得观其全貌，欣喜至极！研读之余，随手记读书所得，后又寻得叶橘泉叶老重校的《古本康平伤寒论》（1955 年 5 月一版四次印刷，千倾堂书局出版），再得由大塚敬节〔日〕著、王宁元译的《临床应用伤寒论解说》，书中附有传抄本《康平伤寒论》影印版（2016 年 5 月一版一次印刷，中国中医药出版社出版）。

　　本书读解就是依据此两书中的康平本《伤寒论》，其中格式以影印版为主，内容互参叶老重校版本及影印版，并参考宋本及桂林本《伤寒论》的内容，版本之中不同之处，略作说明。考虑我国目前中医学人读书的习惯，对康平本《伤寒论》的"大阳"及

"大阴"改为"太阳"及"太阴",余者均维持原版不变。

近年跟随冯世纶老师学习胡冯理论体系,进一步加深了对《伤寒论》的理解,基于对冉雪峰的"气化理论"及胡冯体系"六经八纲"的应用,结合笔者多年的读书及临证体会,今汇成《血气阴阳观读解康平本〈伤寒论〉》,对冯世纶老师的谆谆教诲,深表感谢!

同时为了帮助读者更好地理解,另列出"伤寒与杂病""血与气""阴与阳"及"三阴三阳与六病"等几个概念置于本书绪论,加以讨论,抛砖引玉。

条文前置有"□"代表空一格条文,"□□"代表空两格条文,没有"□"代表顶格条文。

条文内容中"□"表达正文缺文,或正文与嵌注间的间隔符号。另,本书还根据上下条文的连贯,以笔者的理解,在□内补上康平本《伤寒论》条文中所缺之字,□下加点以示区别于原文本有的带框字,便于读者理解,不恰当之处,欢迎通达之士指正。

条文内容中"〇"表达注文缺文的符号。

为了便于编排,把影印版中的旁注内容放在括号里面,置于所注的正文之前或后。

"右×味"之"右",本书径改为"上"字,以适应横排之需要。

底本为繁体字,本书皆改为规范化简体字。

对古今字凡能明确其含义者,均以今字替代,如藏与脏、府与腑等。

王 德

2022 年 4 月 28 日

目　录

绪　论

伤寒与杂病

《伤寒卒病论》在流传的过程中分为两部分：《伤寒论》与《金匮要略》。其中《伤寒论》以伤寒及中风的内容为主，《金匮要略》以杂病的内容为主。"伤寒"是何种病？历代诸多医家从不同方面进行了探索，但均多宗于《内经》的观点，即"今夫热病者，皆伤寒之类也"，认为"伤寒"属于"外感疾病"的范畴。但笔者认为对"伤寒"病范畴的理解，理应从《伤寒论》中寻找答案。

其一，《伤寒论》的序文中"余宗族素多，向余二百，建安纪年以来，犹未十稔，其死亡者三分有二，伤寒十居有七"，可见"伤寒"在当时是一种严重的疾病。

其二，从《伤寒论》的"阴阳易差后劳复病篇"中采用"大病差后"与"伤寒差以后"及"伤寒解后"的对举词语也可看出"伤寒"是东汉时期一种严重的疾病。

其三，《伤寒论》中的太阳病、阳明病、少阴病及厥阴病篇中均有死证条文，而杂病部分，依据桂林本内容看，除阴阳毒两条"七日不可治"及浸淫伤"从四肢流去入口者，不可治"，表示病情危重，其余各篇均没有死证的描述，也暗示了伤寒是大病、重病，而杂病是小病、轻证。

其四，"伤寒"虽可导致病情危重，但并非一开始即刻出现，从《伤寒论》的条文中，可看出"伤寒"还有特指，正如太阳病篇所言"太阳病，或已发热，或未发热，必恶寒，体痛，呕逆，脉阴阳俱紧者，名曰伤寒"，通过人体的证候与脉象来认识"伤寒"，不论是症状还是脉象，均是收引状态。

仲景运用阴阳属性，分析"伤寒（含中风）"病的发生、发展及其转归过程，并引入三阴三阳六病的概念，扩展及规范重大疾病的诊治，其中"三阳病"侧重表达伤寒病从外表入内里的过程，其从阳强到阳盛，再由阳盛到阳少（欲入阴）的过程；"三阴病"侧重表达伤寒病由内里出外表的过程，其从阴盛到阴少，再由阴少到阴竭（欲出阳）的过程。

总之，《伤寒卒病论》是以伤寒和杂病对举，在其流传过程中，有《伤寒卒病论》与《伤寒杂病论》名称之别，但不论是"卒"还是"杂"，均表示小及杂碎之意，均是暗示小病，以衬托"伤寒"为大病、重病。又由于仲景《伤寒卒病论》原著的失传而分为《伤寒论》与《金匮要略》。《伤寒论》以伤寒和中风对举，"寒"示收引，呈"闭"状态；"风"示走泄，呈"开"状态，暗示邪气属性之不同，以强调疾病阴阳分类的不同，并表达疾病发展演变过程中人体营卫、津液及气血的动态变化。

血与气

　　要想读懂《伤寒论》，首先要明白"气"的概念。近代医家从哲学的角度对气的物质与功能的属性争论不休，有人说"气"是物质，"气是构成和维持人体生命活动的最基本物质"；有人说"气"是功能，见于《内经》中"心气""肝气"及"胃气"等脏腑之气，即皆指功能而言；亦有人说"气"既是物质又是功能，是形成宇宙万物的最根本物质实体，反映于人，则生命的维持全赖于气，气是一切组织活动的营养所系，如精气、津气、水谷之气、呼吸之气等，又是一切组织器官的技能活动，如脏腑之气等。而笔者认为在古代哲学范畴里的"气"只是一个整体的概念，也可以说"气"是人体整体的生命表现。"气"是一个概念，无所谓物质或功能，只有应用到人体等实体上，才体现出物质与功能的统一。其实此处亦没有物质与功能之分，这就是所谓的"无极而太极"（周敦颐《太极学说》），"太极本无极，无极生太极"（《类经附翼·医易》）及"有生于无"（《道德经》）所阐述的内容。可见古人用"气"显示"合一"，也就是处在阴阳混沌不分的状态。放到现代而言，亦就无所谓物质与功能之分了，实为物质与功能的统一。严格地说，用物质与功能比喻阴与阳尚欠精当，阴阳正反含义以及相互转化等内容，与物质及功能的关系是不尽相同的。

　　"气"的内容包括三个方面，即物质性、功能性及物质与功能的统一性。严格地说，"气"的物质及功能属性应属于"二仪"的范畴。"气"的本义应指物质与功能的统一（即阴阳合一），正如老子在《道德经》上所说"万物负阴而抱阳，冲气以为和"，此处的"气"就是功能和物质的统一，并由此衍生出多样化复合型的含义，如"脏腑之气"及"经络之气"等气的内容；而就本原角度而讲，正如《内经》的《灵枢·决气》曰"人有精、气、津、液、血、脉，余意以为一气耳"，把精、津、液、血、脉等均归为"气"。

《素问·天元纪大论》又曰："阴阳不测谓之神，神在天为风，在地为木；在天为热，在地为火；在天为湿，在地为土；在天为燥，在地为金；在天为寒，在地为水。故在天为气，在地成形，形气相感，而化生万物矣。"即气是世界万物的本源，可称之为"元"，又因侧重的不同，而称之为"精""气"及"神"。《灵枢·本神》曰"生之来，谓之精"，《素问·金匮真言论》曰"夫精者，身之本也"，可见精即元始，也可佐证。从物理学的角度而言，"气"有质量与能量之分，两者是相伴互含的。《灵枢·五癃津液别》曰"津液各走其道，故三焦出气，以温肌肉，充皮肤，为其津；其流而不行者，为液"，可知津与液均来源于气，两者又有不同，津之用近乎阳，液之用近乎阴，津液总体可理解为气之质。《灵枢·决气》曰"中焦受气取汁，变化而赤，是谓血"，也表达了血由气变化而来，是气的发展演变，《灵枢·营卫生会》曰"血者，神气也"可得佐证。《素问·平人气象论》曰"人一呼脉再动，一吸脉再动，呼吸定息五动，闰以太息，命曰平人"，可见脉是气的动态。由此可得"气"分则有"精、气、津、液、血、脉"的不同状态，这些不同状态中，气与血是关键，故《素问·调经论》曰"人之所有者，血与气耳"。两者之间，气为无形，血乃有质，虽不同，但实为一体，《灵枢·营卫生会》曰"夫血与气，异名同类"。而其运行的路径却不同，气行于经，《素问·离合真邪论》曰"真气者，经气也"；血运于脉，《素问·脉要精微论》曰"脉者，血之府也"。合而言之，即气血运行于经脉，经脉之气与血是人体生命活动中重要的质量与能量来源。"气"与"血"对举，"气"侧重于"能"，"血"侧重于"质"。

阴与阳

阴与阳在《素问·阴阳应象大论》曰："阴阳者，天地之道也，万物之纲纪，变化之父母，生杀之本始，神明之府也。"（明者清晰也，引申为分化演变），及《素问·天元纪大论》曰"阴阳不测谓之神（测之意为分也）。神在天为风，在地为木；在天为热，在地为火；在天为湿，在地为土；在天为燥，在地为金；在天为寒，在地为水，故在天为气，在地成形。形气相感，而化生万物矣"等内容看，此处"神"就是"气"，"明""测"均为分化的意思，可见阴阳所阐述的对象实质是"气"。然而《内经》为什么认为阴阳为天地之道，而不说"气"为天地之道呢？笔者认为因为有了阴阳，才有消长进退，以至此而引出的千变万化；而"气"只是阴阳合一的混沌状态，它只有分阴阳，以至五行的变化，才能化生万物。"太极动而生阳，静而生阴"（《格致余论》），"阳化气，阴成形……清阳出上窍，浊阴归六腑"（《素问·阴阳应象大论》）等内容，说明了人体之阴阳变化，亦即人体的气化功能。人体气化（含气机）无时不含着阴阳的消长更迭，又如《素问·阴阳应象大论》的"阴胜则阳病，阳胜则阴病；阳胜则热，阴胜则寒"，《灵枢·论疾诊尺》的"重阳必阴，重阴必阳"以及《素问·阴阳应象大论》的"寒极生热，热极生寒"，均可见为阴阳所阐述的病机内含气机的变化。气化贯穿着生命的始终，没有气化就没有生命，故《素问·六微旨大论》曰"物之生，从乎化，物之极，由乎变，变化之相薄，成败之所由也"及"出入废则神机化灭，升降息则气立孤危，故非出入，则无以生长壮老已；非升降，则无以生长化收藏"，由此可见气化伴随生命的始终，也即阴阳伴随生命整个过程。

从本原角度可说"道产阴阳，原同一气"（《景岳全书·传忠录·阴阳篇》），"阴根于阳，阳根于阴"（《类经图翼·阴阳体象》）及"阴气流行则为阳，阳气凝聚则为阴"（朱子语），也就说出阴阳变化的实质为"气"，阴阳是"气"的不同状态，也是气化（含气机）运动的不同方式；反之"气"是阴阳合一的状态，结合"夫脉者，血之府也"及"脉合阴阳"（《素问·脉要精微论》），说明阴阳也合一于血脉之中，《素问·经脉别论》曰"肺朝百脉，输精于皮毛，毛脉合精，行气于府"，可见气分阴阳，可产生人体各种变化（阴阳为变化之父母），又随之回归于血脉之中，再经"肺朝百脉"而输于皮毛，由"毛脉合精"进而"行气于府"，实现由血及气的转变过程。"血气阴阳"之间的转化是人体生命活动中最基础的简约模式，用此模式能更好地理解《伤寒论》的三阴三阳六病及其变化。

三阴三阳与六病

中医典籍对三阴三阳的论述，首见于《黄帝内经》，其对三阴三阳的应用是多方面的，归纳起来主要有三个方面。

其一，经络方面的应用：《素问·阴阳离合论》言"圣人南面而立，前曰广明，后曰太冲，太冲之地，名曰少阴，少阴之上，名曰太阳……中身而上，名曰广明；广明之下，名曰太阴；太阴之前，名曰阳明……厥阴之表，名曰少阳"，又言"外者为阳，内者为阴，然则中为阴，其冲在下，名曰太阴……太阴之后，名曰少阴……少阴之前，名曰厥阴"，在此基础上，分出手足而形成"十二经脉"，其主要表达人体气血运行的路径，强调体表组织与脏腑之间的联系。

其二，"标本中气"方面的应用：三阴三阳是"标"，风寒暑湿燥火六气才是"本"，具体为"少阳之上，火气治之，中见厥阴；阳明之上，燥气治之，中见太阴；太阳之上，寒气治之，中见少阴；厥阴之上，风气治之，中见少阳；少阴之上，热气治之，中见太阳；太阴之上，湿气治之，中见阳明。所谓本也，本之下，中之见也，见之下，气之标也，本标不同，气应异象"。对"六气"标本理论的具体运用，还参考三阴三阳功能不同，分为"有从本者，有从标本者，有不从标本者也"的不同，具体是"少阳太阴从本，少阴太阳从本从标，阳明厥阴不从标本从乎中也……从本者，化生于本，从标从本者有标本之化，从中者以中气为化也"。可见《内经》以三阴三阳为标，风寒暑湿燥火之气为本，表达了六气加临于人体，是以六气（邪）为中心，以人体三阴三阳为载体的疾病观，即《内经》外感热病的发病模式。

其三，人体病位方面的应用：《素问·热论》运用三阴三阳于论述疾病的部位，"伤寒一日，巨阳受之，故头项痛，腰脊强；二日阳明受之……故身热目疼而鼻干……三日少阳受之……故胸胁痛而耳聋……四日太阴受之……故腹满而嗌干；五日少阴受之……故口燥舌干而渴；六日厥阴受之……故烦满而囊缩"。

而三阴三阳在《伤寒论》中的应用，主要是在对疾病的阐述，如太阳病、阳明病、少阳病、太阴病、少阴病及厥阴病等六病。从《伤寒论》内容可知太阳病具体有外表病证、膀胱腑病及结胸证；阳明病有外证及腑实病；少阳病则是表里之间胸胁之上的病证。三阳病常因"阳躁"之性，可波及体外多部及体内多腑，出现合并病的状态。"三阴病"的部位，多表现在腹内，虽也有系体外，但仍不离腹内，这是由阴主内的缘故所决定的；还因三阴各自阴"气"的多少不同，而表现出不同的状态。太阴病，表现为"腹满而吐，食不下，自利益甚，时腹自痛"的里证状态，又由于阳弱而不衰，又表现出"手足自温"的外证状态，也因阴盛为湿，阳不衰，可发展波及"身黄"，但总体不离里阴病的范畴；少阴病，"脉微细，但欲寐"，可表现为"欲吐不吐……自利而渴，虚故饮水自救，若小便色白者，少阴病形悉具"的里证状态，又由于阳衰，常表现出"身体痛，手足寒"及"手足逆冷"的外表证状态，总体归纳为表里同阴病；从太阴的里阴病到少阴的表里同阴病过程，可推及厥阴病当是三阴俱病。这也是由阴病性质所决定的，其若是三阴俱阳衰，必是死证，其在少阴病的死证中已体现。厥阴病当是有阳复，复在表里之间，体腔之内，故"厥阴之为病，气上撞心，心中疼热"，阳复仅逆在表里之间，而其表与里仍处于阳衰的状态，表现为"手足厥冷"的外证和"饥而不欲食，食则吐，下之利不止"的里证。可见，若能熬过少阴病进入厥阴病状态，也是阴病的转机之一，这就是厥阴病在厥阴病篇中仅有一条提纲证及三条欲解条文的原因所在。而厥阴病篇中"厥"的外证及"利、呕、哕"的里证均是厥阴病的类似证，是伤寒病另类的发病方式。可见三阴三阳六病中，太阴病为里阴病，部位归属于里一处的范围；少阴病为表里同阴，部位为表里两处共病；厥阴病为三阴俱病，部位为表、里、表里之间三处共病；少阳病为表里之间的阳病，部位为表里之间一处；阳明病为外证与腑实，部位分列外、里两处；太阳病有外表病证、膀胱腑病及结胸证，其中膀胱腑病属里，结胸证属表里之间，部位分列表、里、表里之间三处。可见三阴三阳病的部位分合动态，体现"阴静阳躁"（《素问·阴阳应象大论篇》）之性，也可得三阴三阳之间是对应的，但不对称，阳长阴短。

仲景在《伤寒论》中对"三阴三阳"的运用发挥有三个方面：①先用阴阳按疾病的性质分为两大类，即阴病与阳病，依据的主要是寒热之征象，这也是采用阴阳辨证的先决条件，条文中有言"病有发热恶寒者，发于阳也，无热恶寒者，发于阴也"；②在阴阳的基础上，依据"阴阳之气各自多少"，即量的多少，又分为三阴三阳（太阳、阳明、少阳、太阴、少阴、厥阴），并以之确定各自相应疾病部位——表、里及表里之间；③在三阴三阳的各自部位上，再以阴阳不同动态在人体气血的体现，划分各自"虚实"的变化，具体形成太阳"多血少气"（《素问·血气形志》）即阳多聚于血中而少布于血外；阳明"多气多血"（同上）即阳俱多布于血之内外；少阳"少血多气"（同上）即阳聚少于血中而多布于血外；太阴"多气少血"（同上）即阴多聚于血外而少聚于血中；少阴"少血多气"（同上）即阴少聚于血中而多聚于血外；厥阴"多血少气"（同上）即阴多聚于血中而少聚于血外。此部分的内容，仲景在《伤寒论》并没有具体明言，但可意会，如此就进一步细化了三阴三阳六病虚实的不同，也进一步细化了疾病的分类，如太阳病的膀胱腑病中分为"蓄水证"与"蓄血证"的不同，及少阴病中有"下利"及"下利脓血"的不同。

《伤寒论》中还用"日数"及"时辰"来表示病势的动态。"日数"又分复数之日数及单数之日数两个方式。复数之日数常在顶格及空一格书写的条文中出现；单数之日数多在空一格及空两格书写的条文中出现；而时辰仅在空两格条文中出现。其复数之日数分别以"一二日"表示病之初期的状态；"二三日"表示病之在外表的状态；"四五日"表示病由外入里之势的状态；"五六日"表示病由里出外之势的状态；"六七日"表示病愈或加甚或阴阳转变的状态；"七八日"表示病之形质转变的状态；"八九日"表示病阳衰或阳复的转变状态；"十余日"表示病已在内里，且有质，并有外出之势的状态。单数之日分别以"一日"表达病之初，以应寒水之数，提示伤寒之始，病常在太阳；"二日"表达病亦在初期，但应阳火之数，提示病已化热，病可在阳明；"三日"表达病尚在外，而有入内里之势；"四日"表达病之入内里；"五日"表达病已在里；"六日"表达病处于阴日之数，以应水之成数；"七日"表达病处于阳日之数，以应火之成数；"九日"表达老阳之日数，示极而欲变；"十日"表达病之在里，且有质；"十二日"表达处于双六阴日之合数，常示病程迁延；"十三日"表达处于六七阴阳日之合数，常示疾病恢复充分。而十二时辰却用以表达三阴三阳病之欲解时，"太阳病欲解时，从巳至未上"；"阳明病欲解时，从申至戌上"；"少阳病欲解时，从寅至辰上"；"太阴病欲解时，从亥至丑上"；"少阴病欲解时，从子至寅上"及"厥阴病欲解时，从丑至卯上"，其与一天十二时辰之阴阳盛衰更迭相关。从上述几个方面，构成了《伤寒论》定性、定量、定位及定时的三阴三阳六病整体辨证施治体系。

而《内经》在三阴三阳的经络腧穴应用就像"点与线"，《伤寒论》三阴三阳六病的应用则像"面与体"，两者虽联系密切，但如果用经络学说来分析《伤寒论》三阴三阳六病，就相当于"点线"等与"体面"一样大小，不恰当之处是很明显的，这样的分析是缩小了《伤寒论》六病的病位范围。

另，《伤寒论》三阴三阳六病的提纲证条文，如"太阳之为病，脉浮，头项强痛而恶寒"；"阳明之为病，胃家实是也"；"少阳之为病，口苦，咽干，目眩"；"太阴之为病，腹满而吐，食不下，自利益甚，时腹自痛，若下之，必胸下结鞕"；"少阴之为病，脉微细，但欲寐也"及"厥阴之为病，气上撞心，心中疼热，饥而不欲食，食则吐，下之，利不止"。此六病提纲条文，也能看出有"六气"的影子。若用《内经》"六气"标本中气理论分析《伤寒论》三阴三阳六病，是站在三阴三阳"标"的角度上。因为《伤寒论》六病之所以有"六气"的影子，是由于人体三阴三阳之"标"气化的结果，而不是"六气（邪）"侵犯人体形成的"加临"之象。《伤寒论》三阴三阳六病，是伤寒（含中风）病于人体上，而产生六种不同类型的病变，又因人体阴阳的消长变化而显露出六气之象，具体与《内经》的"六气"加临范围大小明显不同。若以"六气"分析伤寒之三阴三阳六病，就是扩大了致病邪气的范围，也违背《内经》六气为本的理论。而后世不少医家基于《黄帝内经》的精神来解读《伤寒论》，对外加入五运六气内容，对内引入脏腑经络内容，扩展了仲景诊病的思想，但均不是仲景《伤寒论》中的原义。

总之，《伤寒论》中三阴三阳在疾病方面的应用与《内经》某些方面相近，但又不尽相同，就其应用而言，当不是先后的传承关系，但从其源流，却当是同宗的。《伤寒论》三阴三阳在疾病方面的应用，它既反映疾病的性质，又能表示疾病的部位，还可通过血与气的阴阳动态，展示各自部位的"虚实"，并用"日数"及"时辰"表示病势动态，以阐述六病的发生、发展及转归。并凭之进行相应而规范的治疗。

康平本《伤寒论》读解

伤寒卒病论

（集论曰）余每览越人入虢之诊，望齐侯之色，未尝不慨然叹其才秀也。怪当今居世之士，曾不留神医药，精究方术，上以疗君亲之病，下以救贫贱之厄，中以保身长全，以养其生，但竞逐荣势，企踵权豪，孜孜汲汲，惟名利是务，崇饰其末，忽弃其本，华其外而悴其内，皮之不存，毛将安附焉。哀乎！趋世之士，又驰竞浮华，不固根本，卒然遭邪风之气，婴非常之疾，患及祸至，而方震栗，降志屈节，钦望巫祝，告穷归天，束手受败，赍百年之寿命，持至贵之重器，委付凡医，而恣其所措，咄嗟呜呼！厥身已毙，神明消灭，变为异物，幽潜重泉，徒为啼泣，痛夫！举世昏迷，莫能觉悟，不惜其命，若是轻生，彼何荣势之云哉！而进不能爱人知人，退不能爱身知己，遇灾值祸，身居厄地，蒙蒙昧昧，蠢若游魂，忘躯徇物，危若冰谷，至于是也。

余宗族素多，向余二百，建安纪年以来，犹未十稔，其死亡者，三分有二，伤寒十居其七。感往昔之沦丧，伤横夭之莫救，乃勤求古训，博采众方㉛撰用《素问》《九卷》《八十一难》《阴阳大论》《胎胪药录》，并《平脉辨证》。经为《伤寒卒病论》。虽未能尽愈诸病，庶可以见病知源，若能寻余所集，思过半矣。

□□夫天布五行，以运万类；人禀五常，以有五脏。经络府俞，阴阳会通，玄冥幽微，变化难极，自非才高识妙，岂能探其理致哉！上古有神农、黄帝、岐伯、伯高、雷公、少俞、少师、仲文，中世有长桑、扁鹊，汉有公乘阳庆及仓公，下此以往，未之闻也。观今之医，不念思求经旨，以演其所知，各承家技，终始顺旧，省疾问病，务有口给，相对斯须，便处汤药；按寸不及尺，握手不及足，人迎、趺阳，三部不参，动数发息，不满五十。短期未知决诊，九候曾无仿佛；明堂阙庭，尽不见察，所谓窥管而已。夫欲视死别生，实为难矣。孔子云："生而知之者上，学则亚之，多闻博识，知之次也。"余宿尚方术，请事斯语。

汉长沙守南阳张机　著

晋太医令王叔和　撰次

伤寒例

□（《阴阳大论》云）凡春气温和，夏气暑热，秋气漓冷，冬气冰冽，此则四时正气之序也。㊟冬时严寒，万类深藏，君子固密，则不伤寒。触冒之者，乃名伤寒耳。例其于伤四时之气，皆能为病（以伤寒为毒者，以其最成杀厉之气也）。中寒而即病者，名曰伤寒。

□中寒，不即病者，寒毒藏于肌肤，至春变为温病，至夏变为暑病。暑病者，热极重于温也。㊟是以辛苦之人，春夏多温热病者，皆由冬时触寒所致，非时行之气也。

□凡时行者，春时应暖而反大寒，夏时应热而反大凉，秋时应凉而反大热，冬时应寒而反大温（此非其时，而有其气）。㊟是以一岁之中，长幼之病，多相似者也。例此则时行之气也。

□□夫欲候知四时正气为病，及时行疫气之法，皆当按斗历占之。九月霜降节后，宜渐寒，向冬大寒，至正月雨水节后，宜解也。所以谓之雨水者，以冰解而为雨水故也。至惊蛰二月节后，气渐和暖，向夏大热，至秋便凉。从霜降以后，至春分以前寒冽，凡有触冒霜露，体中寒即病者，谓之伤寒也。九月、十月，寒气尚微，为病则轻。十一月、十二月，寒冽已严，为病则重。正月、二月，寒渐降解，为病亦轻。此以冬时不调，适有伤寒之人，即为病也。冬有非节之暖者，名为冬温，冬温之毒，与伤寒大异，冬温复有先后，更相重沓，亦有轻重，为治不同，证如后章。从立春节后，其中无暴大寒，又不冰雪，而有人壮热为病者，此属春时阳气发于冬时伏寒，变为温病。从春分以后，至秋分节前，天有暴寒者，皆为时行寒疫也。

□□三月、四月，或有暴寒，其时阳气尚弱，为寒所折，病热犹轻。

□□五月、六月，阳气已盛，为寒所折，病热则重。七月、八月，阳气已衰，为寒所折，病热亦轻。

□□病与温及暑病相似，但治有殊耳。十五日得一气，于四时之中，一时有六气，四六名为二十四气。然气候亦有应至而不至，或有未应至而至者，或有至而大过者，皆成病气也。

□□但天地动静，阴阳鼓击者，各正一气耳。

□□是以彼春之暖，为夏之暑。彼之秋之忿，为冬之怒。是故冬至后，一阳爻升，一阴爻降也。夏至之后，一阳气下，一阴气上也。斯则冬夏二至，阴阳合也；春秋二分，阴阳离也。阴阳交易，人变病焉。此君子春夏养阳，秋冬养阴，顺天地之刚柔也。小人触冒，必婴暴疹。须知毒烈之气，留在何经？而发何病？详而取之。是以春伤于风，夏必飧泄；夏伤于暑，秋必病疟；秋伤湿，冬必咳嗽；冬伤于寒，春必病温。此必然之道，可不审明之？

□伤寒之病，逐日浅深，以施方治。今世人伤寒，或始不早治，或治不对病，或日数久淹，困乃告医。医人又不依次第而治之，则不中病，皆宜临时消息制方，无不效也。今搜采仲景旧论，录其证候、诊脉、声色，对病汤方，有神验者，拟防世急也。

□凡土地温凉，高下不同，物性刚柔，飱居亦异。是故黄帝兴四方之问，岐伯举四治之能，以训后贤，开其未悟者。临病之工，宜须两审也。

□凡伤于寒，则为病热，热虽甚，不死。若两感寒而病者，必死。若更感异气，变为他病者，当依后坏病证而治之。

□□尺寸俱浮者，太阳受病也，当一二日发。以其脉上连风府，故头项痛，腰脊强。

□□尺寸俱长者，阳明受病也，当二三日发。以其脉夹鼻、络于目，故身热、目疼、鼻干、不得卧。

□□尺寸俱弦者，少阳受病也，当三四日发。以其脉循胁络于耳，故胸胁痛而耳聋。此三经皆受病，未入于府者，可汗而已。

□□尺寸俱沉细者，太阴受病也，当四五日发。以其脉布胃中，络于嗌，故腹满而嗌干。

□□尺寸俱沉者，少阴受病也，当五六日发。以其脉贯肾，络于肺，系舌本，故口燥、舌干而渴。

□□尺寸俱微缓者，厥阴受病也，当六七日发。以其脉循阴器，络于肝，故烦满而囊缩。此三经皆受病，已入于腑，可下而已。

□□若两感于寒者，一日太阳受之，即与少阴俱病，则头痛、口干、烦满而渴；二日阳明受之，即与太阴俱病，则腹满身热、不欲食、谵语；三日少阳受之，即与厥阴俱病，则耳聋、囊缩而厥，水浆不入、不知人者，六日死。若三阴三阳、五脏六腑皆受病，则荣卫不行，脏腑不通，则死矣。其两感于寒，更不传经，不加异气者，至七日太阳病衰，头痛少愈也；八日阳明病衰，身热少歇也；九日少阳病衰，耳聋微闻也；十日太阴病衰，腹减如故，则思饮食；十一日少阴病衰，渴止、舌干已而嚏也；十二日厥阴病衰，囊纵、少腹微下，大气皆去，病人精神爽慧也。若过十三日以上不间，寸尺陷者，大危。若脉阴阳俱盛，重感于寒者，变成温疟。阳脉浮滑，阴脉濡弱者，更遇于风，变为风温。阳脉洪数，阴脉实大者，更遇温热，变为温毒，温毒为病最重也。阳脉濡弱，阴脉弦坚者，更遇温气，变为温疫。以此冬伤于寒，发为温病，脉之变证，方治如说。

□凡人有疾，不时即治，隐忍冀差，以成痼疾。小儿女子，益以兹甚，时气不和，便当早言，寻其邪由，及在腠理，以时治之，罕有不愈者。患人忍之，数日乃说，邪气入脏，则难可制，此为家有患，备虑之要。

□凡作汤药，不可避晨夜，觉病须臾，即宜便治，不等早晚，则易愈矣。如或差迟，病即传变，虽欲除治，必难为力。服药不如方法，纵意违师，不须治之。

□凡伤寒之病，多从风寒得之。始表中风寒，入里则不消。然未有温覆而当不消散者。拟欲攻之（不在证治），犹当先解表，乃可下之。若表已解，而内不消，虽非大满，犹生寒热，悸 渴 烦 痞 结，则病不除。若表已解，而内不消，大满有燥屎（大实坚），自可除下之。虽四五日，不能为祸也。若不宜下，而便攻之，内虚热入，协热遂利，烦躁诸变，不可胜数，轻者困笃，重者必死矣。

□凡两感病俱作，治有先后，发表攻里，本自不同，而执迷妄意者，乃云神丹、甘遂合而饮之，且解其表，又除其里，言巧似是，其理实违。夫智者之举错也，常审以慎；愚者之动作也，必果而速。安危之变，岂可诡哉！世上士，但务彼翕习之荣，而莫见此倾危之败，惟明者，居然能护其本，近取诸身，夫何远之有焉？

□□夫阳盛阴虚，汗之则死，下之则愈；阳虚阴盛，汗之则愈，下之则死矣。夫如是，则神丹安可以误发？甘遂何可以妄攻？虚盛之治，相背千里，吉凶之机，应若影响，岂容易哉！况桂枝下咽，阳盛即毙；承气入胃，阴盛以凶。死生之要，在乎须臾，视身之尽，不暇计日。此阴阳虚实之交错，其候至微，发汗吐下之相反，其祸至速，而医术浅狭，懵然不知病源，为治乃误，使病者殒没，自谓其分。至今冤魂塞于冥路，死尸盈于旷野，仁者鉴此，岂不痛欤！

□凡发汗，温服汤药，其方虽言日三服，若病剧不解，当促其间（可半日中尽三服）。若与病相阻，即便有所觉，病重者，一日一夜，当晬时观之，如服一剂，病证犹在，故当复作本汤服之。至有不肯汗出，服三剂乃解㉝若汗不出者，死病也。

□凡得时气病，至五六日而渴，欲饮水，饮不能多，不当与也，何者？以腹中热尚少，不能消之㉞便更与作病也。例至七八日，大渴欲饮水者，犹当依证而与之，与之令不足，勿极意也（言能饮一斗，与五升）。若饮而腹满，小便不利，若喘若哕，不可与之也。若饮水，忽然大汗出，是为自愈也。

□凡得病，反能饮水，此为欲愈之病。其不晓病者，但闻病饮水自愈，小渴者，乃强而与饮之，因成其祸，不可复数也。

□凡得病厥，脉动数，服汤药更迟。脉浮大减小，初躁后静，此皆愈证也。

□凡治温病，可刺五十九穴。

□□又身之穴，三百六十有五。其三十穴，灸之有害。七十九穴，刺之为灾，并中髓也。

□□又脉四损，三日死。平人四息，病人脉一至，名曰四损。脉五损，一日死。平人五息，病人脉一至，名曰五损。脉六损，一时死。平人六息，病人脉一至，名曰六损。脉盛身寒，得之伤寒；脉虚身热，得之伤暑。脉阴阳俱盛，大汗出，不解者，死。脉阴阳俱虚，热不止者，死。脉至乍数、乍疏者，死。脉至如转索，其日死。谵言妄语，身微热，脉浮大，手足温者，生。逆冷，脉沉细者，不过一日，死矣。

□□此以前是伤寒热病证候也。

【读解】

"伤寒例"为伤寒病类别，即伤寒辨病的扩展，是《伤寒论》引经据典的部分，明显可看出其引用不少《内经》等经典的相关内容。先引用《阴阳大论》春夏秋冬"四时正气"致病的内容，进而阐述"中寒而即病者，名曰伤寒；中寒，不即病者，寒毒藏于肌肤，至春变为温病，至夏变为暑病"，描述的是主气致病及伏气致病。并再述"春时应暖而反大寒，夏时应热而反大凉，秋时应凉而反大热，冬时应寒而反大温"，导致"一岁之中，长幼之病，多相似者也"的病状，描述的是客气致病。其说明主气致病及客气致病的的不同，"当按斗历占之"加以区别。并讨论伤寒、伏气病、时行疫病及两感于寒之病的证与因，还提倡诊治的及时性，"不可避晨夜，觉病须臾，即宜便治，不等早晚"。强调发表与攻里的不同，以及发表攻里应用的先后。结合康平本"辨太阳病痉湿暍"病篇以及《伤寒论》各篇正文内容，可意会"伤寒例"强调不论主气致病，还是客气致病，以及伏气病与两感之病，均可使用"三阴三阳六病"的诊病模式，这就是"伤寒例"内容扩展的目的。这也是其与《伤寒论》正式条文内容有很大不同的原因所在。"伤寒例"中没有顶格内容，仅有空一格及空两格内容，也可佐证其为扩展内容。

"伤寒例"空一格内容中有明言"今搜仲景旧论，录其证候、诊脉声色，对病汤药有神验者，拟防世急也"。《伤寒论》序文的顶格内容也有明言"勤求古训，博采众方，为《伤寒卒病论》，虽未能尽愈诸病，庶可以见病知源"。另，"伤寒例"中空两格条文内容的脉象，有关对脉位的描述均用"尺寸"，如"尺寸俱浮""尺寸俱长"及"尺寸俱沉"等；而《伤寒论》中顶格条文内容则多用"阴阳"来描述，如第 3 条"脉阴阳俱紧"、第 6 条"风温为病，脉阴阳俱浮"及第 94 条"太阳病未解，脉阴阳俱停"等，可见两者脉位名称表达的不同。正文中使用"尺寸"表达脉位名称，除在空两格条文中，还存在于顶格或空一格条文的注文中，其描述的方式分别为"寸""关""关上""尺"及"尺中"等。再参考叔和《脉经》有关脉位名称，其表达内容常是"尺寸"，也明显看出其不同。

如果"伤寒例"果真是叔和之作，且康平本《伤寒论》的编排方式符合历史的实际。由于仲景《伤寒卒病论》原著的失传，而后来传世的《伤寒论》是经叔和之手撰次而成。从康平本《伤寒论》的整体看，笔者推断认为顶格条文当是仲景的原文；空一格条文，虽是仲景之文，但由于原著失传，当是叔和收集《伤寒论》的残卷整理而成；而空两格条文，则当是叔和"撰次"《伤寒论》需要，按自己对仲景《伤寒论》的理解，撰写而成。另，嵌注内容是对《伤寒论》初次的注解，也当是叔和之作；而旁注内容则是流传过程中后人之注解。结合钱超尘教授对"序言"两段文字不同的特点，其认定为不同朝代之文的观点，按本"伤寒例"及康平本《伤寒论》正文的不同编排方式，《伤寒论》确实存在如顾氏（颉刚）所言的"层累"现象。其"层累"内容，当是东汉末年至宋代期间所撰成，其中包括叔和本人及后世医家。

辨太阳病（伤寒所致）痉湿暍㉘此三种，宜应别论，以为与伤寒相似，故此见之。

【读解】

此篇为鉴别而设，只言证候，不论治疗。痉湿暍病某阶段出现的证候与伤寒所致太阳病证候类似，宜相鉴别，反过来说，太阳病证可由伤寒所导致，也可由痉湿暍所导致。仲景此书是重点论述伤寒，而此篇中相关的病证，也就是伤寒太阳病的类似证。

□ 太阳病，发热，无汗反恶寒者，名曰刚痉。

【读解】

太阳病，发热，无汗而复现恶寒，称为"刚痉"。其与太阳病上篇的伤寒"或已发热，或未发热，必恶寒，体痛，呕逆，脉阴阳俱紧"，均有发热、恶寒以及无汗等症，为何本条称为"刚痉"？

缘于本条侧重论述太阳病发热后的转归。因发热损伤阳气，气无力化津而无汗，又因阳不足，而复现恶寒。此处之"反"就是返之意，暗示因阳气不足，其必出现强直之证。而就其强直之证，又无汗，称为"刚痉"。

□ 太阳病，发热，汗出而不恶寒，名曰柔痉。

【读解】

本条是上条的对举条文。太阳病，发热，汗出，损伤了人体的津气，进而没有恶寒，说明人体的阳气损伤不甚，暗示因津气的不足，引起经脉不利而出现强直之症。与上条对比，有明显不同。上条因阳气不足而呈寒性收引较重，强直之症也较甚；而本条则因津气不足，经脉不利，强直之症较轻。根据强直之症之轻而称为"柔痉"。

太阳病，发热，脉沉而细者，名曰痉。

【读解】

太阳病，发热，脉象应浮，本条却"脉沉而细"。脉沉表示阳气不足，脉细表示津液已亏。脉沉而细表达了脉象由沉发展到细，提示太阳病发热，先损伤阳气，导致阳虚，随之再损伤津液而出现阴亏。不论阳虚还是阴亏，均可出现强直之证。因阳虚而寒性收引较甚，易出现刚痉；因阴亏而经脉不利，易出现柔痉。不论刚与柔均可称为痉证。

太阳病，发汗太多，致痉。

【读解】

本条与上条对举。上条表达病已自行产生痉证；本条阐述因治不恰当而产生痉证。太阳病，发汗过多，不论损阳还是耗津，均可导致痉证的出现。

本条"发汗太多"侧重表达痉证的形成原因，是站在误治角度而言。

病身热足寒，颈项强急，恶寒，时头热，面赤，目脉赤，独头面摇，卒口噤，背反张者，痉病也。

【读解】

本条文承接前面四条，其有明显不同。其一，上四条均称太阳病，而本条却没有称太阳病；其二，上四条称"痉"，暗示痉证，本条却明称"痉病"；其三，上四条论述的是太阳病的痉证，而本条是痉病，应就是太阳病痉证的类似病证；其四，上四条是阳虚于外，进而经脉不利，而出现痉证，本条是阳郁于内，气不外达，而产生痉病。

本条痉病中，足部寒冷，颈项强直，恶寒，口紧闭及背部反张，就是阳郁而气不外达所致。郁而化火，火势不甚，仍在身体之内，仅表示为"身热"；火热甚时，从内而逆于上，就会"时头热，面赤，目脉赤"；火热进一步加甚，则损伤阴血而化风，风动而"独头面摇"。结合《金匮要略》使用大承气汤治疗痉病，可佐证此条就是"阳郁"或称为"火郁"。

太阳病，关节疼痛而烦，脉沉而细者，名中湿。

【读解】

太阳病，关节疼痛，随之出现心烦，即是暗示病剧。其表达病由外及内，脉象由沉进而变细，称之为"中湿"。缘于湿为阴邪，其性重着，阻滞人体阳气升发而脉沉，进而阳气不舒，导致"脉沉而细"，也缘于湿，阳气不舒不畅而不通，出现"关节疼痛而烦"。

□ 湿痹之候，其人小便不利，大便反快，但当其利小便。

【读解】

本条承接上条"中湿"，是上条的扩展。阐述湿邪阻滞的证候，患者小便不利，大便相反地出现稀溏快利，是气化不利所致。其应运用利小便之法治疗。

与上条对比，上条太阳病以"中湿"示湿之外来，侧重于体外之证；本条以"湿痹"示湿之内阻，侧重于体内之证。

湿家之为病，一身尽痛，发热，身色如薰黄。

【读解】

本条承接前条，前条言太阳病之"中湿"，是站在太阳病的角度；本条述"湿家之为病"是站在病邪的角度。即统言各类湿邪导致的湿病，常因湿邪阻滞，气运不畅而"一身尽痛"；又因湿阻，气滞不畅，因滞而"发热"；再因热与湿交蒸，随之出现"身色如薰黄"。

湿家，其人头汗出，背强，欲得被覆向火，若下之早，则哕，胸满，小便不利，舌上如胎（丹田有热，胃中有寒），**渴欲得水而不能饮，口燥渴也。**

【读解】

本条承接上条，上条"湿家之为病"表达来路；本条"湿家"则是表达去路。湿家即各类湿病，其患者仅头部有汗出，背部强直，欲得被褥盖及向火取暖。此时使用攻下之法过早，就会出现呃逆，胸满，小便不利，舌体胀大，口渴而不能饮，更加燥渴。是由下法损伤里阳，阳气不足，进而虚阳上逆所致，旁注称之为"丹田有热，胃中有寒"。

"丹田"，道家认为有三，分上中下。此条"丹田"应是中之丹田，即在胸部膻中。

本条与上条对比，上条以发热与身黄，揭示湿之阳实者；本条以"丹田有热，胃中有寒"，揭示湿之阳虚者。上条示"合"，本条示"分"。

□□ **湿家下之，额上汗出，微喘，小便利者，死；若下利不止者，亦死。**

【读解】

本条是上条的补充，为补充条文。其指出各类湿病使用攻下之法，损阳耗阴，出现额头上汗出，微喘，小便通利，阳衰而气欲脱于上，是危重之候，为死证；下利不止，是阳衰而阴欲竭于下，也是危重之候，为死证。"小便利"与"若下利不止"是对举词语，共同承接"湿家下之，额上汗出，微喘"，表达了湿家下之后，不论是小便通利还是下利不止，只要有额上汗出及微喘，均是危重之证候。

　　□□问曰：风湿相抟，一身尽疼痛（值天阴雨未止），法当汗出而解，医曰：此可汗，汗之病不愈者，何也？答曰：发其汗，汗大出者，但风气去，湿气在，是故不愈也。

【读解】

　　本条是上条的对举条文。以"风湿相抟"与"湿家"对举，还以用汗法与"下之"对举。风湿相抟，周身俱痛，理当汗出而解。医者却说：此病证可用发汗治疗，经发汗治疗而病不愈，为什么？回答是：发汗治疗，汗出过多，损伤阳气，仅风邪得以祛除，湿邪仍在，所以病不愈。因此可知，关键是汗法应用之度的把握。

　　□若治风湿者，发其汗，微微但似欲汗出者，风湿俱去也。

【读解】

　　本条远承前述顶格条文"湿家，其人头汗出"，还近承上条，回答治风湿正确之法。

　　本条的关键点是"微微但欲似汗出"的理解，"似"在《尔雅》为"嗣也"；在《玉篇》为"续也"，其表达连续之意。可见"微微但欲似汗出"表达轻轻地连续的出汗。其含出汗前的身体烘热感，也表达出汗量不多。

　　本条文整体表达使用发汗法之后，轻度连续汗出，则风邪与湿邪俱能消除。

　　本条与上条均阐述风湿的发汗法，汗法的关键是对出汗量的把握，微汗则病除，大汗则病不除。

　　湿家病，身上疼痛，发热面黄而喘，头痛鼻塞而烦，其脉大，自能饮食（病在头，中寒湿，故鼻塞），腹中和无病，内药鼻中，则愈。

【读解】

　　本条文承接前面湿病各条，阐述各类湿病，导致上半身疼痛，发热，面色黄染，进而气喘，头痛鼻塞，进而烦躁，暗示病甚于上；患者脉大，能自行饮食，又说明腹内无湿为患，而湿仅聚于上部。旁注进一步明确说

"病在头，中寒湿，故鼻塞"，纳药在患鼻之中，湿邪得化，病证可除。

病者一身尽痛，发热，日晡所剧者，此名风湿。⊕此病伤于汗出当风，或久伤取冷所致也。

【读解】

本条是上条的对举条文。阐述患者周身尽痛，发热，午后日晡之时加剧，此称为"风湿"。缘其有湿阻阳气，运行不畅，一身尽痛。湿阻阳气，郁而发热，热甚成风。午后人体之阳气又随自然阳气节律降归体内而"日晡"加剧。嵌注认为此病是由于汗出当风，气化不利，湿气外聚，湿与风合而为患；也可因久伤饮冷，损伤中阳而湿邪内生，湿郁化热而风起，风湿合而为患。二者殊途同归，一缘于风，一缘于湿，暗合"风湿"之义。

本条与上条对比，上条寒湿侧重于上半身，本条则是全身。另，本条也是本篇湿病的最后一条，与前面湿病各条文对比，可得本篇湿病之证主要集中在体外（体表当有恶寒之证，此以"体外"表述为佳），如身痛身黄，小便不利及上半身头痛鼻塞等证，这是由于要与太阳病证相鉴别。

太阳中热者，暍是也。其人汗出恶寒，身热而渴也。

【读解】

"太阳中热"就是中暑病，也就是表达了人体被暑热之邪所中伤。其造成"汗出恶寒"，提示损伤表卫之气；"身热而渴"提示损伤津液，可见中暑之病有损气与耗津两面。

太阳中暍者，身热疼重，而脉微弱。⊕此亦以夏月伤冷水，水行皮中所致也。

【读解】

太阳中暑，出现躯体发热及疼痛重着，提示暑伤阳气，又因兼有湿邪，进而出现"脉微弱"。脉"微"无势，"弱"为枯脉。"微弱"即无力之枯脉，提示损阳耗津。嵌注分析是"此亦以夏月伤冷水，水行皮中所致也"，是从侧面揭示阳气损伤的原因。

本条正文侧重阐明中暑从外泄汗而耗津伤阳，而嵌注"夏月伤冷水"

则侧重表达从内饮冷伤阳，津无以生，可见本病证存在有内与外两个不同途径的损伤，使病机更加扩展，但阳气损伤的方面是一样的。

太阳中暍者，发热恶寒，身重而疼痛，其脉弦细（芤迟），小便已，洒洒然毛耸，手足逆冷，小有劳，身则热，口开，前板齿燥。

【读解】

本条文阐述太阳中暑所致阴阳两虚的证候，条文中的恶寒，身重而疼痛，脉弦，小便已，洒洒然毛耸，手足逆冷，是阳虚而兼寒湿的表现；发热，脉细，稍有劳累，躯体就发热，口开，前板牙齿干燥，是阴液不足而化燥热的缘故。旁注"芤迟"是阴阳两虚的另一种脉象表现，以补充"脉弦细"之未备。

□**若发汗，则恶寒甚；加温针，则发热甚；下之，则淋甚。**

【读解】

本条文承接上条，为扩展条文。阐述上条的病证，若使用发汗之法治疗，则更损体表阳气，恶寒更明显；若使用温针治疗，更损人体津液，发热更明显；若使用攻下之法治疗，损伤体内阴阳，淋证更明显。此处的"淋"是指因阳伤气弱，气化不利而出现小便次数频多，又因阴损津亏，小便量少，出现干涩而隐痛。

太阳病痉湿暍篇小结

本篇为鉴别而设，说明太阳病不是伤寒和（或）中风的专病，各种病邪均可导致人体出现太阳病，也暗喻了其余的三阴三阳病也存在这种情况。

辨太阳病（上）

太阳之为病，脉浮，头项强痛，而恶寒。（1）

【读解】

这是《伤寒论》正文的第一条，要读懂本条文，首先要弄懂"太阳""之"及"而"的意思。太阳之义，上述的总论已说明，阳者"阳在外"，太阳就是阳之极，自然是阳之最外层。"之"是"至"的意思，就是"进入"的意思。"而"是递进连词，表示"进而"的意思。

本条文的意思是太阳进入病理的状态，就会出现脉浮，头项强痛，进而恶寒。脉浮于《脉经》表述为"举之有余，按之不足"，说明脉位与脉势均在上及向上。"头项强痛"是头连项部拘急不适及疼痛之义。"恶寒"即指怕冷感。这三大症状之间有递进关系。"脉浮"是"头项强痛"形成的前提，又在"头项强痛"的基础上，进而出现"恶寒"。从体表部位的范围而言，"头项"部位小而具体，"恶寒"部位则大而泛化，常泛指全身体表。

从本条文的三大症状可知，对待邪气侵扰，人体的应对是从内到外，从点到面的发展过程；也可知人体太阳应对邪气，不分何种邪气，均表现出自身独特状态——"脉浮，头项强痛而恶寒"。这就是太阳病的特点。

太阳病，发热，汗出，恶风，脉缓者，名为中风。（2）

【读解】

本条承接上条，在太阳病的基础上，阐述中风的病变特点："发热，汗出，恶风，脉缓"。即是太阳病随之出现发热、汗出、恶风、脉缓的表开状态。

此两条相对比，可看出第1条"太阳之为病"侧重阐述太阳自身进入疾病的普遍状态，即太阳病的来路及形成；而本条侧重展现太阳中风的特点，即太阳病的发展。此两条病变结合起来，类似下述第 12 条的描述内容，所不同的是描述方式。第 12 条用脉象来暗喻"热自发"及"汗自出"，结合"啬啬恶寒，淅淅恶风，翕翕发热"等症状，侧重表述太阳中风正在形成的动态过程。

如果把太阳病当作一个疾病类型，中风或者太阳中风，则可认为是太阳病的一个亚型。从亚型的证候，还可推断出病邪的性质特点。

太阳病，或已发热，或未发热，必恶寒，体痛，呕逆，脉阴阳俱紧者，名曰伤寒。(3)

【读解】

本条文阐述太阳病另一个亚型，太阳病中的伤寒。要读懂这一条文，首先要弄懂"脉阴阳俱紧"的含义。此处的"阴阳"历代医家对此颇有争议，有的医家认为"阴"指的是尺脉，"阳"指的是寸脉；有的医家认为"阴"指的是沉取，"阳"指的是浮取。笔者认为这里的"阴阳"指的是脉象整体，无论诊法的沉取、浮取，还是脉位寸部、尺部，均是紧脉。其表达了在太阳自身病变的基础上，进而强调不论发热与否，均恶寒、体痛、呕逆及脉紧，呈现出寒性收引的状态，这就是伤寒，即太阳伤寒。

□□伤寒一日，太阳受之，脉若静者，为不传；颇欲吐，若躁烦，脉数急者，为传也。(4)

【读解】

本条承接第 3 条"伤寒"，是第 3 条内容补充。阐述"伤寒一日"的发展与转归。两者虽同称"伤寒"，但侧重不同，上条"伤寒"侧重指"病"；本条侧重指"邪"。此条表达寒邪袭人，太阳首当其冲，如果脉象缓和平静，就没有传变的可能；如果明显欲吐逆及躁动心烦，脉象数急，则病有传变。本条文脉"若静"与"数急"为对举词语。脉"静"为缓和平静不躁之义；而脉"数急"是数而急躁不静之意，均是侧重脉势而不是脉形。

本条文以传变与否分为两节，前节为不传，后节为可传。转变的方向有二：①"颇欲吐"暗示可能传变为阴病，如太阴病"腹满而吐"、少阴病

"欲吐不吐"及厥阴病"食则吐",均有"吐逆"之症;②"若躁烦,脉数急者"说明有阳病传变的可能,如阳明病烦躁及少阳病心烦,但太阳病常多传为阳明病。

□□伤寒二三日,阳明、少阳证不见者,为不传也。(5)

【读解】

本条也承接第3条,与第4条为对举条文。第4条指伤寒之初犯,表达病的来路;而本条承接阐述疾病的发展,表达病的去路,并指出伤寒二三日,没有阳明及少阳病症的出现,就是没有传变。

从本条与前述的第3、4条,及结合后述的相关条文,可得知"伤寒"不论是侧重于病还是侧重于因,均是起始于太阳。太阳是伤寒的必经之道,这是由伤寒的性质所决定的。《伤寒论》中仅直言"伤寒"或"太阳伤寒",而不直言"阳明伤寒"或"少阳伤寒"等;中风则不然,不仅直言"中风"或"太阳中风",而且还直言"阳明中风""太阴中风"及"少阴中风"等。可见仲景用"伤寒"以表示顺经传变;"中风"以表示越经直中。此表达了两种不同方式的疾病发展观。

另,"日数"的使用,也非常特别,大体分为"复数"和"单数"两种方式。主要用于表达病位的侧重与病势的走向,此方面的具体内容在后述相关条文均有分析。

太阳病,发热而渴,不恶寒者,为温病。(6)

【读解】

本条文针对前面第1、2、3条条文而转论述"温病"。"温病"病位从属于太阳病,随之出现与上述条文不同之处:第一是发热而渴;第二是不恶寒。太阳病本应有恶寒而无口渴,这里却不恶寒而口渴,为什么?缘于本条文阐述的是太阳病的另一动态证候演变,即太阳病发热,进而出现口渴及不恶寒,明确为温病。说明温病也起于太阳病,反过来说太阳病也是温病发生发展过程中的一个阶段。

太阳病本身内含脉浮及恶寒之症,换句话说,温病的产生发展过程中可出现恶寒(恶风)及发热等症,亦属于太阳病这一个阶段。不论伤寒还是温病均有太阳病阶段，后期温病学派的医家如叶天士、薛雪及王孟英等的著作中均在这方面有所体现。由于伤寒中风与温病等均有太阳病阶段，须相互鉴别。"太阳病，发热而渴，不恶寒者"，说明温病引起的太阳病，随着发热进而出现口渴及不恶寒，表达了两者之间的不同，从而锁定其是温病。病证虽起于太阳病，但也说明了温病的太阳病阶段已存在里阳旺盛，并沿着伤津方向发展，与伤寒不同。伤寒与温病，从太阳病阶段，即有不同的病性及不同的转归趋势。"伤寒"常伤阳气，"温病"易伤津液，是人体与邪气相互作用的不同结果。

《伤寒论》行文至此条，仲景已完成了太阳病不同性质类型的鉴别。结合"伤寒例"对温病的论述，可知温病属伏气所发之病，病势由内里及外，常因阳旺而发；伤寒病则由外及内里，常缘于阳弱乃患。

□若发汗已，身灼热者，名风温。(6)

【读解】

本条文承接上条，为扩展条文，所阐述的风温，隶属于温病。指出温病经过发汗后身灼热，称之为风温。本条的发汗之法，据历代文献资料，可知汉代的发汗当是辛温之汗法。发汗后津亏，躯体发热如灼，也暗示津液不足，难以运布四肢，邪热之象仅旺于躯体，所以说"发汗已，身灼热"。其证还必存在下条的"自汗出"，如中风之象，故称为风温。

风温为病，脉阴阳俱浮，自汗出，身重，多眠睡，鼻息必鼾，语言难出。(6)

【读解】

本条文承接前条"温病"及上条"风温"，表达风温的发展过程，讲的是去路。浮脉《脉经》的描述："举之有余，按之不足"，其表明病势向外，与《伤寒论》第1条文的"脉浮"是一致的。而本条"脉阴阳俱浮"，以"阴阳"表达整体，"风温"病本以内里及外，也就点明了风温内外俱热，已超越太阳病的范畴。

"自汗出"指的是未经发汗，由病势所致的汗出。"身"指的是躯干部分，不包括四肢。"身重"是躯体重着的状态，是"身灼热"的后续，已有虚象；"多眠睡"表达神疲瞌睡的状态，此两者均是邪热耗气所致。"鼻息必鼾，语言难出"，说明邪热灼津成痰，阻塞气道，导致打鼾及难以说话。可见本条以"风温"与上述"风寒"对举，风温为温病之一种，风与温合言，而"风寒"却分言"中风"与"伤寒"，分合之间又可意会阴阳之精义。

□ 若被下者，小便不利，直视，失溲，若被火者，微发黄色，剧则如惊痫，时瘛疭。若火熏之，一逆尚引日，再逆促命期。(6)

【读解】

本条承接上条"风温"，阐述风温之病，如果用泻下法治疗就会出现小便不利、眼神发直及大便失禁，原因何在？后世医家对温病有个观点：认为"温病下法不嫌早"，似乎跟这条条文有矛盾之处。但细细斟酌，其实不然。风温为病，脉阴阳俱浮，自汗出，身重，多眠睡，说明热伤津液，病证已从盛转虚，而用下法泻虚热是不恰当的，会造成《内经》上所称"虚虚"之戒的情况。

如果用火劫治疗，理同下述第111条文的内容，火与风温，相并而迫血妄行。轻者仅致血离经而"发黄"；重者内耗阴血，导致热风内动而出现如急惊风样抽搐。用火熏的方法，"火熏"与病势相反，风温之邪热会遭到火熏之热外逼而内陷，此称为"逆"。一次之逆，病情即加重，再次则会出现危急症状。

□□ 病有发热恶寒者，发于阳也；无热恶寒者，发于阴也。发于阳者，七日愈；发于阴者，六日愈。以阳数七，阴数六故也。(7)

【读解】

本条"病"是明言患病之义。"发于"之"发"是兴起的意思。指患有发热恶寒者，起于阳；无热恶寒者，起于阴。"阴阳"既可指病位，也可指邪气，还可指症状的属性。本条承接风温及伤寒病，此处"阳"是指"热"；"阴"是指"寒"。"阴阳"的明言虽是针对症状的性质，但还暗指邪气的阴阳属性，是第3条条文的演绎和补充。

病起于阳热的太阳病，七天可愈；病起于阴寒的太阳病，六天可愈。原因是"阳数七，阴数六"，"六"与"七"是《伤寒论》对阴阳之数的要约判断。太阳病，病性不化热即化水，热即阳热，水即阴寒，可见太阳病有水火的两面，即《内经》所言的"从标从本"。而水火之成数，即"六"与"七"，这也许是《伤寒论》认为"阴数六，阳数七"的理由之所在。

□□**太阳病，头痛至七日以上自愈者，以行尽其经故也。若欲作再经者，针足阳明，使经不传则愈。**（8）

【读解】

本条承接前面各条，为补充条文。前面第 1 条文已经阐述脉浮及恶寒；本条着重讲述太阳病的头痛自愈。其表述了病邪从太阳病部位上消除，即太阳病病程结束。太阳病消除及"欲作再经"的部位为何是头部？此缘于人体阴阳部位的划分，太阳属阳之外极，而头为人体之上极，又是诸阳之会，也属于阳之外极。本条实是上条"发于阳者，七日愈"在太阳病的具体运用。如果将出现第二部位的病变，当是太阳病的传变。其常传为阳明，针刺足阳明经脉，是使病邪不至于从诸阳之会传变至阳明，则病可解除。

□□**太阳病欲解时，从巳至未上。**（9）

【读解】

本条承接上条，说明太阳病要解除之时，常在巳午未三个时辰。太阳病归属于人体的表病，其须借自然界阳气最旺之时，促使人体的阳气到达体表，抵御外邪。恰好巳午未三个时辰正是自然界阳气最旺之时，是"天人相应"观思想在治病防病上的应用。

□□**风家，表解而不了了者，十二日愈。**（10）

【读解】

"风家"是指常患中风之人，暗示体虚。"表解而不了了"，即反映了人体表虚，恢复不彻底。"风家"之"家"有"叠加"之义，因邪风之叠加而走泄太过，津液损伤过甚，此时津液需更长的时间恢复。"十二日"为"阴数六"的倍数，符合"风家，表解而不了了者"津液恢复的需求。

本条阐述风家表证已解，身体进入不完全康复（或还存有不适的残存症状）的状态，暗示体虚之人，常于第十二天才可能完全康复。

□ 病人身大热，反欲得衣者，热在皮肤，寒在骨髓也；身大寒，反不欲近衣者，寒在皮肤，热在骨髓也。(11)

【读解】

本条文承接第7条，是扩展条文。与第7条对比，第7条以"寒热"分阴阳；本条以"寒热"分表里。其描述出里寒表热及里热表寒的两个状态。第7条的关键在"寒热"的有无，依之定"阴阳"；本条以"寒热"的表现，依之定"表里"。"皮肤"泛指表，"骨髓"泛指里。此两条从条文的出现先后和等级而言，本条空一格书写，等级较高，强调辨病先分表里；而第7条空两格书写，等级较低，强调辨病先分阴阳，从《伤寒论》最终的排版顺序，可窥视到其成书过程，当是从先分表里到先分阴阳的观点变迁过程。

阶段汇言

从正文第1条至此，阐述了太阳病的总纲，并进一步分为"伤寒"与"中风"两类病证。两者的关键区别是表开与表闭，还阐述了其与温病的鉴别及太阳病预后的走向。

太阳中风，脉阳浮而阴弱（阳浮者，热自发；阴弱者，汗自出），**啬啬恶寒，淅淅恶风，翕翕发热，鼻鸣干呕者，桂枝汤主之。**(12)

□ 桂枝（去皮）三两　芍药三两　甘草（炙）二两　生姜（切）三两　大枣（擘）

十二枚

□ 上五味，㕮咀三味，以水七升，微火煮取三升，去滓，适寒温，服一升。服已须臾，啜热稀粥一升余，以助药力，温覆令一时许，遍身漐漐微似有汗者益佳，不可令如水流离，病必不除。若一服汗出病差，停后服，不必尽剂；若不汗，更服，依前法；又不汗，后服小促其间，半日许，令三服尽；若病重者，一日一夜服，周时观之。服一剂尽，病证犹在者，更作服，若汗不出，乃服至二三剂。禁生冷、粘滑、肉面、五辛、酒酪、臭恶等物。

【读解】

本条文承第 2 条，"太阳"侧重指部位，人体之外表。"太阳中风"就是人体的外表受到邪风的侵犯。

"脉阳浮而阴弱"与《脉经》上的浮脉基本是一致的，但侧重不同。"脉浮"是脉的整体状态，"脉阳浮而阴弱"侧重脉出现的先后状态，体现疾病的动态变化。"阳浮"中的"阳"指的是切诊中"举"（轻取）法，"阴弱"的"阴"指的是切诊中"按"（沉取）法。仲景用"而"连接"阳浮"与"阴弱"，这样的描写，侧重表达先有"阳浮"，随后出现"阴弱"。这个"阴弱"是由"阳浮"所致，故旁注言"阳浮者，热自发；阴弱者，汗自出"。其是由阳热外发，汗液外泄所造成的，后世医家称之为"卫强营弱"。随着汗出热泄，"脉阳浮而阴弱"还会后转为脉缓。

"啬啬"表示人体厌恶寒气的畏缩状态，柯韵伯称之为"欲闭之状态"；"淅淅"表示在上述畏冷状态下，邪风走泄，导致体表欲开泄，柯氏称之为"欲开之状态"；"翕翕"是聚合之义，表达了"欲合之状态"。缘于"啬啬"之欲闭而不能闭，及"淅淅"之欲开而不能开，从而形成人体外表腠理开阖不利，合多开少，导致"翕翕发热"。其表达了人体的热气不能完全外达，随之导致气机上逆，又因恶寒致鼻腔变小，气流加快，而形成鼻鸣。"呕"有声有物，"干呕"是无物可呕，其强调声势，同时说明了人体表热还没有明显灼津成痰，也没有明显入里。

桂枝汤是调和营卫之剂，内含三个药对：桂枝去皮与炙甘草辛甘发散以助卫；芍药与炙甘草酸甘化阴以和营；生姜与大枣调和营卫。"哎咀"是古代人用嘴咬烂药物的方法，相当于现代用刀切细。

服桂枝汤为何需喝粥？主要原因在于"阴弱"，说明人体的营气不足。需喝粥得以补充营气，以起到辅助抵御外邪的作用。

关于药量方面，李时珍认为汉代的一两相当于明代的一钱，约为现在的 3 克；上海柯雪帆教授考证汉代的一两相当于 15.625 克；国内还有些医家考证，汉代的一两相当于现在的 9 克。笔者认为柯氏之说为宜，按这种折算法用药，往往能收到满意的临床疗效。

太阳病，头痛，发热，汗出，恶风者，桂枝汤主之。（13）

【读解】

本条承接上条，上条讲太阳病的邪气来路；本条文阐述太阳病发展去路。本条也是上条病证的进一步演变。上条气机上逆仅在口鼻之处；本条上逆已至头部，造成头痛。整个病机之逆势与上条一样，大部分症状（发热、汗出、恶风）也是一样，只是病情较前略甚，仍须用桂枝汤治疗。

太阳病，项背强几几，反汗出，恶风者，桂枝加葛根汤主之。（14）

葛根四两　芍药二两　桂枝二两　生姜（切）三两　甘草（炙）二两　大枣（擘）十二枚

上六味，以水一斗，先煮葛根，减二升，去白沫，内诸药，煮取三升，去滓。温服一升，覆取微似汗，不须啜粥，余如桂枝法将息及禁忌。

【读解】

本条是太阳病的另一种演变，气机上逆较第12条为轻。由于人体太阳正气不足，正邪交争不甚，上逆乏力，同时又因为人体太阳阳气不足，温煦经脉不利而出现项背部位紧张。所以在桂枝汤的基础上，加用葛根以疏通经气。本方中的桂枝与芍药的药量比上述桂枝汤原方的用量各少一两，是缘于本条的太阳正气不足及上逆之不甚等。本条是站在太阳病的角度而言，从第1条的内容，可知"项背强几几"是正面，而"汗出恶风"是另一面，所以本条说"反汗出恶风"。

太阳病，下之后，其气上冲者，可与桂枝汤（方用前法）。㊳若不上冲者，不可与之。（15）

【读解】

"太阳病"归属表证，理应使用汗法。本条却用下法治疗，而不言反，说明当有可下之证。缘于其承接上条文而言，暗指太阳中风。太阳部位经气不利，表现为项背等部位强直不适，与痉病相似，使用下法治疗，造成里虚而气上冲。本条"气上冲"，除了与下法有关，还与太阳病之经脉不舒有关。"气上冲"与原来的太阳病表证并存，形成表里俱病。由于太阳病表证继续存在，又有"气上冲"之病势向上向外，可继续使用桂枝汤。

桂枝汤在此处的作用是和表及辅助和里。嵌注进一步说"若不上冲者，不可与之"，就是提示可能有别的变证，也暗示还有"坏病"的可能。

太阳病三日，已发汗，若吐、若下、若温针，仍不解者，此为坏病。㊣桂枝不中与之也。观其脉证，知犯何逆，随证治之。（16）

【读解】

本条文"若"承接"已"，就是含有"或已"之意。"温针"是针刺治疗的一种，留针时在针柄上加烧艾以加强温经功效的疗法。

本条表述了太阳病三日经过发汗、吐法、下法及温针等疗法，病仍未解除，《伤寒论》称之为"坏病"。嵌注承接告诫：太阳病的"坏病"不能给予桂枝汤治疗，应观察患者具体的脉象与症状，了解病证变化，随变化的证型而辨证施治。

□桂枝本为解肌，若其人脉浮紧，发热，汗不出者，不可与之也。常须识此，勿令误也。（16）

【读解】

本条为空一格书写，阐述桂枝汤的功效及使用注意事项，是《伤寒论》辨病辨证主体的扩展内容。桂枝汤的原本功效是"解肌"，如果患者的症状为"脉浮紧，发热，汗不出"，就是"表闭"，不能给予桂枝汤解肌治疗。"解肌"应在"表开"的状态进行。并告诫须记住此意，不能错误地运用。

□□若酒客病，不可与桂枝汤，得汤则呕，以酒客不喜甘故也。（17）

【读解】

本条属于补充内容，阐述特别人群的特殊情况。"酒客"指的是嗜酒之人。此条之"病"指的是太阳病，也就是说嗜酒的人患了太阳病，不能给予桂枝汤治疗。服桂枝汤就会呕吐，原因是嗜酒之人体内有积热，不宜用甘味之药治疗。

□ 喘家作，桂枝汤加厚朴杏子，佳。又，服桂枝汤吐者，其后必吐脓血也。（18、19）

【读解】

本段条文承接第16条条文，与前条对举。此条文宋本分为第18及第19两条，康平本合为一条。其通过正反两面内容，继续演绎桂枝汤的应用范围及注意事项。其中"喘家"指的是常患有气喘病的患者；"作"指的是病发之意。本条之"作"与上条酒客之"病"是对举词语，"作"还暗指患太阳病。"佳"指的是有良好的疗效。

本条文之义是指常有气喘史的病人患太阳病后，属桂枝汤证，须用桂枝汤加厚朴杏仁治疗，可以收到良好的疗效；而另一种情况，患者服用桂枝汤出现呕吐，随后就会出现"吐脓血"，暗示有热。其说明"喘家"有寒热虚实之别，虽同患太阳病，而体内之"喘"证却不同。本条下段之喘为实证，是热喘。

本段条文，宋本分为两条，且"又"改为"凡"，易让读者产生歧义。

太阳病，发汗，遂漏不止，其人恶风，小便难，四肢微急，难以屈伸者，桂枝加附子汤主之。（20）

□ 桂枝（去皮）三两　芍药三两　甘草（炙）三两　生姜（切）三两　大枝（擘）十二枚　附子（炮，去皮，破八片）一枚

□ 上六味，以水七升，煮取三升，去滓，温服一升。㊟本云：桂枝汤，今加附子。例将息如前法。

【读解】

本条阐述发汗后汗液过多所导致的变证。"小便难"指的是排尿无力而不畅。"四肢微急"指的是肢体轻度僵硬不舒。由于汗法太过，损伤卫气，卫气温煦功能受损而出现"恶风，四肢微急，难以屈伸"。卫气损伤，太阳之腑气化不足，产生"小便难"。须在桂枝汤的基础上加附子以加强温通表卫，以恢复卫气的功能，并截断以防其传变为少阴病。

太阳病，下之后，脉促、胸满者，桂枝去芍药汤主之。若微恶寒者，桂枝去芍药加附子汤主之。（21、22）

桂枝（去皮）三两　甘草（炙）二两　生姜（切）三两　大枣（擘）十二枚

上四味，以水七升，煮取三升，去滓，温服一升。㊟本云：桂枝汤，今去芍药。例将息如前法。

桂枝去芍药加附子汤

前方加附子（炮，去皮，破八片）一枚。

上五味，以水七升，煮取三升，去滓，温服一升。㊟本云：桂枝汤，今去芍药，加附子。例将息如前法。

【读解】

本段条文承接上条，与之对举。上条论述的是汗法太过所致变证的治疗；本条文阐述的是太阳病下法之后的变证。"脉促"之义，正如胡希恕先师所言"脉壅于上部"头大尾小之脉，义较精当；"胸满"即胸部胀闷。两者均表达了气机上逆于胸。"若微寒"则指再有轻微的恶寒，表达还存在表卫不足。

本段条文，宋本分为第 22、23 两条，康平本汇成一条，更能体现二者的虚实对比，明确加用附子的原因。而两方为何均去掉芍药？原因是下法之后邪气内陷，芍药性寒凉，有泻下之功，有引邪入内之嫌，不宜在本条两证应用。

本条还义承第 16 条，属于"坏病"之列的变证。与之前"坏病"的第15 条有不同。第 15 条"气上冲"证与太阳病证并存及并重，仍用桂枝汤原方；而本条则以变证为主，当按"坏病"论治，须用桂枝汤的加减方治疗。

太阳病，得之八九日，如疟状，发热恶寒，热多寒少，其人不呕，清便欲自可，一日二三度发。㊟脉微缓者，为欲愈也；脉微而恶寒者，此阴阳俱虚，不可更发汗、更下、更吐也；面色反有热色者，未欲解也。经以其不能得少汗出，身必痒，宜桂枝麻黄各半汤。(23)

□ 桂枝（去皮）一两十六铢　芍药　生姜（切）　甘草（炙）　麻黄（去节）各一两
　　大枣（擘）四枚　杏仁（汤积，去皮尖及两仁者）二十四枚

上七味，以水五升，先煮麻黄一两沸，去上沫，内诸药，煮取一升八

合，去滓。温服六合。㊟本云：桂枝汤三合，麻黄汤三合，并为六合，顿服。
例将息如上法。

【读解】

上条讲的是不恰当治疗后的变证；而本条文阐述太阳病病久的自行演变。

本条文的"清"通"圊"，"清便"指的就是大小便。"欲"指的是即将之意。本条为何用"欲"表达二便的状态，是与第20条的"小便难"对举而言，表达了先有"小便难"而后有"清便欲自可"。"清便欲自可"就是指大小两便即将如常。其表达了体外太阳气化不利并没有明显影响太阳之腑，也没有进入阳明。"不呕"也表达了本病也没有波及至少阳，从而锁定本病仍在太阳。"八九日"为阳衰或阳复的转变日数。"得之八九日"，在本条表明太阳病程已久，阳气衰减，呈现正虚邪亦衰，处于拉锯状态，表现出如疟疾样的"恶寒发热，一日二三度发"。"热多寒少"表达了表闭不甚，仍开阖不利，故下文出现"以其不能得少汗出，身必痒"，而不是恶寒体痛，也不是恶风汗出。其不用桂枝汤也不用麻黄汤，而用桂枝麻黄各半汤。

条文嵌注还指出了本病发展的三个方向：第一，是以"脉微缓"判断"为欲愈"，依据的是脉势缓和；第二，是以"脉微而恶寒"判断"阴阳俱虚"，依据的是脉势微，进而出现体外恶寒，表达了人体内外均虚；第三，是以"面色反有热色"判断"未欲解"，依据的是"不能得少汗出"，表达有郁热。

太阳病，初服桂枝汤，反烦不解者，先刺（风池、风府），**却与桂枝汤则愈。服桂枝汤，大汗出，脉洪大者，与桂枝汤，如前法。若形如疟，一日再发者，汗出必解，宜桂枝二麻黄一汤。**（24、25）

□ 桂枝（去皮）一两十六铢　芍药一两六铢　麻黄（去节）十六铢　生姜（切）一两十六铢　杏仁（去皮尖）十六铢　甘草（炙）一两二铢　大枣（擘）五枚

上七味，以水五升，先煮麻黄一二沸，去上沫，内诸药，煮取二升，去滓，温服一升，日再服。㊟本云：桂枝汤二分、麻黄汤一分，合为二升，分再服。今合为方。例将息如前法。

【读解】

本段条文，宋本分为两条，分别为第 24 条与第 25 条，康平本合为一条。太阳病上篇从此条开始，侧重阐述使用桂枝汤的各种适应证。

本条文的"烦不解"明指加甚不止，暗指太阳病不消除。本处之"烦"指的是太阳病患者服用桂枝汤后身体不解不舒，反而加剧。"反烦不解"就是指太阳病服桂枝汤理应病除，此却不愈，相反地出现不解不舒而烦闷不止。其说明桂枝汤对本条文所表达的病证，不足以解除。究其原因，应是体外经脉不舒，与上述桂枝加葛根汤证相似，但比之为甚。此宜先针刺风池及风府，疏通经脉以帮助桂枝汤解表。也说明了此条文之证是桂枝汤证与桂枝麻黄各半汤证之间的过渡证型。

随之阐述服用桂枝汤后的另一种演变。上节"反烦不解者"，还暗示汗不出或汗出不多及不透；本节明说"汗大出"，而言"脉洪大"，而不是脉缓和，说明表虽开但还未解，病之形势俱甚，可继续使用桂枝汤以解表。随之又表达服桂枝汤后另一种状态，病证如疟疾一样，表达表开不够，适宜用桂枝二麻黄一汤。其与桂枝麻黄各半汤的证型相似，但此条"一日再发"，比上述"一日二三发"次数减少，并承接在"汗大出"之后，暗示有汗出。与桂枝麻黄各半汤的"不能得少汗出"不同，但同样属桂枝汤与桂枝麻黄各半汤之间的过渡证型。

□ 服桂枝汤，大汗出后，大烦渴不解，脉洪大者，白虎加人参汤主之。（26）

【读解】

本条文继续阐述服桂枝汤后的病证演变，与上条的差别点是"大烦渴不解"，而"大汗出"与"脉洪大"是一样的。上条表达的是表开而表仍不解，病仍在表；本条阐述的是表开，汗后"大烦渴不解"示病不解而热入里，进入阳明，病已在里。"大烦渴不解"，还暗示津液不足，须用白虎汤清里热，加人参补津气。

太阳病，发热恶寒，热多寒少，脉微弱者（此无阳也），不可大发汗，宜桂枝二越婢一汤。服桂枝汤，或下之，仍头项强痛，翕翕发热，

无汗，心下满，微痛，小便不利者，桂枝去桂加茯苓白术汤主之。（27、28）

□ 桂枝 二越婢一汤

□ 桂枝（去皮） 芍药 麻黄 甘草（炙）各十八铢 大枣（擘）四枚 生姜（切）一两二铢 石膏（擘，棉裹）二十四铢

□ 上七味，以水五升，煮麻黄一二沸，去上沫，内诸药，煮取二升，去滓，温服一升。㊟本云：当裁为越婢汤、桂枝汤，合之饮一升。今合为一方，桂枝汤二分，越婢汤一分。

□ 桂枝去桂加茯苓白术汤

□ 芍药三两 甘草（炙）二两 生姜（切） 白术 茯苓各三两 大枣（擘）十二枚

□ 上六味，以水八升，煮取三升，去滓，温服一升。小便利则愈。㊟本云：桂枝汤，今去桂枝，加茯苓、白术。

【读解】

本段条文，宋本分为两条，康平本合为一条。要读懂本段条文，主要难点在于脉微弱。微者无势，弱者少形。彭子益在《脉法》篇亦言"脉微润而少，轻有重按无，总属阳气微……弱脉枯而少，轻无重按有，总属阴液枯……此二脉，脉体皆少"，提示阳损津耗。"太阳病，恶寒发热，热多寒少，脉微弱者"，表达了此热是虚热。条文旁注明确说是"无阳"。"无阳"就是阳气少，常易化水，所以在这种情况下宜使用桂枝二越婢一汤。其方中含桂枝汤以振阳祛邪，越婢汤阻止水邪的产生。

本条义分为两节，下节承接上节，阐述服桂枝汤或者下法之后，已有水气滞留于表的治疗。为何认为有水气？从条文中可看出，"仍头项强痛，翕翕发热，无汗"，其病位仍在太阳，且属表欲闭的状态；"心下满，微痛，小便不利"，表示太阳气化无力，进而影响太阳之腑功能。不论是太阳之经还是太阳之腑，均气化不利，也就说明太阳之水已形成。其滞留在心下部位，导致心下满微痛，须用桂枝去桂加白术茯苓治疗。

对比二方可知，均是桂枝汤加减变化之方。桂枝二越婢一汤，因发热多恶寒少，脉微弱，为无阳，而减少桂枝汤的用量，添加小剂量的越婢汤，

形成合剂。其一，可以加强桂枝汤解表之功；其二，是防止水气之形成；其三，又为防止热入阳明。究其机理：本方加强了桂枝汤之解表，缘有麻黄；防止水气形成，缘于有越婢汤；防止热入阳明，缘于有石膏。总而言之，就是依赖越婢汤中麻黄与石膏之药量配比。而桂枝去桂加茯苓白术汤，使用于服桂枝汤或下法之后。虽然还有"仍头项强痛，翕翕发热，无汗"之太阳病外证，但病机的侧重已悄然向里转移。其出现"心下满，微痛"，也就是桂枝去桂的原因所在，又因"小便不利"，表达水气形成，而加茯苓及白术。可见两方的治疗侧重不同，桂枝二越婢一汤侧重在表，以防水气之形成；桂枝去桂加茯苓白术汤侧重在里，以治疗水气之已成。

伤寒，脉浮，自汗出，小便数，心烦，微恶寒，脚挛急，反与桂枝汤。⑱欲攻其表，此误也。 经 得之便厥，咽中干，躁，吐逆者，作甘草干姜汤与之。若厥愈足温者，更作芍药甘草汤与之。若胃气不和，谵语者，小与调胃承气汤。若重发汗，复加烧针，得之者，回逆汤主之。(29)

甘草干姜汤方

甘草（炙）四两　　干姜二两

上二味，以水三升，煮取一升五合，去滓，分温再服。

【读解】

本条文阐述的是伤寒造成人体表里阴阳俱虚的一种病证。"伤寒，脉浮"，病常在太阳。"自汗出"及"微恶寒"是表虚的症状。而"心烦"及"小便数"是里虚的症状。"脚挛急"是人体阴阳不足的表现，是阳气不足也是阴气不足。桂枝汤属于解表之剂，不宜用于表里俱虚的证型，故条文中言"反与桂枝汤"及"得之便厥，咽中干，躁，吐逆"。

服桂枝汤后，因体内阴阳不足而导致阳亡阴竭。先拟甘草干姜汤温补里阳，"若厥愈足温"表示阳气已恢复；再改拟芍药甘草汤补阴气。"若胃气不和，谵语者，少与调胃承气汤"，是承接服甘草干姜汤后阳复的演变，为补里阳太过的一种表现，可以用调胃承气汤加以纠正。而"若重发汗，复加烧针"，则是表示多次发汗再加用烧针的疗法。其造成的损伤从表至里俱有，比"反与桂枝汤"的损伤更甚。表里俱衰，损及阴阳，已至少阴病之境界，须用四逆汤回阳救逆。

□□问曰：证象阳旦，按法治之而增剧，厥逆，咽中干燥，两胫拘急而谵语。师曰：言夜半手足当温，两脚当伸，后如师言。何以知之？答曰：寸口脉浮而大，浮为风，大为虚，风则生微热，虚则两胫挛，病形象桂枝，因加附子参其间，增桂令汗出，附子温经，亡阳故也，厥逆，咽中干，烦躁。阳明内结，谵语，烦乱。更饮甘草干姜汤，夜半阳气还，两足当热。胫尚微拘急，重与芍药甘草汤，尔乃胫伸。以承气汤微溏，则止其谵语，故知病可愈。(30)

【读解】

本条文是上条的补充。上条明指"伤寒"导致表里俱虚的演变；本条以"证象阳旦"暗指"中风"。其阐述中风导致体虚证型的演变，治疗方面也侧重于误治所致变证的救治。

"阳旦"指桂枝汤证；"证象阳旦"指病证类似桂枝汤证，但实不是桂枝汤证。条文尤其侧重脉诊的描述，"寸口脉浮而大，浮为风，大为虚，风则生微热，虚则两胫挛，病形象桂枝"，阐述了脉象由浮转为大，病证由实转虚、由表及里的过程。在这过程中，病证的外表证候类似桂枝汤证，凭之使用桂枝加附子汤。附子温经走泄，造成大量汗出，导致阳气外亡而出现"厥逆，咽中干燥"；又由于汗出太多，损伤津液，造成阳明热盛化燥内结，出现谵语，烦乱。这样就形成了"阳气亡于外，阴液竭于内，还有阳明内结"虚实夹杂的复杂病证。即使如此，还是可以先服用甘草干姜汤恢复阳气。"夜半"相当于十二时辰里的子时，子时是阳气回生的时辰。人体阳气顺应自然的阴阳节律演变，在此时辰回复，双足应时而恢复温热之象。此时下肢胫部还有轻度抽搐，是由于阴液不足所致。再给予芍药甘草汤酸甘化阴，阴液得以补充，胫部得以缓解而能伸展。接着用承气汤通便致"微溏"，是消除阳明热盛内结以终止其谵语，这样内外之证均除，所以得知病证可以愈除。从此条文可窥得伤寒病虚实夹杂复杂病证的治疗顺序。

阶段汇言

太阳病上篇后半部分主要阐述桂枝汤类证,即太阳病表开证的诊治。其有桂枝汤证、桂枝加葛根汤证、桂枝加附子汤证、桂枝去芍药加附子汤证及桂枝麻黄各半汤证与桂枝二麻黄一汤证,并进一步阐述伤津倾向的白虎加人参汤证及化饮倾向的桂枝二越婢一汤证与桂枝去桂加茯苓白术汤证,最后阐述伤寒及中风导致的表里俱虚的演变及治疗。

辨太阳病（中）

太阳病，项背强几几，无汗，恶风，葛根汤主之。（31）

葛根四两　麻黄（去节）三两　桂枝（去皮）二两　生姜（切）三两　甘草（炙）二两　芍药二两　大枣（擘）十二枚

上七味，以水一斗，先煮麻黄、葛根，减二升，去白沫，内诸药，煮取三升，去滓，温服一升。覆取似汗，余如桂枝法将息及禁忌。㊣诸汤药皆仿之。

【读解】

本条文应与桂枝加葛根汤证条文对比研读，它的差异点就在于汗之有无。一条"无汗"；一条"反汗出"。"无汗"说明表闭；"反汗出"说明表开。而两条均有"项背强几几"及"恶风"，说明经气不利是一样的。

本条的葛根汤就是在上述桂枝加葛根汤的基础上，针对表闭再加用麻黄三两以加强解表。对于是否使用麻黄，可看出寒邪引起表闭与否，也可佐证人体外表阳气的强弱。葛根汤用麻黄表示人体表闭，也说明体表阳气充足；而桂枝加葛根汤无麻黄，说明体表阳气已不足。如果阳气进一步虚衰，甚至还可使用桂枝加附子汤等汤方。

太阳与阳明合病者，必自下利，葛根汤主之。（32）

【读解】

本条文承接上条葛根汤条文，进一步阐述葛根汤的使用范围。"太阳与阳明合病"，指的是太阳表闭热甚与阳明热盛同时发生。由于表闭，热不得从外泄而转从里下泻导致"必自下利"。

葛根汤解表让热有出路，以缓解热气内逼阳明胃家。另，葛根还有起阴气的作用，以缓解下利之势。为何太阳与阳明合病是表闭状态而不是表开的状态？如果是表开，表热就不会太甚，也不会逼迫阳明，也不会导致表里同时热盛；另一种情况，如果表开而热入里，只是里热盛，则是阳明之热盛的白虎汤证或是白虎加人参汤证。从上述两种状态分析可佐证应是表闭状态。

太阳与阳明合病，不下利，但呕者，葛根加半夏汤主之。(33)

葛根四两　麻黄（去节）三两　甘草（炙）二两　芍药二两　桂枝（去皮）二两
生姜（切）二两　半夏（洗）半升　大枣（擘）十二枚

上八味，以水一斗，先煮葛根、麻黄，减二升，去白沫，内诸药，煮取三升，去滓，温服一升。覆取微似汗。

【读解】

本条文反映了太阳病与阳明病合病的另一种表现。表里热盛与上条文一样。上条表里热盛，热逼胃家，病势向下；本条表里热盛，热逼胃家，病势向上逆。使用葛根汤解表清热的同时加入半夏，与生姜一起降逆止呕；又与葛根一起升清降浊，起到解表和里的作用。

太阳病，桂枝证，医反下之，利遂不止（脉促者，表未解也），喘而汗出者，葛根黄连黄芩汤主之。(34)

葛根半斤　甘草（炙）二两　黄芩三两　黄连三两

上四味，以水八升，先煮葛根，减二升，内诸药，煮取二升，去滓，分温再服。

【读解】

前面三条均论述太阳表闭的病证演变；本条阐述太阳病桂枝汤证，即已暗示表开的病证状态。其还有承前启后之义，以"喘而汗出"启后条之"无汗而喘"。

桂枝汤证一般不宜用下法，而此用下法，只能说是"反下之"。用后造成表热内陷，形成本条两种情况：①邪热陷逼胃家，病势向下，利遂不止；②邪热陷逼胸肺，气喘上逆。"喘而汗出"，虽为表开，但病已侧重内陷于里，须用葛根黄连黄芩汤治疗。方中葛根升清和表，黄芩黄连清热和里，其中黄芩侧重清上焦，黄连侧重清中下焦，甘草和中，综合此方之功效为清里以和表。

若人体之表仍有部分未陷之热，则是邪不全陷，因喘而气逆于上，也可出现另一种状态，其侧重于表，即旁注所言"脉促者，表未解也"。

太阳与阳明合病的葛根汤证与葛根黄芩黄连汤证对比，葛根汤证是表里俱病，葛根黄芩黄连汤证则是病甚于里。

太阳病，头痛发热，身疼，腰痛，骨节疼痛，恶风，无汗而喘者，麻黄汤主之。（35）

麻黄（去节）三两 桂枝（去皮）二两 甘草（炙）一两 杏仁（去皮尖）七十个

上四味，以水九升，先煮麻黄，减二升，去上沫，内诸药，煮取二升半，去滓，温服八合。覆取微似汗，不须啜粥，余如桂枝法将息。

【读解】

本条文阐述典型的太阳病表闭状态。头痛，身疼，腰痛，骨节疼痛，恶风，无汗就是表闭，并会因闭而发热，因闭而喘。此八大症，后世医家称为麻黄汤八大症。

麻黄汤是发汗解表的经典之剂，方中四味药，君臣佐使明确。方中麻黄为君，桂枝为臣，杏仁为佐，甘草为使。

本条汤证应与第31条的葛根汤证比较，可看出本条麻黄汤证的表闭比葛根汤证的表闭更明显。麻黄汤证，常是太阳伤寒所导致，应有"恶寒"之症，可本条文却是"恶风"。下述第38条太阳中风，不言"恶风"，却是"恶寒"。再者第12条太阳中风，既有"恶寒"，又有"恶风"，这是为何？

太阳病出现"恶寒"抑或"恶风"，不单取决于所中之邪是"伤寒"还是"中风"，而是取决于侵袭之邪气与人体之阳气交互作用的共同结果，两者之中更加倚重人体阳气之盛衰。太阳伤寒，本应是"恶寒"，却因表闭发热而阳盛呈现"恶风"；太阳中风，本应"恶风"，又可因汗泄阳虚而呈现"恶寒"。从此可见，不能单凭"恶寒"或"恶风"来界定"伤寒"与"中风"。

□□太阳与阳明合病，喘而胸满者，不可下，宜麻黄汤。（36）

【读解】

本条文空两格书写，承接太阳病麻黄汤证，是麻黄汤适应证的补充，也是本条编排于此的原因所在。

与第 32、33 条相比，虽同属太阳与阳明合病，但病变侧重不同。上述两条病势侧重从太阳之外内逼阳明之里，又因阳明热盛而导致从里下泻或上逆；本条承接麻黄汤证，提示太阳与阳明合病侧重在表，因表闭无汗而喘，又因没有腹满实等症状，仅是阳明之气实，而没有燥实，病侧重在太阳之胸腑。其导致"喘"进而"胸满"，因病位侧重在上，病机侧重向外，不可用下法，只宜用麻黄汤解外治疗。

□□太阳病，十日以去，脉浮细而嗜卧者，外已解也。设胸满胁痛者，与小柴胡汤。脉但浮者，与麻黄汤。(37)

【读解】

本条文空两格书写，也是承接麻黄汤证，与上条对举。条文义分为三节，要读懂它，关键在于"脉浮细而嗜卧"的理解。其中"浮"在此侧重指的是脉位；"细"指的是脉形。《脉经》对细脉的描述"小大于微，常有，但细耳"。"嗜卧"是指喜欢平躺之义，暗示病人处于安静与乏力的状态。与第 4 条的"躁烦"是相反的状态。

此条文的前节描述了太阳病起病十天后，即十余日，病程较长，暗示病有内传之可能。脉从浮已转为浮细，"细"为内收，确认病已内转，提示太阳病之外表已解。但病仍有浮脉，此时出现胸满胁痛，说明仍有残余邪气滞于胸胁之间，换句话说就是胸胁之间仍有余邪。"胸满"与"胁痛"对比而相连，"痛"的症状等级比"满"高，且"胁痛"多是从"胸满"而来，胸满胁痛是递进关系。胸为太阳之境界，胁是少阳之部位，此就表示病从太阳传至少阳，须用小柴胡汤和解。"脉但浮者"表达了脉象没有变化，没有浮细，仅是脉浮，暗示虽经历"十日以去"，但病势不衰，并没有进入少阳境界，仍在太阳，当予麻黄汤治疗。

阶段汇言

本节阐述太阳表闭证的诊治，主要有葛根汤证与麻黄汤证，并扩展至太阳与阳明合病，而与之对举的是葛根黄连黄芩汤证，即表开热陷于里。

太阳中风，脉浮紧，发热，恶寒，身疼痛，不汗出而烦躁者，大青龙

汤主之。若脉微弱，汗出恶风者，不可服之。服之则厥逆（此为逆也），筋惕肉睏。（38）

□大青龙汤方

麻黄（去节）六两　桂枝（去皮）二两　甘草（炙）二两　杏仁（去皮尖）四十枚　生姜（切）三两　大枣（擘）十枚　石膏（碎）鸡子大

上七味，以水九升，先煮麻黄，减二升，去上沫，内诸药，煮取三升，去滓，温服一升，取微似汗㉘汗出多者，温粉扑之。□一服汗者，停后服。㉘若复服，汗多亡阳，遂虚，恶风，烦躁，不得眠也。

【读解】

本条文义分两节。"太阳中风"指病的来路，说明本条文之病是从中风而来。太阳中风一般造成表开的状态，如上述桂枝汤证；而本条文上节描述的却是表闭的状态，从条文中的脉浮紧，发热，恶寒，身疼痛等症状可得。为何造成表闭状态？说明太阳中风之前，原先人体卫阳虚且有寒水之气，中风之后，邪风不足以导致表开，或是中风之后，表先开而泄，导致阳虚，进而化水致寒，寒致表闭而发热，热胀于内，寒收在外，表不能开，故不汗出而烦躁。此"烦躁"就是表闭发热而无法汗出所致，后世医家认为是"水热互结"。其实际病机应是寒水在外，热气在里。

而下节的描述内容恰恰相反，属表开状态。"脉微弱"与"脉浮紧"是相反之脉象，更进一步说明其属于虚证的表开津泄状态。与上节的实证表闭状态完全相反，其可能是桂枝二越婢一汤的适应证，不能服用大青龙汤。服用就会大量出汗而造成"阳亡阴竭"，必出现四肢厥逆，筋肉跳动。旁注称之为"逆"。

本条应与第35条相对比，症状主要的区别点在于"无汗而喘"与"不汗出而烦躁"。"无汗而喘"说明表闭没有汗出，气不能外达而逆于上致"喘"；"不汗出而烦躁"表达了因有热本应出汗，又因寒水在表致闭，欲汗出而不能，进而烦躁不宁。

从方的组成及方后注内容，可得知大青龙汤是《伤寒论》书中最强大的发汗方剂。依据为：①桂枝汤及部分加减方剂，服后均须"啜粥"及"温覆"以"取微似有汗"；桂枝加葛根汤及麻黄汤，虽不须"啜粥"，但须温"覆"，以"取微似有汗"；而大青龙汤则既不须"啜粥"，也不须"温覆"，服药后直取微似有汗。②大青龙汤的组成实是麻黄汤与越婢汤之合方，约是一份麻黄汤及半份越婢汤。由于病证没有明显的"喘"证，而减少杏仁的用量，从七十枚减为四十枚。再因本方是发汗及行水并用，减少越婢汤中石膏的用量，并进一步调整生姜和大枣的比例。其减少大枣的用量，是为增强解表之功。③正文明文告诫"脉微弱，汗出恶风者，不可服之"。从上述几点可得，大青龙汤应是《伤寒论》发汗方剂中的最强者。

伤寒脉浮缓，身不疼，但重，乍有轻时（无少阴症者），**大青龙汤主之。**（39）

【读解】

本条文与上条均是大青龙汤证。上条是太阳中风，经历病证演变，形成寒水包热的交争状态；本条是伤寒，阐述寒邪致太阳而化水。上条言寒水或为原有；本条说寒水必是后成。上条侧重无形质的寒水之气；本条侧重有形质之寒水。为何如此？

缘于伤寒脉象本应浮紧，而本条却脉象浮缓。浮指病位在外，缓指病势缓和。本条之"缓"与上条之"紧"对举有两意，一是迟缓；二是缓大。"身不疼，但重"已提示无形质的寒气不甚，而有形质之寒水明显，也就是暗示水气已形成。也因寒气不甚而水气明显，故脉转缓。"乍有轻时"提示水邪经太阳之气化，时有减轻，说明其是另一种方式的交争状态，也说明水邪仍在太阳，属于太阳病。旁注明确补充"无少阴症"，进一步佐证此条之水气，非少阴之阴水，是太阳之阳水，须用大青龙汤治疗。

与上条比较，上条以"太阳中风"示侧重郁热；本条以"伤寒"示侧重寒水。

伤寒表不解，心下有水气，干呕发热而咳，或渴，或利，或噎，或小便不利、小腹满，或喘者，小青龙汤主之。（40）

麻黄（去节） 芍药 细辛 干姜 甘草（炙） 桂枝（去皮）各三两 五味子半升 半夏（洗）半升

上八味，以水一斗，先煮麻黄，减二升，去上沫，内诸药，煮取三升，去滓，温服一升。

若渴者，去半夏，加瓜蒌根三两；若微利，去麻黄，加荛花（熬令赤色）如一鸡子；若噎者，去麻黄，加附子（炮）一枚；若小便不利，小腹满者，去麻黄，加茯苓四两；若喘者，去麻黄，加杏仁（去皮尖）半升。⑩且荛花不治利，麻黄主喘。今此语反之，疑非仲景意。

【读解】

上条以伤寒"身不疼，但重"暗喻有水气在体外；本条直言伤寒"表不解，心下有水气"，明示水气已形成于内。其导致干呕发热，进而出现咳嗽，也即是表达了水气进一步上逆，影响肺气宣降。在这基础上，因水饮的存在，气不化津，津液不足，则有"或渴"；气不化水影响中焦运化功能，致中焦失运，则有"或利"；气不化水，水气上逆，影响进食，则有"或噎"；气不化水，影响下焦，太阳之腑的气化不利，导致"或小便不利、少腹满"；而"或喘"是咳的进一步发展，也是水气上逆于上焦的进一步表现。

小青龙汤以麻黄、桂枝配合以解表，芍药与桂枝配合以调和营卫，干姜、半夏、细辛、五味子与桂枝配合以化水气，甘草为和药。可见小青龙汤的作用，关键在气化，药的关键在桂枝。若"渴"，气不化津，津液不足，去除半夏，加栝楼根，增补津液；"利"，水气渐盛，从心下流注于谷道，而出现下利，病机侧重水气流注于下，"微利"病势尚轻，因水而利，而非因表闭而利。与太阳阳明合病者，必自下利的葛根汤证不同。故汤方去麻黄之解表，加荛花之"下十二水……利水道"（《本草经》语）而实谷道；"噎"，心下之水气上逆，阻于食道，并甚于内，也须去解表之麻黄，而加附子温化；"小便不利，小腹满"，水气聚于下，也须去麻黄，而加茯苓以利水；"喘"是水气逆于肺，而不是寒邪闭表所致，也须去解表开闭之麻黄，而加杏仁降气利水。可见小青龙汤的加减法侧重于麻黄的去留，以表达"外寒"与"水气"的动态变化。

伤寒，心下有水气，咳而微喘，发热不渴，（服汤已，渴者，此寒去欲解也）**小青龙汤主之。**（41）

【读解】

本条文承接上条，阐述病的来路是一样的，均是伤寒，但本条没有明说"表不解"。对比上条而言，也暗示表证已缓和，其侧重表达水气上逆的病证"咳而微喘"。由于水气上逆，伤寒"发热不渴"，"不渴"说明有水气的存在，此水因寒而生。所以旁注说"服汤已，渴者，此寒去，欲解也"，即表达水气消除，伤寒病随之得解除。

本条水气上逆，与上条一样，但两者对比，本条病证范围较上条为小，侧重在心下，水气没有波及体表，也没有明显波及体内其他部位，说明小青龙汤治疗的侧重点亦在此。从《金匮要略》中痰饮咳嗽之病篇的"咳逆倚息不得卧，小青龙汤主之"，也可得到佐证。

阶段汇言

本节阐述大小青龙汤两证，以表达太阳病所致水气的诊治，因寒热及波及的部位不同，治疗的策略也不同。

太阳病，外证未解，脉浮弱者，当以汗解，宜桂枝汤。（42）

【读解】

本条文以"外证未解"承接小青龙汤证的"表不解"。小青龙汤证明言外寒内饮，本条暗喻中风。本条的关键点有两个：一个是"外证"；另一个是"脉浮弱"。"外证"是指一切体外症状，包括表证；"脉浮弱"是第12条文中脉"阳浮而阴弱"的简写。这样的脉象原是用来描述表卫开而营气弱的状态，此用之表达本条太阳病属于一种体弱而枯的状态。上条水饮因寒凝而生；本条枯弱因风泄而成。采用桂枝汤治疗，说明了桂枝汤不仅仅是和表解肌药，还是辛润强壮药。

太阳病，下之微喘者，表未解故也，桂枝加厚朴杏子汤主之。（43）

桂枝（去皮）三两　甘草（炙）二两　生姜（切）三两　芍药三两　大枣（擘）十二枚　厚朴（炙，去皮）二两　杏仁（去皮尖）五十枚

上七味，以水七升，微火煮取三升，去滓，温服一升，覆取微似汗。

【读解】

本条文以"下之微喘"，承接小青龙汤证"咳而微喘"。太阳病一般不用下法，本条用下法不说"反"，说明有可下之症。下后出现"微喘"，表

明有表邪陷入体内，逼迫于肺。其说明原先之病同时具有表里之证，也说明因"下之"而里证缓解。条文重申"表未解故也"，就是表达当前仍以太阳表病为主。用桂枝汤和解表证，另还加厚朴杏子平喘。其中厚朴宣通肺气以助解表，杏仁肃降肺气以助平喘。

太阳病，外证未解，不可下（下之为逆），**欲解外者，宜桂枝汤。**（44）

【读解】

本条文承接第四42、43两条，重申"外证未解"不能使用下法，只宜用桂枝汤以解肌和外。旁注强调"下之为逆"。本条"不可下"与上条"下之"对举，彰显太阳病的不同。

另，从上述各条，可得知太阳病有表证、外证及腑证；从太阳病下篇还可得知太阳病腑证"可下"，而太阳病表证及外证"不可下"。

□□**太阳病，先发汗不解，而复下之，脉浮者不愈，浮为在外，而反下之，故令不愈。今脉浮，故在外，当须解外则愈，宜桂枝汤。**（45）

【读解】

本条文空两格书写，为补充条文。其是前面三条太阳病使用桂枝汤的补充，并总结太阳病之外证的治疗。阐述"先发汗"，外证不除，"而复下之"，外证还未除，随之分析不愈的原因，就是发汗不透彻，又下不得法。进一步强调脉浮是外证不愈的凭证，并重申桂枝汤是解除太阳病外证的适宜方剂。

从本条文"发汗不解"与"当须解外则愈"，可看出桂枝汤不仅是发汗之轻剂，还是解肌和外之平剂。

阶段汇言

本节主要阐述太阳病外证未解的状态，仍需解外治疗，主要汤药仍然是桂枝汤。

太阳病，脉浮紧，无汗，发热，身疼痛，八九日不解，表证仍在。㊤

此当发其汗，服药已，微，除也。经其人发烦，目瞑，剧者必衄（衄乃愈），所以然者，阳气重故也，麻黄汤主之。(46)

【读解】

本条文远承第 35 条麻黄汤证，与第 42 条对举。义分前后两节，前节与第 35 条麻黄汤证基本相同，不同的是病程长短。本条病程较长，为八九日。而病证是一样，同属表闭发热的状态。也就表明了太阳病麻黄汤证不会因为病程时间的长久而不用之。

另，第 23 条"太阳病，得之八九日，如疟状，发热恶寒，热多寒少，其人不呕，圊便欲自可，一日二三度发"，阐述病程虽然与此同是八九日，但是证所属的状态是相反的。一个言体虚，处于拉锯状态；另一个言体实，表闭而发热。此也可以看出仲景临床的辨证施治缜密。

条文后节是前节病程的进一步发展，关键点是"阳气重"的理解，"阳气"指的是热气之意。太阳之体"多血少气"。太阳病表闭，邪热无法外泄，必波及于血而甚于络。太阳之阳多布于血而有质，故言"阳气重故也"。即表达阳热聚于血及甚于络。条文阐述患者出现烦躁，眼蒙不清，严重时会出现鼻衄，是阳热致血热妄行于上的缘故。

旁注标明"衄乃解"，即鼻衄之后，病情会得到缓解，也就表达了太阳病"阳气重"时，仍有自愈的可能。另，本条与第 42、43 及 44 条对比，本条侧重言"表闭"之表证；前面三条因表开而侧重言"外证"。

□ **太阳病，脉浮紧，发热，身无汗，自衄者愈。(47)**

【读解】

本条承接上条，空一格书写，是扩展性条文。其阐述的病机与上条基本一样，但程度有轻重之别。上条为重，本条稍轻。理由如下。

其一，虽同是太阳病脉浮紧发热，但上条言"无汗"；本条仅"身无汗"。此说明上条的"无汗"部位，暗指"体"，即全身各部；本条的"无汗"部位，明言"身"，即躯体部分。而体大身小。

其二，上条有"身疼痛"，本条则没有，说明上条表闭程度较为严重。

其三，上条"八九日不解"，本条则没有时间，说明上条病程时间长。

其四，上条"剧者必衄"，分析原因是"阳气重故也"，其正文没有明说衄后的转归，仅是旁注说"衄乃愈"；与本条以正文的形式表达"自衄者愈"有区别，"愈"虽是病证解除，但病证转归的程度还有不同。

其五，上条在旁注补写转归，本条在正文中描写转归，描写的等级也不一样。

这些均反映本条病证较轻，其"自衄者愈"；上条病证较重，"衄"主要表达病甚，它的出现，不一定是病愈。

二阳并病，太阳初得病时，发其汗，汗先出不彻，因转属阳明，续自微汗出，不恶寒。㊟太阳病证不罢者，不可下之为逆。经如此可以小发汗。设面色缘缘正赤者，阳气怫郁（在表，当解之、熏之）。㊟若发汗不彻，不足，阳气怫郁。经不得越㊟当汗不汗，其人躁烦。○不知痛处，乍在腹中，乍在四肢，按之不可得。经其人短气，但坐（以汗出不彻故也），更发汗则愈。㊟何以知汗出不彻？以脉涩故知也。经若阙文（48）

【读解】

本条承接第46条太阳病。转述二阳并病及其三种方向的演变，并明确指出二阳并病的来路是太阳病。本条内容较复杂难解，要想读懂本条，先要明白本条几个关键词语：第一，"汗先出不彻"，指的是发汗后，汗出不透；第二，"续自微汗出"，指的是继续自行少量出汗；第三，"面色缘缘正赤"，"缘"是边缘之意，"面色缘缘正赤"指的是满脸通红；第四，"阳气怫郁"，指的是阳气不舒，郁而烦闷不止；第五，"不得越"，指的是不得发及不得出之意。

整个条文表达了二阳并病是由于太阳病初发之时，经发汗治疗而汗出不透，后转入阳明，继续自有少量汗出，没有恶寒，但这时太阳病证还没有完全解除，又出现阳明病状，称为二阳并病。此时还可以采用轻度发汗之法治疗。嵌注说明此时的"不恶寒"，不能作为判断太阳病已除的凭证。其与上述条文不能凭"恶风"与"恶寒"来划分中风与伤寒的机理是一样的。不能以"不恶寒"来断定无太阳病。究其原因是太阳病并发阳明病，阳热之气转旺，且由于阳旺，二阳并病的表证不甚，而"不恶寒"。可见并不能以"不恶寒"来判定无太阳病。"恶寒"仅是太阳病之一症，准确地说仅是太阳病的表证。也即后世所说的"有一份恶寒，就有一份表证"。本条虽"不恶寒"，但还有太阳病之外证。其"续自微汗出"，说明仍有太阳病证。嵌注进一步明说"太阳病证不罢"，并告诫不能用下法治疗。

本条还指出二阳并病的转归：①如果是脸色通红，说明阳热之气不得舒及不得发，原因还是汗发不透。此时病仍在外表。旁注也表明此时应该解表，或者使用熏法以解表。嵌注则进一步阐述因汗出不透，当汗不汗，病人随之出现躁烦及不知痛处所在，忽然在腹中，忽然在四肢，且按压而不能确定疼痛之部位。②如果患者出现气短，呼吸不畅，不能平卧，只能坐，也是汗出不彻的缘故。是由汗出不彻导致气郁而不宣所致，强调再次发汗可愈。嵌注进一步说明汗出不彻，可以脉涩为凭证。此处之脉涩是由于汗出不彻，气机不畅。③本条之末的"若"字之后有阙文，笔者估计应是本病向阳明转变的内容。

本条与第 37 条对比，可得出太阳病转入阳明，用明写手法；而入少阳则暗喻。原因可能有二：①太阳病转入阳明者居多，为传变的常态，且表里界线分明；②太阳病传入少阳是传变的变法，且太阳与少阳部位界限有交叉，常在胸胁之间，不易明写，只宜暗喻。

□ 脉浮数者，法当汗出而解，若下之，身重，心悸者，不可发汗，当自汗出乃解。所以然者，尺中脉微，此里虚，须表里实，津液自和，便自汗出愈。（49）

【读解】

本条是上条的扩展内容。"脉浮数"理应汗出而病除。太阳病有此脉象，其病可虚可实。若用下法治疗之后，脉浮数，随之出现身重，心悸，是表里两虚。下法是造成里虚的原因，条文明说"所以然者，尺中脉微，此里虚"可为凭证。而文中"不可发汗，当自汗出乃解"及"须表里实，津液自和，便自汗出愈"也可佐证"脉浮数者"已有表虚在先。下法后又引起里虚，才能形成表里两虚。同时还暗示本条的太阳病表证，须让表里气实，津液充足，气机调和，自行出汗，才得以解除。

□ 脉浮紧者，法当身疼痛，宜以汗解之。假令尺中迟者，不可发汗，何以知然？以荣气不足，血少故也。（50）

【读解】

本条是上条的对举条文，均承接第 48 条。脉浮数者表达表虚；脉浮紧者阐述表实。太阳病表实，是由表闭所致，理应有身疼痛，适宜发汗解表。如果尺中脉迟，不能使用发汗之法，原因是营气不足。

与上条对比，上条侧重下法之误治，导致尺中脉微而不能用发汗之法。本条却是病证中原本就有尺中脉迟而不是误治所致，这种情况也不能用发汗之法。上条"尺中脉微"表示里虚，是侧重于体内"阳气不足"，即太阳"多血少气"中的少气部分；而本条"尺中脉迟"之里虚，是侧重于体内"营气不足"，即太阳"多血少气"的多血部分。其转变为"少血"，表示血中阳少，因血中阳少而脉迟。

本条与第 46 条对比：一为"阳气重故也"，一为"以营气不足，血少故也"，可见两者为正反对举的词语。

□□**脉浮者，病在表，可发汗，宜麻黄汤。脉浮而数者，可发汗，宜麻黄汤。**（51、52）

【读解】

本段条文，宋本分为两条，分别是第 51、52 条，而康平本合为一条，是第 49 及 50 条的补充。上述两条分别言脉浮数及脉浮紧，明确指出表虚与表实的不同病机状态。本条前段回归统言脉浮，指出病在表，适宜用麻黄汤治疗。后段的关键点是"脉浮而数"，其表达了脉象由浮进而出现数的动态演变过程，与第 49 条的"脉浮数"有虚实之别。第 49 条以"若下之，身重，心悸"等内容来佐证其虚；本条以"可发汗，宜麻黄汤"，暗示"无汗"来表达其表实。并与下述第 53 条"病常自汗出者"，形成鲜明对比。

□**病常自汗出者，此为荣气和，荣气和者，外不谐，以卫气不共荣气谐和故尔。以荣行脉中，卫行脉外，复发其汗，荣卫和则愈，宜桂枝汤。**（53）

【读解】

本条承接第 48 条，为扩展条文。其侧重太阳病外证，阐述常患有汗出之证。病缘于营气调和而身外不和。身外不和是由于卫气不与营气调和。

其原因是营气在脉中运行，卫气在脉外运行，"病常自汗出"，即卫泄于外，不入于营，两者不得交会。此应再次发汗，使营气出与卫气交会，以促进卫气入而与营气"谐和"，病证才能解除，此适宜用桂枝汤治疗。

□□**病人藏无他病，时发热、自汗出而不愈者，此卫气不和也。先其时发汗则愈，宜桂枝汤。(54)**

【读解】

本条是上条的补充。阐述患者体内没有别的病证，仅是时常发热自汗出却不愈，这是由于卫气外泄，营气不与之和。应在其发热之前，使用发汗法引营和卫，病证可以得以消除，适宜使用桂枝汤。

本条是与第53条对比，上条侧重汗证，以示卫在外而不入与营"谐和"；本条侧重热证，以示营在内，而不出外与卫和。此条文之"脏"泛指体内。

伤寒，脉浮紧，不发汗，因到衄者，麻黄汤主之。(55)

【读解】

本条文承接第46条，并与之对举。本条"伤寒，脉浮紧"提示表闭，不发汗治疗而导致鼻衄。

与第46、47条对照，上述两条太阳病表闭，因阳气重而自衄，并因衄而阳气得以宣泄，病可自愈；本条阐述伤寒所导致的表闭，虽有衄而病未解。可得出"衄"之后，有病解和未解两种转归，并表明了伤寒表闭严重，衄后病未解，仍可用麻黄汤治疗。分析两者可得，阳气重者必衄，衄后可得解；而不得解者，是寒气重的缘故。也可知衄可使阳气得泄，却不能祛除寒气。

□□**伤寒，不大便六七日，头痛在热者，与承气汤。其小便清者，知不在里，仍在表也，当须发汗。若头痛者，必衄，宜桂枝汤。(56)**

【读解】

本条承接第55条，补充第55条之未备，为补充条文。本条的"头痛在热者"，在宋本为"头痛有热者"。其"在"当是"有"为宜，此当是康平本《伤寒论》流传过程中抄写之误。

上条以"脉浮紧"侧重表达太阳表闭；本条以"不大便六七日"侧重阐述阳明内结。"六七日"在《伤寒论》中是阴阳寒热转变的日数。"伤寒，不大便六七日，头痛有热者"，表达太阳表寒已转化为阳明内热并上扰，可用承气汤系列通腑泻热。如果小便色清，即可判断里无热，邪仍在表，需用发汗之法治疗。本条后半段内容与上条对比：虽同是阐述衄后的证治，但上条用麻黄汤；本条用桂枝汤。理由何在？原因如下：

第一，以内结之证，暗示津液不足。其内不能助润肠通便；外不能助衄者表解。第二，以"小便清"，锁定邪仍在表而不在里。第三，结合上半段条文所言的"伤寒"。其"头痛者"说明表有寒邪，又因表寒闭而化热，热不得越而逆"衄"。衄后热气得泄，病势得到缓和，且津液不足，在麻黄汤和桂枝汤选择上，适宜使用桂枝汤。

□ 伤寒，发汗已解，半日许复烦，脉浮数者，可更发汗，宜桂枝汤。（57）

【读解】

本条文承接第 55 条，为扩展条文。其描述伤寒经发汗治疗后病证的演变。"发汗已解"说明寒邪已除，外证也已解。而半天后再出现心烦之症，是由于表虚太阳之气化功能得不到恢复。上述"脉浮数"为表虚，在此条又得到验证。汗法之后，表虚及里，导致里之虚烦。但由于"脉浮数"，病机仍侧重在外，宜用桂枝汤和表以促进和里。

本条在本篇是伤寒汗后病证演变的开端。

□ 凡病，若发汗，若吐，若下，若亡津液，如此者，阴阳自和，则必自愈。（58）

【读解】

本条承接上条，为对举条文。上条直言伤寒；本条扩展到一切疾病，包括外感和杂病等病证，故言"凡病"。

本条的关键在于"阴阳"含义的理解。此处的"阴阳"是泛指整体而言，其义包括阴阳、表里、虚实等多方面。也就表明了"凡病"不论使用发汗、吐法、下法，甚至出现亡津液等情况，只要阴阳整体自行调和，病均能自愈。

□ **发汗后，身疼痛，脉沉迟者，桂枝加芍药生姜各一两人参三两新加汤主之。**（62）

【读解】

本条文义承第 57 条，为扩展条文。本条与第 57 条对比，两者均阐述发汗后的病证演变，用发汗法，暗示均为太阳病。前条明言伤寒，发汗已解，复烦，脉浮数。其阐述的是寒邪伤阳，汗后虽病已解除，但阳气也已损伤，气化不利，阳气恢复不到位而半日复烦，又因阳气不足而脉浮数，病证虽已损及里，但病机仍侧重于外，须用桂枝汤解表和外，还可安里；本条阐述太阳病发汗后，出现"身疼痛，脉沉迟"与前条"半日许复烦，脉浮数"是对举而言，脉沉迟与脉浮数是相反脉象，却同样反映汗后体虚。而病机方面，前条侧重于表，本条侧重于里。本条提示汗后津液损伤，造成营气不足，致运行不畅而营血滞于体内。又因其发汗后表开，适宜用桂枝汤治疗；还因汗后并发营气不足，病机侧重于里，须在桂枝汤的基础上，再加"芍药生姜各一两人参三两"，其中以芍药加强和营之功，人参补阴以助营气，生姜辛润以助营运。

□ **发汗后，喘家不可更行桂枝汤，汗出而喘，无大热者，可与麻黄杏仁甘草石膏汤。**（63）

麻黄（去节）四两　　杏仁（去皮）五十个　　甘草（炙）二两　　石膏（碎，棉裹）半斤

上四味，以水七升，煮麻黄，减二升，去上沫，内诸药，煮取二升，去滓，温服一升。

【读解】

本条文也承接第 57 条，为扩展条文。其表达了太阳病发汗后的喘证。"喘家"指的是患喘证之人。汗后之"汗出而喘"，表明热已在里而不在表，因热在里而致喘。"无大热者"又说明体外热象不甚。与上条对比，上条示内虚，本条是内实；与第 38 条"太阳中风，脉浮紧，发热，恶寒，身疼

痛，不汗出而烦躁"的大青龙汤证也不同。

　　大青龙汤与麻黄杏仁甘草石膏汤对比，从药物的组成看，大青龙汤含有麻黄杏仁甘草石膏汤所有的四味药；从药量看，两方的甘草均是二两，药量一样。两方主要区别有二：其一，麻黄与石膏的药量比；其二，杏仁的用量。据考证大青龙汤的石膏"如鸡子大"，约是东汉时期的三两。这样大青龙汤中麻黄与石膏的药量比即为 6∶3，简约为 2∶1；而麻黄杏仁甘草石膏汤的麻黄与石膏的药量比为 4∶8，简约为 1∶2。二者恰好相反，这样的差别，也许就是大青龙汤发汗除表热又能行水，麻黄杏仁甘草石膏汤侧重清里热以平喘的原因所在。

　　再结合看《金匮要略》的越婢汤，其麻黄与石膏药量比为 6∶8，简约为 3∶4。其用于"风水"的治疗，侧重行水气。尤其有意思的是麻黄杏仁甘草石膏汤与越婢汤的条文均强调"无大热"，也就是说明体外均无明显的热象。可见此三个方剂由于麻黄石膏的药量比不同，其治疗的侧重点也不同。一是发汗以行水，一是清热以平喘，一是行水以消肿。

　　此外杏仁在大青龙汤的用量为四十枚；在麻黄杏仁甘草石膏汤为五十枚，其增量的理由当是有喘证。另，从麻黄汤中可得到印证，麻黄汤证也有喘证，是表闭所致，杏仁的用量更大，为七十枚。

　　□□发汗过多，其人叉手自冒心，心下悸，欲得按者，桂枝甘草汤主之。（64）

　　桂枝（去皮）四两　甘草（炙）二两

　　上二味，以水三升，煮取一升，去滓，顿服。

　　【读解】

　　本条文空两格书写，为补充条文。其是第 63 条的补充，阐述"发汗过多"的变证。从第 63 条的"里热"之实证，讲到本条的"里虚"之虚证，均是发汗之后所出现的病证。里虚为"阳气不足"，是由于发汗过多而损伤阳气。因阳气不足而出现"其人叉手自冒心，心下悸，欲得按"，须用桂枝甘草汤之辛甘以扶阳。

　　□□发汗后，其人脐下悸者，欲作奔豚，茯苓桂枝甘草大枣汤主之。（65）

茯苓（去皮）半斤　桂枝四两　甘草（炙）二两　大枣（擘）十五枚

上四味，以甘烂水一斗，先煮茯苓，减二升，内诸药，煮取三升，去滓，温服一升，日三服。

□□作甘烂水法：取水二斗，置大盆内，以杓扬之，水上珠子五六千颗相逐，取用之。

【读解】

本条文也是空两格书写，为补充条文，继续演绎上条病证的进一步发展。从上条阳气不足的"其人叉手自冒心，心下悸，欲得按"，发展到本条水气欲上逆的"脐下悸者，欲作奔豚"。其说明病位从上发展到下，也是从阳气虚发展到阳虚水欲冲逆的过程。治疗须在桂枝甘草汤的基础上加茯苓、大枣以泄水气，组成了茯苓桂枝甘草大枣汤。

此方用甘烂水煮，并阐述"作甘烂水法"。

□□发汗后，腹胀满者，厚朴生姜半夏甘草人参汤主之。（66）

厚朴（去皮）半斤　生姜（切）半斤　半夏（洗）半升　甘草二两　人参一两

上五味，以水一斗，煮取三升，去滓，温服一升，日三服。

【读解】

本条文空一格书写，是扩展性条文，阐述发汗后的病证演变。与第63条对比，第63条发汗后热在里而致喘，病位在胸；本条也是由发汗引起，病位在腹。气在里而致胀，须用厚朴消胀满为君药，半夏生姜降逆为臣药，人参甘草补中为佐使，形成厚朴生姜半夏甘草人参汤。

阶段汇言

本节条文阐述太阳病表闭证，不论日久还是日短，不论衄前还是衄后，均可使用麻黄汤治疗。即使是出现二阳并病，其证仍在，还可使用麻黄汤，并扩展阐述营卫虚实的情况及汗后辨证的诊治。

伤寒，若吐、若下后，心下逆满，气上冲胸，起则头眩，脉沉紧，发汗则动经，身为振振摇者，茯苓桂枝白术甘草汤主之。发汗，病不解，反恶寒者（虚故也），芍药甘草附子汤主之。发汗，若下之，病仍不解，烦躁者，茯苓回逆汤主之。发汗后，恶寒者，虚故也；不恶寒，但热者，实也，当和胃气，与调胃承气汤。(67、68、69、70)

茯苓桂枝（白术）甘草汤方

茯苓四两　桂枝（去皮）三两　白术　甘草（炙）各二两

上四味，以水六升，煮取三升，去滓，分温三服。

芍药甘草附子汤

芍药　甘草（炙）各三两　附子（炮，去皮，破八片）一枚

上三味，以水五升，煮取一升五合，去滓，分温三服。

茯苓回逆汤方

茯苓四两　人参一两　附子（生用，去皮，破八片）一枚　甘草（炙）二两　干姜一两

上五味，以水五升，煮取三升，去滓，温服七合，日三服。

调胃承气汤方

芒硝半升　甘草（炙）二两　大黄（去皮，清酒洗）四两

上三味，以水三升，煮取一升，去滓，内芒硝，更煮一两沸，顿服。⊕加减方疑非仲景方。

【读解】

　　本段条文，宋本分为四条，康平本合为一条。其阐述伤寒各种疗法治疗之后的病证演变。"若吐、若下"在此条文中是泛指治里之法；"发汗"是泛指治表之法。

　　本条文康平本义分四节：第一节指伤寒用吐下两法，说明有里证，经治里之法导致里虚，并化为水气而从内上逆，出现"心下逆满，气上冲胸，起则头眩，脉沉紧"。此处之"起"指的是体位从低向高改变之意，泛指活动之义。此时用发汗之法，会让经脉因水气的介入而动荡，躯体也因水气的入侵而颤抖不止，须用茯苓桂枝白术甘草汤以化利水气。第二节指伤寒若吐若下后，再"发汗，病不解，反恶寒"，表达了表里皆虚的状态。条文旁注明确为"虚故也"，须用芍药甘草化营于里；炮附子壮阳护卫以祛"恶寒"于表。第三节承接伤寒若吐若下后，发汗，再用下法后的变证，多次用下法让里之气虚，变为里之阳虚，阳虚不能制水，水寒反逼阳气，阳气

欲外亡而烦躁，须用茯苓四逆汤治疗。本汤方中有四逆汤回阳救逆，另加茯苓以利水，人参补液以助回阳，并防茯苓利水之伤正。第四节是在上述三节证候描写的基础上，回归分析不同的病因。指出发汗后出现恶寒，是体虚的缘故，此时体虚指的是体表虚；发汗后不恶寒，只有热象，是体实的表现，此时的体实指的是里实。其可以使用和降胃气之法，给予调胃承气汤治疗。

太阳病，发汗后，大汗出，胃中干，燥烦不得眠，欲得饮水者，少少与饮之，令胃气和则愈。若脉浮，小便不利，微热消渴者，五苓散主之。（71）

【读解】

本条文顶格书写，义分前后两节，描述太阳病发汗治疗后，汗出太多的变证演变。

前节描写汗出太多，造成胃内津液不足，随之出现躁动不安，心烦难以入眠，口渴欲饮，应少量饮水，让胃气和降就可病愈。此处的"欲得饮水"就是口渴欲饮之意。

后节描写发汗后，汗出太多，因饮水不当而出现"脉浮，小便不利，身微热消渴"。其暗指汗出太多，损伤阳气，饮水不当之后，气化不够，化为水气。与本条文前节的汗出太多损伤胃津形成对比。虽同有口渴之证，但"脉浮，微热消渴"说明太阳气化不利，气不化津，病仍在太阳；而"小便不利"又提示太阳之腑气化不利，也即暗示水气的存在，须用五苓散利水化气治疗。

发汗已，脉浮数，烦渴者，五苓散主之。（72）

猪苓（去皮）十八铢　泽泻一两六铢　白术十八铢　茯苓十八铢　桂枝（去皮）半两

上五味，捣为散，以白饮和，服方寸匕，日三服，多饮暖水，汗出愈，如法将息。

【读解】

本条承接第71条，继续阐述发汗之后的变证。此条的关键点是对"发汗已"的理解。"已"在此有两层意思：其一是发汗结束之后；其二暗指太阳病的表证已除。本条文表达的是太阳病经过发汗治疗之后，表证已除，转而出现"脉浮数，烦渴者"。其暗示汗法之后，虽表证已除，但汗后伤气，气处于虚弱的状态，仍存在太阳气化不利，气不化津的病机。

本条与上条"若脉浮，小便不利，微热消渴"的病机略有不同。上条指发汗后，气化不利，化生水气，又因水气的存在，气不化津更甚，津液更加不足而出现消渴等症；而本条只停留在太阳的气化不利的层面上，已没有太阳之表证，也没有明显水气的存在。但病机的源头是一样的，均是汗后太阳之气化功能恢复不到位，仍处于气化不利的状态。仍须用五苓散治疗，其中泽泻、茯苓、猪苓利水以助化气，桂枝化气以助和表，白术行湿化气以止渴。

伤寒，汗出而渴者，五苓散主之；小渴者，茯苓甘草汤主之。(73)

茯苓二两　桂枝（去皮）二两　甘草（炙）一两　生姜（切）三两

上四味，以水四升，煮取二升，去滓。分温三服。

【读解】

第71、72条文均是论述发汗等疗法后的变证；而本条阐述的是伤寒病未经治疗的演变。

伤寒本无汗，而本条却说伤寒"汗出而渴"，表达了条文前节虽是伤寒，但体表是开而不是闭。原因有二：其一，寒邪不甚；其二，卫阳不足。本条所患的伤寒，病在太阳，太阳气化不利，汗出而渴，病机跟上述一样。虽不是汗后变证，仍需五苓散以恢复气化功能。

条文后节的"小渴"是针对"汗出而渴"而言，口渴程度稍轻，也暗示其汗出较少。而对外证而言，茯苓甘草汤证为实，五苓散证为虚，茯苓甘草汤除用茯苓桂枝利水化气，还用生姜加强行水解表，并以甘草配合桂枝辛甘以助卫阳之运行。

宋本于本条"小渴"改为"不渴"，也许是宋本《伤寒论》流传过程中传写之误所致。笔者认为康平本的"小渴"之意境更佳，以"小渴"与"渴"，表达"微甚"之别，而不是"无"与"有"之殊。

两方均有茯苓、桂枝。五苓散还有泽泻、猪苓、白术，且以泽泻为君药。其强调以利水化气为主，作用靶点在于下焦太阳之腑，说明太阳之腑气化不利比茯苓甘草汤证更明显。其必有"小便不利"之症，正如桂林本《伤寒论》所言。尤其奥妙的是该方用散剂及多饮暖水，以帮助气化功能的恢复。可见此条文两方的治疗侧重点不同，茯苓甘草汤证的水气侧重在外在经；五苓散证的水气侧重在内在腑。

中风发热，六七日不解而烦，渴欲饮水（有表里证），**水入口吐者**（名曰水逆），**五苓散主之。**（74）

【读解】

上条讲伤寒，本条阐述中风。上条伤寒侧重外证，本条中风强调内证。上条不说病程长短，本条侧重病程之长久。以"六七日不解"，表达中风发热日久损耗阳气，阳气不足；在"六七日"阴阳转变的日数，表达有阴邪产生，即水饮内停，水不化气，气不化津，津液不足，进而出现"烦渴欲饮水"。又由于有水饮内停，产生"水入则吐"，旁注明确为"有表里证"。

从本条及上述有关五苓散的各条内容，可总结得出五苓散证为"气虚于外，水实于内"。五苓散不仅有利水化气和表之效，而且还有化饮降逆之功。本条就是应用于水饮内停而产生的上逆之证，旁注称为"水逆"。《金匮要略》用其治"脐下有悸，吐涎沫而癫眩"，也可佐证。

□□**未持脉时，病人叉手自冒心，师因教试令咳，而不咳者，此必两**[耳]**聋无闻也。所以然者，重以发汗，虚故也。**（75）

【读解】

本条是上条的补充，为补充条文。上条"水逆"为实，本条"耳聋"为虚。本条以体虚反衬"水逆"之实，阐述发汗太过导致体虚"叉手自冒心"；又以"试令咳而不咳"的方法，来判定两耳聋与否；再凭"叉手自冒心"及"两耳聋无闻"，来断定体虚；并进一步说明体虚的原因，就是过度发汗。

阶段汇言

本节阐述苓桂术甘汤证及五苓散证，与之对举的是芍药甘草附子汤证、茯苓四逆汤证及调胃承气汤证，以表达太阳病气化不利所致的水气、表里俱虚及里热各证。

□□发汗后，饮水多，必喘；以水灌之，亦喘。(75)

【读解】

宋本把上条与本条合并为一条，而康平本则分为两条，也为补充条文。本条承接上条，继续阐述发汗后体虚喝水的情况，指出体虚时喝水量多，体内运化乏力，导致水饮内停，阻滞气机，肺气不畅而喘。在体虚的状态下，用水浇灌体表，导致表闭，影响卫气的运行，也出现肺气不畅而喘。可见在汗后气虚津亏的状态下，不论水液内饮，还是外灌，均可影响肺气不畅而喘。

发汗后，水药不得入口（为逆），若更发汗，必吐下不止。发汗吐下后，虚烦不得眠。若剧者，必反覆颠倒，心中懊憹，栀子豉汤主之；若少气者，栀子甘草豉汤主之；若呕者，栀子生姜豉汤主之。(76)

栀子豉汤方

栀子（擘）十四个　香豉（棉囊）四合

上二味，以水四升，先煮栀子，得二升半，内豉，煮取一升半，去滓，分为二服，温进一服。得吐者，止后服。

栀子甘草豉汤方

栀子（擘）十四枚　甘草（炙）二两　香豉（棉囊）四合

上三味，以水四升，先煮栀子、甘草，取二升半，内豉，煮取一升半，去滓，分二服，温进一服。得吐者，止后服。

栀子生姜豉汤方

栀子（擘）十四个　生姜五两　香豉（棉囊）四合

上三味，以水四升，先煮栀子、生姜，取二升半，内豉，煮取一升半，去滓，分二服，温进一服。得吐者，止后服。

【读解】

本条文承接第67至70条组成的那段条文，继续阐述汗法。那段条文是先若吐若下之后再发汗，而本条是重复发汗导致吐下。那段条文"吐下"指的是疗法，本条"吐下"指的是病症。发汗致吐下后，"虚烦不得眠"。其"虚"是相对阳明病烦躁之实而言，指的是无形质之火。其与阳明病有形质燥实之热是不一样的。"反覆颠倒"指的是反复改变卧床姿势，即是翻身不止之意，并不是身体跌倒。

另，"水药不能入口，若更发汗"之发汗，暗指不是麻桂之类的汤药发汗，应是火熏等发汗。火邪因之而入里，扰乱里气。虽同是有吐下之证，但病因不同。因火法发汗而火热之气上逆，须用栀子与淡豆豉组成的栀子豉汤宣火泻火并用。此也暗示与上述"水逆"之证而形成对举；在这基础上，再有少气乏力者，加用甘草；再有胃气不和而呕者加用生姜。

发汗，若下之，而烦热，胸中窒者，栀子豉汤主之。(77)

【读解】

上条阐述反复多次发汗；本条则是汗法及下法联用，导致"烦热，胸中窒"。"胸中窒"指的是胸内憋闷不舒。与上条对比，可见上条之"虚烦"到本条之"烦热"；上条之"心中懊憹"到本条"胸中窒"。可知本条程度较上条重，病位也较上条广。上条虽同是发汗之法，但未必均是麻桂之汗法。同样，本条同是下法而导致"胸中窒"，未必均是硝黄之下法，也有可能是巴豆之热下。但因病之机势与上条相似，同样用栀子豉汤治疗。

伤寒五六日，大下之后，身热不去，心中结痛者，未欲解也。栀子豉汤主之。(78)

【读解】

前条反复用汗法，上条汗下并用，本条"大下"。其"大下"于伤寒五六日之时。"五六日"在《伤寒论》中，常表达病势由里出外的日数。说明本条伤寒病已经历由外入里之后，又有由里出外之势。

此条文的"大下之后"，若是下法，则表达已有可下之证，故条文不用"反"来表达，说明病已在里；若是"下利"病证，也表达病已在里。"身热不去，心中结痛"之"结"指的是气欲聚之意，表达了经过大下之后，身热不除，也说明"身热"原来已有。太阳病之热常表达为"体热"，此处"身热"表达病已在阳明。病由里出外，为阳明外证，还属于无形质之火热。所以下法而"不去"，又因之反聚于心部，阻塞气机升降而产生疼痛。其表明了病证还正处在体内欲聚的动态过程之中，是外证和内证并存的阶段，故言"未欲解也"。

本条还应与太阳病下篇的"结胸证"对比："结胸证"指的是热已完全进入体内胸中，处于水热互结的状态，用逐水泻火之法；本条则不同，因由里出外与体内欲聚并存的动态，须用宣火泻火之法。

伤寒，下后，心烦，腹满，卧起不安者，栀子厚朴汤主之。（79）

栀子（擘）十四个　厚朴（去皮）四两　枳实（浸水，炙令黄）四枚

上三味，以水三升半，煮取一升半，去滓，分二服，温进一服。得吐者，止后服。

【读解】

本条文承接上条，继续阐述伤寒下后的病证演变。其因下后邪入上焦心胸之间，扰乱心神而出现心烦；邪入中焦，胃失和降而引起腹满。"卧"指的是平躺。"起"指的是从平躺的状态，由低向高改变体位，相当于坐起和立起。"不安"指的是不舒，表示心烦和腹满并不因改变体位而缓解，反而会更加不适。此缘于心烦，继续用栀子除烦，又因于腹满，而用厚朴与枳实泻痞满，组成栀子厚朴汤。

另，本条与上条对比，本条言"下后"；上条言"大下之后"。"下后"病在心腹，位置较低；"大下之后"，病在"心中"，位置较高。这是为何？缘于"大下之后"，形质之物泻出较多，无形质之气上逆较甚。

本条之邪入中焦，仍处于热气聚于体内，还未形成燥实之证。

伤寒，医以丸药大下之，身热不去，微烦者，栀子干姜汤主之。大下之后，复发汗（亡津），小便不利者，勿治之，得小便利，必自愈。下之后，复发汗，必振寒，脉微细。㊲所以然者，以内外俱虚故也。经下之后，发汗，昼日烦燥不得眠，夜而安静，不呕、不渴、无表证，脉沉微，身无大热者，干姜附子汤主之。（80、59、60、61）

栀子干姜汤方

栀子（擘）十四个　干姜一两

上二味，以水三升半，煮取一升半，去滓，分二服，温进一服。得吐者，止后服。

【读解】

本段条文，宋本分为四条，分别为第 80、59、60 及 61 条，而康平本合为一条，其文意也有四节。

第一节阐述伤寒用丸药大下，导致"身热不去，微烦"。其与第 78 条"身热不去，心中结痛"对比，外证"身热不去"是一样的，不一样的是心"微烦"与"心中结痛"。"微烦"指的是心受到邪热的扰乱而欲拒之，呈欲开的状态；"心中结痛"指的是邪聚于心，呈欲闭的状态。另，从第 76 条的"虚烦"，到第 77 条的"烦热"，再到本条的"微烦"。其表明"烦"的程度，由轻到甚，再从甚至微，也暗示本节因大下之后，无形质之身热虽不去，但体内阳气已有虚损，用栀子清热除烦的同时，须加用干姜以补其虚。

第二节是指大下之后再用发汗之法。下法已虚其内，汗法又虚其外。两者造成内外均虚，出现小便不利，即津液不足。此时不需治疗，须等待津回小便通利，就可自愈。

第三节也是指下法之后再用汗法，出现"振寒，脉微细"，也是人体内外均虚的表现，与第二节不同。第二节侧重津液亏虚，本节侧重阳气不足。

第四节继续进一步阐述下之后再发汗，而出现身体内外阳气均虚的状态。"不呕"是指无少阳病证；"不渴"是指无阳明病证；"无表证"是指无太阳病之表证。其侧重描写"昼日烦躁不得眠，夜而安静……脉沉微，身无大热"，以示身体内外阳气俱虚的状态，须用干姜补其里阳，用附子补其外阳，构成干姜附子汤。

与太阳病上篇的四逆汤证对比，四逆汤证是原来体内虚，又经多次发汗，再用烧针疗法，导致阳衰欲亡而出现四肢厥冷；而本段第四节所描述的干姜附子汤证，虽同是阳虚，但阳虚的程度不一样，没有四肢厥冷之症。对比两汤方的药物发现，四逆汤比干姜附子汤多出半两干姜及二两炙甘草。四逆汤侧重补中阳，助阳气回复，以达到回逆的目的；而本条补的是身体内外之阳气。

康平本这样编排，其义更加连贯，对病证阐述更加舒展。

□□ **凡用栀子汤，病人旧微溏者，不可与服之。**（81）

　　干姜附子汤方

　　干姜一两　附子（生用，去皮，切八片）一枚上二味，以水三升，煮取一升，去滓，顿服。

【读解】

本条文空两格书写，为补充条文。其补充指出病人原有大便稀溏，不能使用栀子系列汤治疗。原因是"病人旧微溏"表示里虚，为虚寒。而栀子豉汤为清内除烦之剂，针对的是无形质之火邪，不宜用于虚寒之病证。

太阳病，发汗，汗出不解，其人仍发热，心下悸，头眩，身𥆧动，振振欲擗地者，玄武汤主之。（82）

【读解】

本条的"玄武汤"，在宋本称为"真武汤"。其承接上述的干姜附子汤证，表达阳虚水生之证。

本条与第64条均描述发汗后病不解而"心下悸"的病证。第64条发汗过多而出现心下悸，是阳虚；本条"太阳病，发汗，汗出不解，其人仍发热，心下悸"，说明发汗量并不多，不至于仅是阳虚所致，还有水气犯与之相互为患，故"头眩，身𥆧动，振振欲擗地"。

本条还应与第28条的桂枝去桂加茯苓白术汤证及67条的茯苓桂枝白术甘草汤证对比。第28条桂枝去桂加白术茯苓汤证，指的是服桂枝汤或下之而出现水气困表的病证，与本条真武汤证对比，虽同是水气，但真武汤证的水气处于表开的状态，第28条的水气却是表闭的状态。第67条苓桂术甘汤指的是吐下之后，水气上逆，又经汗法出现动经等病症，与真武汤证对比，均有阳虚及动经并存的状态。苓桂术甘汤证之水气源于内，并有上逆之势；而本条真武汤证水气侧重在表，汗出不解。

三个汤方的药物组成与药量对比分析：同是水气之证，均用茯苓、白术利水气。第67条茯苓桂枝白术甘草汤证是水气上逆，加用桂枝降逆，并因下法之用于先，需甘草和中；本条真武汤，因表阳不足，而用附子，又因水气侧重在表，而用生姜行水，并因之而减少白术的用量，也不需甘草和中。第28条桂枝去桂加白术茯苓汤证有水气而没有上逆，而且是表闭，不需要桂枝；该条中又先服桂枝汤，暗示有营卫不和。而用桂枝汤之后，所表现的表闭，是营卫不足之象，仍需生姜大枣调和营卫，且又因水气困表，仍需生姜行水，大枣利水；该条中还有下法之伤里，仍需甘草和中。真武汤及桂枝去桂加茯苓白术汤均使用芍药，是因其可缓和原汗法所导致的营气不足，而且还有通里及制约茯苓、白术之化燥的功效。

□ 咽喉干燥者，不可发汗。(83)

□ 淋家，不可发汗，发汗必便血。(84)

□ 疮家，虽身疼痛，不可发汗，汗出则痉。(85)

□ 衄家，不可发汗，汗出则必额上陷，脉急紧，直视不能目眴，不得眠。(86)

□ 亡血家，不可发汗，发汗则寒栗而振。(87)

□ 汗家重发汗，必恍惚心乱，小便已，阴疼，与禹余粮丸。(88)

【读解】

此处各条均描述汗法的注意事项及禁忌证，是本篇太阳病汗法的扩展及总结，均为扩展条文。

"咽喉干燥"，暗示津液已不足，不能使用发汗之法。原因是汗法会损耗津液。

"淋家"，指各类淋证，暗示阴亏有热，不能使用发汗之法。其损津耗血，导致热邪更盛，进而会灼伤血络而出现尿血。

"疮家"，指各类疮疡之证，暗示营血有热，肉腐血亏，阴血不足。虽有身疼痛之外证，但不能使用发汗之法，否则会更伤阴血。阴血虚致邪热化风而出现痉证。

"衄家"，指各类衄证，暗示阳郁甚而逼血妄行。此时不能用发汗治疗。发汗则血之妄行更甚于上，出现额上陷处（即太阳穴处）经脉怒张。其血滞而运行不畅，清灵之府失营又遭热扰，出现眼神发直不灵活，不能入眠。

"亡血家"指各类大量失血之证，暗示血少而不能发汗。发汗就会出现寒战，肌肉抖动，是由于血少阳易脱。

"汗家"指各类汗证，暗示津已不足。再多次发汗，损及心液，导致心液不足，恍惚不清，心乱不宁。再进一步致肾液不足，则出现小便后阴痛，可以给予禹余粮丸治疗。

□ 病人有寒，复发汗，胃中冷，吐蛔。(89)

【读解】

本条为扩展条文。其关键点是对"有寒"的理解,"有寒"与"伤寒"有别。"伤寒"指的是寒邪来自体表而造成太阳的伤害,并通过体表进入体内;"有寒"是泛指身体之内外有寒气及(或)寒证,比伤寒的范畴大。"伤寒"侧重指的是表寒;"有寒"包括表寒及里寒。"胃"指的是消化道,在《伤寒论》常称为"胃家"。汗法只能祛除表寒,而不能祛除里寒。多次发汗,让体表阳气不足,又可使里寒随之更甚,造成胃内寒冷,寒气上逆而吐。蛔是喜温恶冷之物。因为胃内寒冷,蛔不安而动,并致吐而排出体外。此证与古代的卫生条件不良有关。对现代人而言,吐证多见,而吐蛔之证难见。此条侧重表达的是因多次发汗,损表及里,里阳不足,寒气上逆的病证。

□□本发汗,而复下之,**此为逆也。若先发汗,治不为逆。本先下**之,**而反汗之,此为逆。若先下之,治不为逆。**(90)

【读解】

本条为补充条文。其关键点是"复"字之理解。"复"在本条之意,即是"反"之义。

本条之意有两节:其一,是指本应用发汗之法,却反用下法,这种情况称之为"逆"。如果先发汗,再用下法,这样的治疗不是"逆"。其二,本应先用下法,却反用汗法,这种情况也称之为"逆"。如果先用下法,再用汗法,这样的治疗也不是"逆"。

本条强调按病证先后应用汗法与下法的辩证关系,暗喻治外及治内的辩证关系。"逆"是对"顺"而言。本条的"逆"指错误的治疗;"顺"指正确的治疗。

阶段汇言

此节阐述无形质之热证——栀子豉类汤证,与之对举的汤证为干姜附子汤证及真武汤证,并阐述发汗疗法的禁忌证。

伤寒,医下之,续得下利清谷不止,身疼痛者,急当救里;后身

疼痛，清便自调者，急当可救表。救里宜四逆汤，救表宜桂枝汤。
(91)

【读解】

本条文的关键点是"续"字的理解。"续"指的是后续、后来之意。另，"清谷"就是指完谷不化；"清便"即是圊便，就是指大便。

本条"伤寒，医下之"，提示原有表里之证。伤寒用下法治疗，后来出现大便稀溏，便中完谷不化不止，躯体疼痛。"下利清谷不止"是里证，"身疼痛"是外表之证。这种情况应予"救里"为先，须用四逆汤；大便正常后才救表，宜用桂枝汤。

本条强调体之内外皆虚的危急之际，应以救里为先的治疗思想。

□ 病发热，头痛，脉反沉者，下之若不差，身体疼痛，当救其里，宜回逆汤。(92)

【读解】

本条承接上条，为扩展条文。上条泛指伤寒病；本条具体列出"病发热，头痛，脉反沉"之证，当是暗示伤寒所致的太阳病。

本条病证还应与少阴病篇的第301条"少阴病，始得之，反发热，脉沉者，麻黄细辛附子汤主之"对比。可看出太阳病以发热为正，少阴病以发热为反；太阳病以脉沉为反，少阴病以脉沉为正；也就表达了太阳病以实为主，少阴病以虚为主。凭太阳病之实，又有脉沉，应用下法。下法的使用，是笔者根据对上下条文意会而得出，在本条的阙文处补上"下之"二字。下法之后，不愈，表明本条太阳病不是实而是虚。其病证不除，身体疼痛，说明虚已由里及表。结合原来的沉脉，就可断定为表里阳虚，已归属少阴病，宜用四逆汤救里。这也是上条强调救里为先的治疗思想体现。

太阳病，先下而不愈，因后发汗，其人因致冒。(93)

【读解】

本条承接第91条。该条侧重讲述以救里为先；本条阐述太阳病先用下法而病不除，后用发汗导致患者"冒"。"冒"指的是头部昏重不清爽。实际本条讲述的侧重点也是下法，因下法而导致内虚，因内虚再发汗而致冒。

本条与第91条对比，第91条示表已先虚，下后再里虚，表达阳虚于表里内外；本条里虚是下法所致，表达气虚于里。第91条侧重表达治疗，本条侧重分析病因及发展结果。二者均是下后虚证，但虚有不同，治疗也当随之不同。

□ **冒家汗出自愈，所以然者，汗出表和故也。里未和，然后复下之。**
（93）

【读解】

上条讲述"冒"证的来路，本条讲述冒证自愈的去路，是上条的扩展。因汗出表和而自愈，冒证汗出表和后，如果还有里不和的情况，仍可再用下法治疗。

从本条还可以看出各类冒证多是由于热郁于上而不得越的一种病机状态，与衄证类似。

太阳病未解，脉阴阳俱停，下之，必先振栗，汗出而解。⑭但阳脉微者，汗出而解；但阴脉微者，下之而解。经若欲下之，宜调胃承气汤。
（94）

【读解】

本条的关键点在于"脉阴阳俱停"的理解。"阴阳"指的是整体。"停"在此处指的是停顿，是因太阳之气化不利，气机不畅而闭，表闭及里，导致血脉不畅而停。此与少阴病篇的厥逆无脉不同。少阴之无脉，是因阳虚无力推动，由体内"虚"而致体外"闭"。太阳病未解而"脉阴阳俱停"，是由体外气闭，导致体内壅"实"而血脉停顿。这种情况本可用发汗之法，但因体外之气机已闭，难以奏效，不如用下法以开里之壅实，里气得通畅以促进表气通畅。其常有"先振栗，汗出而解"之象，与宣表通里法，恰好是相反之理。

嵌注还说明有两种情况："但阳脉微"指仅脉阳部微应手，而阴部停顿无脉，说明表虽闭而不甚，可用汗法治疗而解；"但阴脉微"指仅脉阴部微应手，而阳部停顿无脉，说明里虽闭而不甚，可用下法治疗而解。此处的"阳部"指的是寸部，"阴部"指的是尺部。

本条整体文意侧重表达由表闭导致表里俱闭，表闭较甚，强调运用下法，以促进解表。其与第 91 条是对举条文。第 91 条因下而虚，以里虚为主，救里为急；本条太阳病未解，脉阴阳俱停，表里俱闭，以表闭为甚，通里为先，使用调胃承气汤。两条文均强调"治里"，但"里"有虚实之异。

□□太阳病，发热、汗出者，此为荣弱卫强，故使汗出，欲救邪风者，宜桂枝汤。(95)

【读解】

本条承接第 94 条文，是上条的补充条文。上条描述太阳未解，由表闭导致里闭，呈表里俱闭的状态；本条阐述"发热，汗出"，为太阳病营弱卫强的表开状态。太阳之本体"多血少气"，"此为营弱卫强"与之相反，当是邪风所引起，宜用桂枝汤治疗。此也就暗示了上条"太阳病未解"，当是伤寒所致。

阶段汇言

此节阐述表里俱急时，以救里为先；表里俱闭时，以通里为治。

伤寒五六日（中风），往来寒热，胸胁苦满，默默不欲饮食，心烦喜呕，或胁中烦而不呕，或渴，或腹中痛，或胁下痞鞕，或心下悸、小便不利，或不渴、身有微热，或咳者，小柴胡汤主之。(96)

柴胡半斤　黄芩三两　人参三两　半夏（洗）半升　甘草（炙）生姜（切）各三两　大枣（擘）十二枚

上七味，以水一斗二升，煮取六升，去滓，再煮，取三升。温服一升，日三服。

若胸中烦而不呕者，去半夏、人参，加栝楼实一枚；若渴者，去半夏，加人参，合前成四两半，加栝楼根四两；若腹中痛者，去黄芩，加芍药三两；若胁下痞鞕，去大枣，加牡蛎四两；若心下悸，小便不利者，去黄芩，加茯苓四两；若不渴，外有微热者，去人参，加桂枝三两，温覆微汗愈；若咳者，去人参、大枣、生姜，加五味子半升，干姜二两。

从太阳病上篇的"表开"讲到太阳病中篇的"表闭",再从"表闭"讲到上述第94条的由表闭导致里闭,已告一个段落。从本条开始阐述邪气处表里之间,也就是后世医家所称的"半表半里"。

本条以"伤寒五六日"来表达病机,"五六日"由"四五日"而来,表达了伤寒病经历由外入里的过程,现又由里出外;而旁注的"中风"则不需要由外入里及由里出外而直达。其往来于表里之间,影响人体气机的通畅,呈现拉锯状态,表现出"往来寒热"的特有症状。邪聚于表里间,气机不畅,则出现"胸胁苦满";邪在表里之间,入里影响胃气和降,则"默默不欲饮食,心烦喜呕";气逆于胸,则"胸中烦而不呕";气不化津,津液不足,则口"渴";气滞于里,里气不通,则"腹中痛";气结于胁下,气机不畅,则"胁下痞鞕";气聚心下,气化不利,暗生水气,则"心下悸、小便不利";气滞体表,表气不和,则"不渴、身有微热";气逆于上,肺失宣降,则"咳"。病机多端,但总不离邪气陷在胸胁之中,表里之间,气机不畅。汗法难让其邪从表出;下法难让其邪从里出。须用小柴胡汤和解之法。

小柴胡汤中柴胡的作用,就如《神农本草经》所言"柴胡主心腹,去肠胃中结气……寒热邪气",用量独大,为君药;柴胡配黄芩以泻表里之间的郁热;黄芩与半夏辛开苦降以调和胃腑;半夏与生姜降逆止呕;生姜与大枣调和营卫;人参与甘草补虚以拒外邪。

因本条病机多端,方后有不少加减法:若逆于胸,胸为阳腑,阳常有余而易化火,故现"胸中烦",又常灼津成痰,因其有热而去除人参,且加栝蒌实清热生津,以杜绝邪热所致的痰之内生,又因无呕,及痰热之可能,而去除半夏;"渴者",津液不足,因与半夏之药性相反而去除,并加人参及栝楼根,以补虚生津而清热;腹为里,"腹中痛",说明邪气入里,造成里气不通,而黄芩清上焦之热结,本处之证,侧重邪气在里,须去黄芩而加芍药以破阴结而布阳和,芍药之作用,理同太阴病篇的桂枝加芍药汤;"胁下痞硬"为气结化饮所致,不宜滋腻和营之大枣,而宜有招阳入阴化结之功的牡蛎,故去大枣而加牡蛎;"心下悸,小便不利"暗示水气已生,水多带寒气,无须也不宜清热,故去黄芩而加茯苓以利水气;"不渴,外有微热",其病机仍侧重在外,尚无伤津之象,故宜去人参而加桂枝,以驱邪外出;"咳"示气逆在肺,表示病已入内,不在体外营卫,不须生姜大枣之以和营卫,而气逆于肺,也不宜人参之补气,且肺为华盖,高处易生寒气,宜加干姜以配合清热之黄芩,不至太过而生寒,还宜加五味子以配合降逆之半夏,不至太甚而伤肺。干姜与五味子配合有升降之功,又有收发之用。

另,小柴胡汤因属和解之剂,而须"再煎",此也可从后述条文,属于和解之剂的其他汤方煎法中得到佐证。

□ **血弱气尽,膝理开,邪气因入,与正气相抟,结于胁下,正邪分争,往来寒热,休作有时,嘿嘿不欲饮食,脏腑相违,其病必下,邪高病下,故使呕也,小柴胡汤主之。(97)**

【读解】

本条文承接第 96 条,说明上条病证的形成机理,为扩展条文。本条的关键点是"血弱气尽"的理解。"血弱气尽"的"血弱",指的是血中津少,又因津少,气无以得充,导致气竭于外,故言"气尽"。因"气尽"而"膝理开",随之"邪气因入"与正气相混,聚在胁下。"邪"因病五六日而势弱,人也因病五六日而正虚,病处于表里之间,形成了拉锯状态。重申"往来寒热,休作有时"。

本条另一个关键点是"脏腑相违"的理解。"脏"在此条泛指体内;"腑"指胃家之腑。"脏腑相违"即"内腑相违",表达体内胃家之上下不和。邪气在表里之间,处于胁下,高于胃腑,邪欲入内,也就是欲从高向低发展。这样就形成"邪高病下"之势,造成胃内不和而呕吐。表里之间的拉锯状态,侧重于形成"往来寒热";上下之间的拉锯状态,侧重于形成"心烦喜呕"。由此可得上条侧重描述表里之间,本条侧重阐述上下之间,实是上条的扩展。其病机均是气聚于胁下,导致升降出入不畅,均用小柴胡汤治疗。

从这上下两条,可看出小柴胡汤不仅可和表里,还可以和上下,以解除表里内外之间及胸胁上下之间的邪气。

□ **服柴胡汤已,渴者,属阳明,以法治之。(97)**

【读解】

本条承接上条，也属扩展条文。表达小柴胡汤虽是和解之剂，但仍偏于清上中焦之郁热。服柴胡汤后出现口渴者，表示胃内津液已亏而化燥，即属于阳明病，当用阳明病之法治疗。小柴胡汤之口渴证，是因热郁而气化不利，津液相对亏损；而阳明病之口渴证，则是津液绝对不足而化燥。虽同是口渴证，但性质已不同。

□ 得病六七日，脉迟浮弱，恶风寒，手足温，医二三下之，不能食，而胁下满痛，面目及身黄，颈项强，小便黄者，与柴胡汤后，必下重。(98)

【读解】

本条与上条对举，均为扩展条文。其描述的病机状态跟上条恰恰相反。"得病六七日"，提示病有阴阳转变的可能。"脉迟浮弱"表示阳气已亏；"恶风寒"表示阳亏侧重在表。经"医二三下之，不能食"，表明亏及里阳，表里阳气均亏。阳亏而气化不利，化为水湿，聚于表里上下之间，胁下满痛，进而湿郁化热，波及体外，累及三阳境界而出现"面目及身黄，颈项强"；湿热波及体内而出现"小便黄"。

本条病机的关键点是阳虚湿郁，而小柴胡汤的治疗侧重点是表里胸胁之间的热郁。此时使用小柴胡汤，阳虚更甚，湿郁也随之更甚。湿不得解而流于下焦，出现下重。

□□ 本渴，饮水而呕者，柴胡汤不中与也，食谷者哕。(98)

【读解】

本条为补充条文，补充出"本渴，饮水而呕"。其描述的是水逆之证，属于上述五苓散证。表达里阳不足，气化不利而水饮停滞于内，与上条表述的证型有类似，但实质却不一样。上条服小柴胡汤后，出现的"必下重"是湿郁，湿郁的形成是由于表里阳虚；本条所描写的水饮内停，是里阳不足所致。而"食谷者哕"是另一种状态，为里阳不足。不论有没有水停之证，均不能使用小柴胡汤治疗。

伤寒四五日，身热恶风，颈项强，胁下满，手足温而渴者，小柴胡汤主之。(99)

【读解】

本条文承接第 96 条，与第 96 条及第 97 条对比，第 96 条侧重对胸胁表里之间证候的描写；第 97 条侧重胸胁上下之间证候的描写；本条侧重小柴胡汤外证的描写，波及的范围较广，涉及到三阳境界。

本条的关键点是"手足温而渴"。口"渴"之症，在《伤寒论》的六病中，除太阴病之外均有。太阴病虽无口渴，但有手足温；如果是少阴病，必是手足逆冷而渴；如果属于厥阴病，口渴必还有"气上撞心"之逆。"身热"是阳明病常有之症，如果是阳明病，必有手足热，汗出而渴；而本条的"手足温"，说明热气不甚，且又无"手足濈然汗出"，再表明热尚未归于阳明之腑。"身热"应是热气波及阳明境界之所为，另从"伤寒四五日"由外入里的日数，可得出佐证。再结合本条"恶风，颈项强，胁下满"所描述的外证，还有太阳病之证及少阳病之证，可见本条实为三阳合病。三阳之枢在少阳，当和解少阳，仍用小柴胡汤。

伤寒，阳脉涩，阴脉弦，里急（法当腹中急痛）先与小建中汤；不差者，小柴胡汤主之。(100)

小建中汤方

桂枝（去皮）三两　甘草（炙）二两　大枣（擘）十二枚　芍药六两　生姜（切）三两　胶饴一升

上六味，以水七升，煮取三升，去滓，内饴，更上微火消解，温服一升，日三服。

【读解】

本条文承接第 99 条，上条侧重讲小柴胡汤之外证；本条侧重阐述小柴胡汤之内证。以脉象"阳脉涩，阴脉弦"，表达气郁于里而出现"里急"，旁注分析说"法当腹中急痛"。这"里急"是根据条文中之意与上下条文的连贯性，笔者依据自己的读书体会而添加。

本条文的重点是"阳脉涩，阴脉弦"。对这种脉象的理解，关键在"阴阳"，其指的当是部位或指法。"阳脉涩，阴脉弦"之意，当是浮取脉涩，沉取脉弦。其表达了气聚于内，但有寒热虚实不同的情况：一是里阳不足，二是火热逆于内。本条先用小建中汤救里虚，如果不愈则可断定为热郁，即小柴胡汤证。从此可看出仲景以救里虚为先的治疗思想。

□□呕家不可用建中汤，以甜故也。

【读解】

本条为空两格内容，与第81条一样，为补充条文，"呕家"之呕，有热有势，为阳证，暗示体内有热，"甜"为甘味，有补益之效，不宜用于内热之病证，故言"不可用建中汤"。

□伤寒中风，有柴胡证，但见一证便是，不必悉具。（101）

【读解】

本条文承接第99、100条，为扩展条文，继续阐述小柴胡汤的适应证。上述两条侧重描述"伤寒"小柴胡汤内外证；本条扩展至"伤寒中风"的小柴胡汤证。条文中的"伤寒中风"是泛指外感，表示病是从外而来。伤寒病必始于太阳，而中风或有不然，可直接入表、表里之间及里。不论伤寒及中风均属病从外来，外来者"有柴胡证，但见一证便是"。其"一证"指的当是小柴胡汤主症，即"往来寒热，胸胁苦满，默默不欲饮食，心烦喜呕"四者之一，不需全部具备才是小柴胡汤证。换句话说，只要是伤寒或中风病，有一个小柴胡汤之主症，就是柴胡汤证，就可使用小柴胡汤。

□凡柴胡汤病证而下之，若柴胡证不罢者，复与柴胡汤，必蒸蒸而振，却，复发热汗出而解。（101）

【读解】

宋本把本条文与上条合为一条，康平本分为两条。康平本本条承接上条，继续阐述小柴胡汤的应用。上条侧重讲病的来路及证候，本条阐述病的去路与治疗，为对举条文，均属为扩展条文。指出凡是柴胡汤的病证，用了下法之后，柴胡汤的证候不除，可以再用柴胡汤治疗，并断定再用之后会出现"蒸蒸而振"，随后发热汗出而愈。

本条的关键点是对"蒸蒸而振"的理解。其指的是热从内而出，引起肌肉颤抖，是一种"热颤"，与上述"寒战"不一样。两者是对举词语，表明了柴胡汤证，因用下法之后，热必有陷入里，但"柴胡证不罢"说明仍有外出之机，可再用柴胡汤。再用之后，引热出外而产生热颤，并随之汗出而解。

伤寒二三日，心中悸而烦者，小建中汤主之。（102）

【读解】

本条文承接第100条，是上述小柴胡汤证顶格各条的对举条文。小柴胡汤证描述的是伤寒或中风郁而化热，热气游离于表里上下之间；本条小建中汤证讲的是伤寒损伤阳气导致里之气虚。"心中悸"就是里之气虚的表现。"伤寒二三日，心中悸而烦"就是指伤寒之"寒"仍在外，却造成里之气虚，出现心中不安的虚烦；而第一百条的小建中汤证却是里虚而内郁，由内郁而收紧疼痛。不论是因虚而郁痛还是因虚而扰烦，均缘于里虚，宜用小建中汤。本条之"心中悸而烦"还与上述栀子豉汤之"虚烦"是不一样的。栀子豉汤之虚烦，是无形质之火扰所致；而本条"心中悸而烦"是里虚而烦所致，两者有寒热虚实之不同。

太阳病十余日（过经），反二三下之，后四五日，柴胡证仍在者，先与小柴胡汤；呕不止，心下急，郁郁微烦者，为未解也，与大柴胡汤下之则愈。（103）

柴胡半斤　黄芩三两　芍药三两　半夏（洗）半升　生姜（切）五两　枳实（炙）四枚　大枣（擘）十二枚

上七味，以水一斗二升，煮取六升，去滓，再煎，温服一升，日三服。㊟一方加大黄二两，若不加，恐不为大柴胡汤。

【读解】

本条文承接第102条，"太阳病十余日"表达病程已经历过"八九日"阳衰而复的日数，进入"十余日"，病程迁延。与上条"伤寒二三日"较短的病程，形成鲜明对比。"反二三下之后"表达病无可下之证，明示无里证，病仍在外，或表里之间；也暗示不会因下法而致外邪内陷，再经过"四五日"，病又有入里之机。"柴胡证仍在"说明"太阳病十余日"，病已自行波及到少阳病的境界。而第101条病证再服小柴胡汤后，得以解除；本条则不然，病已超越太阳病的境界，旁注明确说"过经"，但其还未入里形成阳明病腑实之证。经下法后四五天，已暗示病证向里转移，但小柴胡汤证仍存在。这状态还可先用小柴胡汤治疗，但本条太阳病的病程较长，病势已衰，自行出现的小柴胡汤证，与第101条文所描述的小柴胡汤证来路不尽相同。

本条文的下半段承接上半段，指出用小柴胡汤并没有出现上述条文的"再发热，汗出而解"，而是出现"呕不止，心下急，郁郁微烦"。这也是本条的关键点，其与小柴胡汤证的"心烦喜呕"有所不一样。"心下急"说明心下部位已有紧硬之状。"郁郁"在此是盛甚之意，也就是表达病甚之时，会出现"微烦"，这是因为热已陷于心下，也是用小柴胡汤而病证不能解除的原因所在，所以条文说"为未解也"。此时已有入里之证，且病势仍有上逆，故"呕不止"。用小柴胡汤不足以解下陷之里热；用承气汤又不能清上逆之邪热。即使是阳明病篇的阳明证，病势上逆，也不宜用承气汤，只适宜用大柴胡汤清上通下以泻热。

伤寒十三日不解，胸胁满而呕，日晡所发潮热，已而微利。㊲此本柴胡，下之而不得利，今反利者，知医以丸药下之（潮热者实也），非其治也。经**先宜服小柴胡汤以解外，后以柴胡加芒硝汤主之。**（104）

柴胡二两十六铢　黄芩一两　人参二两　甘草（炙）一两　生姜（切）一两　半夏（洗，本云五枚）二十铢　大枣（擘）四枚　芒硝二两

上八味，以水四升，煮取二升，去滓，内芒硝，更煎微沸，分温再服。㊲不解更作。

【读解】

本条文承接第103条，也是描述病程迁延者。伤寒属"发于阴者"，当"六日愈"，本条却"十三日不解"，说明其经历了"四五日"由外入里，又经历了"五六日"由里出外，"六日"之时，缘于恢复不到位，病未能解除。其再经过"七日"之阳数，病仍不解，当属"血弱气尽"，即血中津少，气中卫衰。病自行进入表里之间，出现"胸胁满而呕"，再由表里之间入里，出现"日晡所发潮热"，示津液已亏。旁注标明是"潮热者实也"，

此"实"针对的是热实，而不是阳明病之燥实。"微利"佐证无燥屎之证，"潮热已而微利"，则是阳复而热甚于里，致里泻热之象。但尚不是"协热利"，与阳明病也不一样。与上条大柴胡汤证基本相似，大柴胡汤证是热因下法而陷于心下，欲结聚而出现"心下急"；而本条是柴胡加芒硝汤证，为热甚于里及表里上下之间，或因丸药之下法治疗，热气内陷，欲"聚"而尚未聚。此须先用小柴胡汤解除表里之间的外热，再用柴胡加芒硝汤治疗表里之间及里之上下的内热。

本条与上条对比，可断定上条大柴胡汤可以没有大黄。大黄为荡实之药物，而上条的大柴胡汤证为热气结聚，并无"燥实"之存在，不须使用大黄，只须在小柴胡汤的基础，去参草，加枳实芍药，就足以解除热气之欲结。由于本条病势不甚，小柴胡汤的用量，也仅是原方的三分之一。本条"微利"之嵌注分析说"此本柴胡证，下之而不得利，今反得利，知医以丸药下之，此非其治也"，说明是另一个状态，是误治所致。这当是"医者，以丸药"强行下法所造成，不是治病之法，所以说"此非其治也"。其与条文正文的表达不一样，正文强调病自行发展的结果；而嵌注强调误治所导致的后果。

伤寒十三日不解，时谵语者（过经），以有热也，当以汤下之。（105）

【读解】

本条文与上条是对举条文。本条中的"伤寒十三日不解"，说明病的来路也是伤寒，先是太阳病，本应"病发于阴者六日愈"，而十三日却出现"时谵语"，说明病已入里，邪扰阳明。本条文的"有热"与第 89 条"有寒"的文法一样，与上述两条入里之证不一样，是入里的另一种表现。旁注说"过经"，过经就是过界之意，说明已超越太阳境界。此时伤寒之邪已化热，"时谵语"就是邪入扰阳明的标志，热从里上扰神明，与上条病机不同。"谵语"之义指的是乱语。"时谵语"就是时神清，时乱语。整个条文表达了伤寒多日，寒已完全化热，热扰于里，病势动荡，侧重于里，需用下法治疗，条文表达"当以汤下之"。此汤当以调胃承气汤为宜。

□ 若小便利者，大便当鞕，而反下利，脉调和者，知医以丸药下之，

非其治也。若自下利者，脉当微，厥今反和者，此为内实也，调胃承气汤主之。（105）

【读解】

本条承接上条，为扩展条文。说明大便的情况与结合脉象的情况，以判断邪热是否入里，形成内实。"小便通利，大便当鞭"，却相反出现下利，而且脉调和者，应是丸药泻下所致，并没有达到治疗的目的。"自下利者，脉当微"，而脉象却平和，就是内实之证，适宜用调胃承气汤治疗。宋本把本条与上条合为一条，康平本分两条，这样本条承接的范围更广，可达到扩展的目的。本条中的"厥"是"其"的意思，指的是当前的脉象。从本条可得知脉象也是判断内实的一个重要指征。

太阳病不解，热结膀胱，其人如狂（血自下者愈），血自下，其外不解者，尚未可攻，当先解其外；外解已，但小腹急结者，乃可攻之，宜桃核承气汤。（106）

桃仁（去皮尖）五十个　大黄四两　桂枝（去皮）二两　甘草（炙）二两　芒硝二两

上五味，以水七升，煮取二升半，去滓，内芒硝，更上火微沸，下火，先食温服五合，日三服。㊉当微利。

【读解】

本条文承接前条，即第105条的顶格书写内容，进一步阐述"入里"的另一种方式。其与第105条"时谵语，以有热也"不一样，与上述柴胡汤证也不一样。

本条"太阳病不解"，热从太阳之经传变而归结于太阳之腑，从下而入，形成太阳腑证；而上述各条柴胡病证，多是因下法不当，或者是病程久，从外从上而入于表里上下之间的病证。另，"太阳病不解"与"太阳病未解"的程度也不同，"太阳病未解"暗示太阳病之机势仍有机会向外而得解，正如第94条所描述的"太阳病未解，脉阴阳俱停"，下后汗出，其病仍从太阳之表得以解除；本条的"太阳病不解"，暗示病已有入里之象，条文紧接着标明"热结膀胱"，势必造成膀胱之腑气化不利，形成排尿不畅，出现"小腹急结"。"小腹急结"指的是小腹部紧硬而痛，这样排尿不畅而又疼痛难忍，病人自然会出现如狂样烦躁。膀胱被热所结而不得通利，热也不得泄而迫血妄行，随之出现"血自下"。此时外证还未消退时，应先解除外证，外证消失后，方可用攻下之法泻热，适宜桃核承气汤治疗。

桃核承气汤方内含调胃承气汤以泻热，桃仁疏瘀，桂枝化气以助膀胱气化能出之功能恢复。

本条旁注"血自下者，愈"，从侧面表达了两层意思：第一，热结膀胱，小便虽不通利，但也没有达到闭而不通的程度；第二，邪热因"血自下"而得以泻除，其病也可得以缓解而愈。

伤寒八九日，下之，胸满烦惊，小便不利，谵语，一身尽重，不可转侧者，柴胡加龙骨牡蛎汤主之㊟本云：柴胡汤，今加龙骨等。（107）
又方

柴胡四两　龙骨　黄芩　生姜（切）　铅丹　人参　桂枝　茯苓各一两半　半夏（洗）二合半　大黄二两　牡蛎一两半　大枣（擘）六枚
上十二味，以水八升，煮取四升，内大黄，切如棋子，更煮一二沸，去滓，温服一升。

【读解】

本条文是上述第106条的对举条文，上条论述邪热从下归结于太阳之腑，本条重申下法之后，又从上入于胸腑而聚胸胁之间。

"太阳八九日"表达了病程较长，寒邪化热，又伤耗阳气，还有阳衰而回复之势。"下之"有两意：其一，病有下利之证；其二，治有泻下之法。热从上而入于胸胁之间，出现"胸满烦惊"，进而下扰阳明之腑，出现"谵语"。又因阳气耗伤，太阳之腑气化不利而"小便不利"，还因太阳之腑及太阳之经气化不利而形成了水气，水气在身而致"一身尽重，不可转侧者"。这样就形成了体内有热，体外有水气的病机状态。

另，从柴胡加龙骨牡蛎汤药物功能组成方面，可以得到"体内有热，体外有水"的印证。小柴胡汤之半量与大黄以加强泻热。其大黄的煎法尤其奥妙，既不是"一起齐煎"之法，也不是承气汤"后下"之法，也不是大黄黄连泻心汤的"麻沸汤渍之"之法，而是"更煎一两沸"即可。这样的煎法，大黄只有泻热之力，而无荡实之功。在此基础上并用龙骨牡蛎以收敛降逆，祛除胸胁之间的热扰，再加铅丹重镇安神，而桂枝茯苓化气利水，以加强太阳之气化，以消除身外之水气。

□□**伤寒，腹满，谵语，寸口脉浮而紧，此肝乘脾也，名曰纵，刺期门。**（108）

【读解】

本条文是第107条的补充条文，补充外邪以另一种方式入里的病证。伤寒，腹满，病有可能入阳明，也有可能入太阴。如果入太阴为病，应脉浮而缓，手足自温，而本条脉浮而紧，表示病证并不入太阴；如果入阳明为病，应脉浮而紧，还会有发热汗出，本条却也没有。另，阳明病，脉浮而紧，表示热还不完全入里，也不应出现本条"谵语"之症。再，本条脉象标明"寸口脉浮而紧"区别其不是趺阳脉，也暗示不是阳明病。这样就证明本条既不是太阴病，也不是阳明病，说明邪并没有进入"里"，应当在表里之间，而本条没有胸胁苦满、往来寒热、心烦喜呕，也没有口苦、咽干、目眩，说明不在表里之间的少阳，只能是在表里之间的厥阴。其经肝化热而影响脾，出现腹满，也经肝化热而扰神明，出现"谵语"。这些病证均由肝所致，故《伤寒论》认为"肝乘脾"，称之为"纵"。"纵"即深入之意。缘于肝处在表里之间，而脾在里，由肝及脾，太阴之脏，即是深入。治疗以刺肝之募穴"期门"，祛邪泻热，并阻止邪之内入，是针刺的截断法。

本条病证还与下述第143、144、145等三条内容相似，但病位浅深不同，一是热扰血室；一是热入血室。病因也有区别，一是阳气不足，邪直入体内，化热而扰血室；一是因经水之行而血室空虚，邪热入血室。

□□**伤寒，发热，啬啬恶寒，大渴欲饮水，其腹必满，自汗出，小便利，其病欲解，此肝乘肺也，名曰横，刺期门。**（109）

【读解】

本条与第108条对举，为补充条文。伤寒，啬啬恶寒，缘卫气不足，外表欲闭合而自护；发热，大渴欲饮水，营气不足，人体欲饮水自救。卫因不足而欲闭，营因不足而表欲开，外邪入里，"其腹必满"。如果入阳明为病，必还有"大渴而多饮"，而本条却仅是"欲饮水"，与阳明病之证不同，不是阳明病；如果入太阴为病，当有腹满，口不渴，小便不利，而本条却"大渴欲饮水"及"小便利"，可见也不是太阴病。本条与上条一样，没有表里之间的少阳证，病证只能属在表里之间的厥阴。经肝而影响肺，肺气得宣，外表得开，自汗出，随肺之通调水道而小便利，气机宣畅，"其病欲解"。《伤寒论》认为"肝乘肺"，称之为"横"。"横"在此处为浅出之意，与上条"纵"是对举之词。肺对肝而言，部位较高，为浅，称之为"横"；脾对肝而言，部位较低，为深，称之为"纵"。治疗也是刺期门，促进病邪外出，防止余邪入里，也是针刺的截断法。

上条与本条对比，还有不同之处，108条寒邪入表里之间才化热；109条寒邪在表已化热，因"寒""热"而入的部位不同，与"纵""横"有关，反过来说，"纵"与"横"的产生是由"寒""热"所决定。因寒收而入深；因热泄而入浅。另，从第108及109两条，不言六经之厥阴而用肝等五脏的乘克关系，可见学术渊源的异流，当是"层累"内容。

阶段汇言

此节阐述柴胡汤类证，条文以小柴胡汤证展开，小建中汤与之对举，进一步阐述大柴胡汤证及柴胡加芒硝汤证，体现病证正处于表里之间，并向里转变的过程，表达太阳病传里有三条路径，进一步阐述桃核承气汤证及柴胡加龙骨牡蛎汤证，还暗喻了表里之间的类厥阴病证。

太阳病二日，反躁，反熨背，而大汗出，大热入胃，胃中水竭，躁烦，必发谵语。㉛十余日，振栗，自下利者，此为欲解。经故其发汗，从腰以下不得汗，欲小便不得，反呕，欲失溲，足下恶风，大便鞕。㉟小便当数，而反不数及不多。经大便已，头卓然而痛（谷气下流故也），其人足心必热。（110）

【读解】

本条文与上述柴胡汤证明显不同。其远承第4条"伤寒一日，太阳受之，脉若静者，为不传。颇欲吐，若躁烦，脉数急者，为传也"；近承第107条的"胸满烦惊……谵语"，阐述"太阳病二日"状况。"一二日"

在《伤寒论》中，常是病之初始，其热常弱。本条以"二日"即火之生数之时，反常地出现躁烦，却又相反使用熨背疗法，造成大量汗出，使邪热进入胃，造成胃中津液不足，躁烦不安，出现乱语。嵌注说明这些症状十余天后，出现寒战及自下利者，病证有可能得到缓解而愈。正文描述由于发汗，出现腰以下没有汗出，欲小便而不能，反常呕吐时小便欲失禁，足底恶风，大便干结。其后的嵌注，进一步说明此时大便干结，小便次数应当频数，却反常不频，量也不多。究其原因应是津气不足。发汗致津气不足，随势仅存于身体之上半部，而产生上述症状。大便得行之后，津液又随势返还胃内，并随之头部突然出现短暂的释放性疼痛，其足底产生烘热感。旁注说明是谷气下流所致。此处之"谷气"，指的是水谷精微所产生的能量。由于津液返还胃内，其能量随经脉传到足底。

太阳病中风，以火劫发汗，邪风被火热（失其常度，两相熏灼），血气流溢，其身必发黄。㊟阳盛则欲衄，阴虚则小便鞭，阴阳俱虚竭，身体则枯燥。经但头汗出，剂颈而还，腹满微喘，口干咽烂，或不大便，久则谵语，甚者至哕，手足躁扰，捻衣摸床。㊟小便利者，其人可治。（111）

【读解】

本条承接上条，以"中风"与"二日"对举，暗示中风有火热之性。上条泛言太阳病；本条直言太阳病中风。

太阳病中风用"火劫"之法发汗，邪风遭受火热之气，风因火而更加走泄，火因风而更加燔灼，两者结合，影响血脉运行，造成"血气流溢"于血脉之外，出现身体黄染之证。旁注"失其常度，两相熏灼"就是对上述证候的补充说明。"失其常度"就是针对"血气流溢"而言，血本应在血脉之中，而此却流溢脉管之外，所以说"失其常度"；流于脉管之外的原因是"两相熏灼"。"两相"之一指的是"邪风"之风，另一指的是"火劫"之火。嵌注分析有三种情况：其一，阳气盛，就会出现鼻衄；其二，阴液不足，就会小便少而艰难；其三，阴阳俱虚不足，就会出现身体枯萎干燥。此时病人仅头部汗出，颈下之部位无汗，腹胀满微喘，口干咽部糜烂，久会出现乱语，甚至出现"哕，手足躁扰，捻衣摸床"。究其原因就是火热损耗人体之津液，造成津液不足。嵌注进一步说明小便通利，患者才有可治的机会，强调津液的重要性。

伤寒，脉浮，医以火迫劫之（亡阳），**必惊狂，卧起不安者，桂枝去芍药加蜀漆牡蛎龙骨救逆汤主之。**（112）

桂枝（去皮）三两　甘草（炙）二两　生姜（切）三两　大枣（擘）十二枚　牡蛎（熬）五两　蜀漆（洗，去腥）三两　龙骨四两

上七味，以水一斗二升，先煮蜀漆，减二升，内诸药，煮取三升，去滓，温服一升。㊟本云：桂枝汤，今去芍药，加蜀漆、牡蛎、龙骨。

【读解】

本条文是第111条的对举条文。上条言中风，本条说伤寒；上条伤津液，本条伤阳气。

太阳伤寒，只有脉浮而无脉紧，说明阳气已弱，此时强行使用火劫之法发汗，导致阳气损伤，旁注认为是"亡阳"病证。"亡阳"即阳气衰少，"亡阳"则阴独，必生痰饮之阴邪，导致"惊狂，卧起不安"。《内经》也有相似的内容，《素问·生气通天论》曰："因于寒，欲如运枢，起居如惊，神气乃浮"。

另，从桂枝去芍药加蜀漆牡蛎龙骨救逆汤方中，也能得到提示。本汤方去掉芍药，是因为芍药苦寒，有损阳气之嫌，不利于"亡阳"的阳气回复，加蜀漆祛痰、龙骨降逆、牡蛎引阳入阴，以图回收欲亡之浮阳。

□ **形作伤寒，其脉不弦坚而弱**（弱者发热），**弱者必渴，被火必谵语。弱者发热，脉浮者，解之当汗出，愈。**（113）

【读解】

本条文承接第112条，是其扩展条文，继续阐述伤寒。上条伤寒的脉证以示伤阳，此条"形作伤寒"，其脉却没有出现弦紧之象，而是弱脉。"弱"为枯脉，示营气不足，常会口渴。此时使用火劫之法治疗，营气更亏，津液也更加不足，火气则随之走窜而扰乱神明，势必出现乱语。脉弱发热，又有浮脉，说明病势仍向外，解决的办法也应是让其汗出而解，这就说明了营气不足，不宜使用火劫等火疗之法，但暗示适宜桂枝汤之汗法。

太阳病，以火熏之，不得汗，其人必躁（到经不解），必清血，名为火邪。（114）

【读解】

本条承接第 112 条，阐述太阳病用火熏之法治疗，却因"表闭"而不能让其汗出，其火气不得宣泄外出，转扰体内，导致躁动不安。此时若能汗出，病可得解。但旁注说明本条"到经不解"，随之出现正文的"必清血"，即转逼下焦而出现尿血便血，此种病证称为"火邪"，即"火熏"之火，因其已成致病之因素，而故称"火邪"。"清血"之清通圊，泛指大小两便。"清血"即是大小便出血。但从此条文"太阳病"之文意推测，当是尿血为多见。

□ 火邪，脉浮，热甚，而反灸之（此为实，实以虚治），因火而动，必咽燥，吐血。（115）

【读解】

本条为第 114 条的扩展条文，阐述火邪致病。脉浮，热象明显，病势必向外向上，此却相反地用灸法治疗。火邪之热气因之更加动荡而上逆，造成咽部干燥及吐血。旁注分析原因：此为实证，其用虚证方法的治疗，是失误。

□ 微数之脉，慎不可灸，因火为邪（追虚追实），则为烦逆，血散脉中，火气虽微，内攻有力（焦骨伤筋），血难复也。（116）

【读解】

本条文承接第 114 条，也是扩展条文，继续阐述太阳病。"微数之脉"，应慎用灸法。因为灸法有火邪之气，常会出现"烦逆"之症，导致血耗于脉中。火邪之气虽小，但内伤之力明显，血难以恢复。

本条文的"微数之脉"，指的是无力之数脉，提示体虚有热。旁注"追虚追实"之"追"指的是导致损伤，"虚"指的是无形质之气，"实"指的是有形质之血。"追虚追实"就是损伤人体气血。"焦骨伤筋"是"追虚追实"导致损伤筋骨的结果。

□脉浮，宜以汗解，用火灸之，邪无从出，因火而盛，病从腰以下必重而痹（火逆之也）。欲自解者，必当先烦，乃有汗而解㊣何以知之？脉浮，故知汗出解。（116）

【读解】

本条也承接第114条，是其扩展条文，继续扩展阐述太阳病。脉浮，适宜使用发汗之法，而用火灸之法治疗。邪气不得宣发外出，也因火气而病证更甚，导致腰以下"重而痹"。"痹"者闭也，即是不通而痛，也就是表达了腰以下部位沉重不舒，进而出现疼痛。究其原因，正如旁注所说"火逆之也"。火势炎上而逆于腰以上部位，迫使血气津液聚于腰以下之部位，形成"重而痹"之证。"欲自解者"，常是先躁烦随后出现汗出，气机才得以宣畅，"重而痹"才得解除。嵌注说明病解的原因是"脉浮"，脉浮代表病势仍向外，邪可从外表得以宣发，所以"知汗出解"。

烧针令其汗，针处被寒，核起而赤者，必发奔豚（气从小腹上冲心者），灸其核上各一壮，与桂枝加桂汤。㊣更加桂枝二两也。本云，桂枝汤，今加桂五两，所以加桂者，以能泄奔豚气也。（117）

【读解】

本条承接第114条，进而阐述用烧针之法发汗。其发汗之后，烧针之处遭受寒邪侵犯，导致"核起而赤"，随后出现奔豚之证。旁注补充说明其证候为"气从小腹上冲心"。"冲心"必有心悸之症，是桂枝加桂的依据，而"灸其核上各一壮"是祛除外寒，防止寒气内入传里之法，同时也可帮助解表，恢复太阳的气化功能。可见第114条以火为邪；本条却以灸为治。

本条"奔豚"形成的机理值得深究，究其原因：其一，烧针令汗之后，针处被寒，说明其阳气已亏。其二，体表被寒邪所闭，烧针之火气无处可泄，转入体内，从本条文的内容看，应是归于太阳之腑，迫使太阳之寒水上逆，在阳气不足以化气的前提下，形成奔豚气，出现旁注的"气从少腹上冲心"。其三，从本条的治疗策略看，外用灸法温阳祛寒开表，以恢复体外太阳之气化，内服桂枝加桂汤，以振奋体内阳气，人体阳气得振而寒水之气自退，奔豚气自能得平。

本条与《金匮要略》的奔豚气病篇宜互研，《金匮要略》奔豚气上冲之部位与本条有不同,有"上至心""上冲胸""上冲咽喉",还有"脐下悸"欲作奔豚。病因有发汗后及没有发汗之别。汗后阳气常不足,表现为"脐下悸"及"上至心",而未用发汗之法,奔豚气常"上冲胸"及"上冲咽喉"。可见奔豚气之病,虽同属寒水之上逆,但其背后还必有"不固密"之阳气及(或)火热之气上逆为推手,导致其上逆程度的轻甚不同,上冲的部位亦不同。

治疗方药有桂枝加桂汤、茯苓桂枝甘草大枣汤及奔豚汤的不同。从三个方剂可看出,三方均有平冲之功,茯苓桂枝甘草大枣汤侧重于利水;桂枝加桂汤侧重于振阳降逆;而奔豚汤侧重于养血清热。三方治疗奔豚气上逆的部位也有不同,茯苓桂枝甘草大枣汤用于"脐下悸"欲作奔豚;桂枝加桂汤用于奔豚之"气上冲心";而奔豚之"上冲胸"及"上冲咽喉",则是用奔豚汤治疗。究其背后的推手,茯苓桂枝甘草大枣汤证仅是水气,上冲乏力;桂枝加桂汤证是虚阳之冲逆;奔豚汤证则是有火热之气冲逆,故其上逆之部位较高,能达咽喉。

火逆,下之,因烧针,烦燥者,桂枝甘草龙骨牡蛎汤主之。(118)

桂枝(去皮)一两　甘草(炙)二两　牡蛎(熬)二两　龙骨二两
上四味,以水五升,煮取二升半,去滓,温服八合,日三服。

【读解】

本条文承接上条,均用烧针之法,但使用的时机不同。上条使用在前,因"被寒"闭于外,火逆于内,为实证;本条烧针使用于下法之后,"火逆"之证由实转虚。究其原因应是下法虚其内,烧针迫使虚阳上逆,须用桂枝甘草龙骨牡蛎汤通阳降逆以止烦躁。

本条与第112条的桂枝去芍药加蜀漆龙骨牡蛎救逆汤对比,本条阳虚缘于内;第112条阳亡缘于外。可见本条侧重病的来路,虚源于内,而逆于上;而第112条侧重病的转归去路,阳虚而欲亡于外。方药也有异同,同是阳虚不安,均用桂枝、甘草、龙骨与牡蛎,而均不用芍药等伤阳之品;异者,第112条阳亡于外,太阳之气化不利,仍需姜枣调和营卫,阳亡于外而阴居于内,又常有痰水为患,还须用蜀漆。

□ 太阳伤寒者，加温针，必惊也。（119）

【读解】

本条承接上条，是上条的扩展，由烧针而转述温针，并直言太阳伤寒，暗示阳气伤于外，使用温针治疗，导致阳气不宁，出现"惊"证。"惊"有两义：第一，是惊恐之惊，表现为情绪不宁；第二，是惊惕之惊，表现为肌肉跳动。两者均是阳气不足所致，但从上下条文的文意，本条之"惊"当为肌肉跳动之义，是上述条文"亡阳"之渐。与上条第118条比较，虽同是阳气不足，但证候不一，所形成之因也不一。上条因下法，阳虚于内，又因烧针之火气所逼而烦躁；本条为伤寒于外，阳虚于外，又因温针之火气所逼而出现惊惕之证。可见二者有内外之别，还有微甚之异。

阶段汇言

此节阐述了火疗诸法，分别有熨背、火劫、火熏、火灸、烧针及温针等，其可造成热盛津亏与亡阳各证，还可以引起"火邪"及"奔豚"病证。但从伤寒的角度，侧重阐述亡阳与阳逆的救治。

太阳病，当恶寒、发热，今自汗出，反不恶寒不发热，脉（关上）细数者，以医吐之过也（此为小逆）。（120）

【读解】

本条文是《伤寒论》有关吐法论述的第一条，宋本把本条与下条合为一条，康平本则分为两条。本条为顶格书写条文，下一条为空一格书写条文。太阳病，本应恶寒发热，而如今自汗出，反不恶寒不发热，出现脉细数，是医生误用吐法所导致。缘于吐法损伤胃中津液，造成太阳病本不应出现的"脉细数"；也因津液不足而营卫失调，导致"今自汗出"。旁注认为脉细数应在"关上"，并认为"此为小逆"。"小逆"就是小过失。

□ 一二日吐之者，腹中饥，口不能食；三四日吐之者，不喜糜粥，欲冷食，朝食夕吐，以医吐之所致也。（120）

【读解】

此条文是上条吐法的扩展。条文明言"一二日吐之者"，而不言"反吐之"，说明已有可吐之证，也暗示病已从外入里，因病位较高而使用吐法。吐后出现"腹中饥，口不能食"，提示胃气已伤，因伤而弱，因弱而不能食。吐法用了三四日，出现"不喜糜粥，欲冷食，朝食夕吐"，则提示气伤及阳，造成虚阳上逆。病已从阳转阴，这些都是吐法的过用所致。

本条与上条对比，虽然均是吐法治疗，但吐所造成的损伤不一样，上条胃之津液不足，尚属"小逆"之病；本条则是胃气不足及胃阳虚衰，其病阳转阴的可能，已不在"小逆"的范畴。

□ 太阳病，吐之，但太阳病当恶寒，今反不恶寒，不欲近衣，此为吐之内烦也。（121）

【读解】

本条承接上条，继续阐述太阳病吐法治疗之后的演变，均属扩展内容。太阳病，本应有恶寒之证，而今却反不恶寒，不欲加衣，此为吐法之后所致的内烦。究其原因，是胃虚上逆而产生的虚热。

□ 病人脉数，数为热，当消谷引食，而反吐者，此以发汗，令阳气微，膈气虚，脉乃数也。数为客热，不能消谷，以胃中虚冷，故吐也。（122）

【读解】

本条文承接第 120 条的顶格内容，是其内容的扩展。前面三条讲吐法，本条阐述吐证。

本条指出病人脉数，本当有热，应"消谷引食"，却反而出现吐逆之证。这是因为发汗导致阳气衰微，胸膈之气虚损而出现脉数。此处之"数"是虚热，不是实热。阳明胃腑多气多血，热当"消谷引食"，此却不能消谷，称之为"客热"。客热而不能消谷，即示胃内已无阳，无阳即无火，无火即虚冷，再因虚而吐。

上条吐之内烦，缘于吐法之过用，导致胃家内虚；本条脉数而反吐，缘于汗法之过用，也导致胃中虚冷。虽同是胃虚，但两者的来路不一样。

太阳病，十余日（过经），心下温温欲吐而胸中痛，大便反溏，腹微满，郁郁微烦，先此时，自极吐下者，与调胃承气汤。㉒若不尔者，不可与②，但欲呕，胸中痛，微溏者，此非柴胡汤证，以呕故知极吐也。(123)

【读解】

本条文阐述太阳病十余日，病程迁延，随后出现心下蕴郁不舒而欲吐，并发胸内疼痛，又反常出现大便稀溏，腹内轻度胀满不舒，甚时略有烦躁，并说明在此之前，已有明显吐下之证。吐下之证是由疾病的自身演变所造成的，所以条文中说"自极吐下"。旁注分析为"过经"，是提示本病已超出太阳病境界，也就是说明本条的"胸中痛"不是结胸之证，应是邪热过经入胃，胃气上逆，热扰胸腑所致，与结胸证之水热互结明显不一样。针对"先此时，自极吐下者"，给出调胃承气汤和胃止吐，更进一步佐证是胃热之证。嵌注还标明："若不尔者，不可与"，并说明"但欲呕，胸中痛，微溏者"，不是柴胡汤证。因为柴胡汤之证是"心烦喜呕"；而本条仅是欲呕之证，是"自极吐下"后所致的病证。可看出上述"吐证"各条侧重描述吐法的误用与汗法过用所导致的吐证，以及分析其相关的病因病机；本条的正文侧重描述证候自身的发展演变及治疗方药，而嵌注所描述的内容侧重在鉴别方面。

阶段汇言

此节阐述吐法之后的变化与救治，及吐证的演变。

太阳病六七日，表证仍在，脉微而沉，反不结胸，其人发狂者，以热在下焦，小腹当鞕满，小便自利者，下血乃愈。㉒所以然者，以太阳随症，瘀热在里故也。经抵当汤主之。(124)

水蛭（熬）　虻虫（去翅足，熬）各三十个　桃仁（去皮尖）二十个　大黄（酒洗）三两

上四味，以水五升，煮取三升，去滓，温服一升，不下更服。

【读解】

本条文继续阐述太阳病的演变。太阳病六七日，是欲愈或加甚的传变之时，也是疾病阴阳转变之日。此时表证仍存在，说明其是未愈而欲传变之时，脉象由微进而变为沉，说明由表入里之病势出现。而入里有几个途

径，从上而入、从外而入或从下而入，以从上而入为多见。从上而入常为结胸之证，条文中"反不结胸"恰恰说明没有从上而入；"其人发狂者，以热在下焦，小腹当鞭满"说明病从下而入。从下而入里有两种情况：第一是热结膀胱，引起小便不利，小腹急结；第二就是本条，热在下焦，小腹当鞭满，小便自利。

下焦是三焦之一，从历代资料的内容看，三焦有两义：其一，取法《难经》，"三焦者，水谷之道路"，指的是消化之器官，相当于现代医学的消化道；其二，取法《内经》，"三焦者，决渎之官，水道出焉"，可见三焦的功能还包括膀胱等泌尿系统功能。而本条"其人发狂者，以热在下焦，小腹当鞭满，小便自利者"，侧重影响的不是泌尿系统，而是消化系统。热在下焦，出现乱语，即"其人发狂"。嵌注分析说"其所以然，以太阳随症，瘀热在里故也"，也就表达了热随太阳之经进入下焦，并由下焦波及影响神明，俗称太阳蓄血证。此时病位实际已不在太阳之腑，而在太阳腑外，其出血分之途径传变，暗合太阳"多血"之体性。条文所说的太阳随经，即是说明病证的来路，从太阳而来；但后来病位的重点已不在太阳之腑，而在下焦。所说"下血乃愈"，即"下血"以泻热。此"下血"当不是尿血，应是便血，从本条抵当汤的药物组成，也可得到佐证。

抵当汤方中四味药物均有活血之功效。《神农本草经》认为"水蛭"主逐恶血、瘀血，其力最大，应为君药；"虻虫"主逐瘀血，其力次之，应为臣药；"桃仁"主瘀血，"大黄"下瘀血，应为佐使之药，综合方义，即逐血泻热。从此也看出"热在下焦"比"热结膀胱"的病位更深，已由气及血。

综合《难经》与《内经》的"三焦"论述及本条的内容，下焦的部位当是膀胱及大肠之间的体腔。

太阳病，身黄，脉沉结，小腹鞭（小便不利者，为无血也），**小便自利，其人如狂者**（血证谛也），**抵当汤主之。**（125）

【读解】

本条文近承第124条，远承第111条。太阳病出现"身黄"说明热已在血分，与上述"血气流溢，其身发黄"的意思相近，热甚于血分，导致血脉不畅而出现脉象沉结。结脉在王叔和的《脉经》中描述为"往来缓，时一止复来"，这样的脉象暗示脉行不畅而有瘀血。血归于下焦，因热而瘀，因瘀而"小腹鞭"。本条"小便自利"排除两个可能：第一个是热结膀胱，旁注分析说"小便不利者，为无血也"；第二个是身黄由湿邪所致。条文进一步表达"其人如狂"，旁注判断为"血证谛也"，可佐证病在下焦。

与上条对比，本条有两点不同：第一，上条明标太阳随经所至，指明病从下而入下焦；而本条之热先入血分，由血归入下焦，病的来路不尽一样。第二，上条"发狂"，本条"如狂"，狂的程度不尽一样。关键在脉，上条之脉由微而沉，脉沉，提示已入里，但热仍未结，上扰之势较甚，故"发狂"；而本条之脉沉结，热气已结聚，上扰之势不甚，故"如狂"。程度虽不同，但病机均是因热入血分而瘀热在下焦，治疗的方药也一样。另，上条"小腹当鞭满"与本条"小腹鞭"也可佐证"瘀血在里"的程度不同，本条比上条更甚。

伤寒有热，小腹满，应小便不利，今反利者（为有血也），当可下之，宜抵当丸（不可余药）。（126）

水蛭（熬）二十个　虻虫（去翅足，熬）二十个　桃仁（去皮尖）二十五个　大黄三两

上四味，捣分四丸，以水一升，煮一丸，去七合服之，晬时当下血（若不下者，更服）。

【读解】

本条文承接第124、125条。上述两条用太阳病表达了热从太阳而来，热由外而入内；而本条阐述伤寒有热，"伤寒"之寒性收引，暗示无汗，热不得泄，"有热"侧重表达热已在里。因里热而出现小腹满闷不舒，此有两种可能：一是热结膀胱而出现小便不利；二是热聚下焦而出现小便自利。此条文恰恰表达了"应小便不利，今反利者"，即没有小便不利而反是小便自利，也就说明了热不在膀胱而在下焦，亦即瘀血在下焦，旁注分析"为有血也"。治疗方药与上述两条基本一样，旁注进一步说"不可余药"，即是不可使用其他之药。由于病势较缓，不如上述两条急迫，以汤剂更改为丸剂，并减少水蛭及虻虫的用量。

□□太阳病，小便利者，以饮水多，必心下悸；小便少者，必苦里急也。（127）

【读解】

本条文是上条的补充，补充阐述太阳病小便通利与否的病证变化。"太阳病，小便通利"仅提示太阳之腑的气化正常，而"太阳病"本身又暗示太阳之经存在气化不利。如果此时喝水过多，就会因太阳之经的气化功能不利，而产生水饮，其聚于心下而造成心下悸。"小便少"提示太阳之腑气化不利，常会出现排尿障碍，如果此时喝水过多，就形成太阳之腑尿多而排泄不畅的里急之证。

阶段汇言

此节阐述太阳病蓄血证，表达热在下焦，因轻重不同而有抵当汤证与抵当丸证，并指出蓄血证形成的病证特点为"小便自利"。

辨太阳病（下）结胸

□□问曰：病在结胸，有脏结，其状何如？答曰：按之痛，寸脉浮，
关脉沉，名曰结胸也；何谓脏结？答曰：如结胸状，饮食如故，
时时下利，寸脉浮，关脉小细沉紧，名曰脏结，舌上白胎滑者，
难治。（128、129）

【读解】

本条文为空两格书写，是太阳病下篇结胸证的开端，从条文编排的格
式来看，亦属补充条文。为启后而补充此条，指出太阳病结胸及脏结的脉
证区别。

本段条文的关键在于脉象。"按之痛，寸脉浮，关脉沉"，说明有热，
病势从上向下入内。"时时下利，寸脉浮，关脉小细沉紧"，说明有寒，病
势在内亦向下。"饮食如故"是暗对心烦喜呕而言，缘于类似结胸证还含有
柴胡汤证。柴胡汤证必有心烦喜呕，此处的"饮食如故"就是排除心烦喜
呕及一切呕吐病证存在的可能。

结胸和脏结对比，结胸属于阳热入内而结；脏结为阴寒凝结于内，两
者有寒热虚实之别。结胸的脉寸浮，是阳热；脏结的脉寸浮，是阳虚。两
者都有沉脉，均是入里或在里之象。脏结的关脉还有小、细、紧，其中小
脉暗示脉势微小，细脉暗示脉形细小，紧脉暗示有阴寒收涩之象。由此可
得结胸与脏结之病截然不同，结胸属于阳病，脏结属于阴病。脏结"舌上
白胎滑"表示阴盛，也必是结甚，故言"难治"。

□□脏结无阳症，不往来寒热，其人反静，舌上胎滑者，不可攻也。
（130）

【读解】

本条文承接上条，也属补充条文，进一步明确"脏结"没有阳热之证，

没有往来寒热，其人反而安静，舌上苔滑，是有寒且有水之象。寒者为气，水者为质，水是寒病的进一步发展。结合上述条文，本条不说"不恶寒发热"，而言"不往来寒热"，就是针对"类结胸证"中柴胡汤证之往来寒热而相互鉴别。本条补充与柴胡汤证的鉴别，是针对结胸证而言的。柴胡汤证与脏结之证均属"类结胸证"，二者阴阳有别，应互相甄别。脏结为虚寒之证，条文还表达不可采用攻法，而上条"舌上白胎滑者"的"难治"，说明虚寒之证更甚。

□ 病发于阳，而反下之，热入，因作结胸；病发于阴，而反下之，因作痞也。(131)

【读解】

本条文的关键点就是对"阳"与"阴"的理解，此处"阴阳"含有人体之部位与邪气的性质两个方面的含义。上半节的"热入"，佐证"病发于阳"之阳同时具备病位在外及病邪为热两个方面；而下半节因没有佐证，"病发于阴"之阴是病位在内或病邪为寒。可看出阴阳之应用，阳言合为一，阴则分为二。

本条文之义，即太阳病相反使用下法治疗，邪热从外入内，导致结胸证。阴寒之邪引起之病，或在外或在内，在外者寒入，在内者自聚。而此处承前而侧重指外寒，用下法治疗导致痞证。痞证多在腹，与胸相对，一阴一阳对举。可见阳热之邪，多入阳腑；阴寒之邪，常归阴脏。

□ 所以成结胸者，以下之太早故也。(131)

【读解】

本条承接上条，明确指出形成结胸证的原因，就是使用下法治疗过早。体内还没有内实之证而用下法造成内虚，邪热因内虚而陷，结于胸内，形成结胸证。

□ 结胸者，项亦强，如柔痓状，下之则和，宜大陷胸丸。(131)

【读解】

宋本把本条与前面两条合为一条，康平本分为三条。上述两条表达了"热入因作结胸"，而本条却说"结胸者，项亦强，如柔痓状"。康平本《伤寒论》痉湿暍病篇对柔痉的描述是"太阳病，发热，汗出而不恶寒者，曰柔痉"。本条言结胸证如柔痉状，即暗示本条结胸证有汗出而不恶寒，又因结胸证，热入胸腑，表证已除，应没有发热之症。本条"项亦强"当是由于胸腑水热互结，而引起太阳经脉不舒所致的兼症，用下法泻热开结，气机得畅，经脉得舒。再因病"如柔痉状"，有汗出而病势不急，而改用丸剂。

□ 结胸证，其脉浮大者，不可下，下之则死；结胸证悉具，烦燥者亦
　死。（132、133）

【读解】

　　结胸证，脉象本应寸浮关沉，而本条却出现浮大，"脉浮大"是虚象，此就表达了此结胸已是虚证。因虚而不能使用下法，下法会更伤正气，会导致气脱而亡。而另一种情况，结胸证，具备全部典型症状，提示结胸水热互结之实。因实而出现"烦躁"，暗示实之甚，也会病势危重而亡。本条前后结胸两证对比，前结胸证是因虚而用泻法治疗，是不恰当疗法，导致病人病情加重而亡；后结胸证表达的是病人病证自身发展，病情危重而亡。

太阳病，脉浮而动数 ⊞ 浮则为风，数则为热，动则为痛，数则为虚。经头痛，发热，微盗汗出，而反恶寒者，表未解也。医反下之，动数变迟，膈内拒痛（胃中空虚，客气动膈），短气躁烦，心中懊恼，阳气内陷，心下因鞭，则为结胸，大陷胸汤主之。若不大结胸，但头汗出，余处无汗，剂颈而还，小便不利，身必发黄也，宜大陷胸丸。（134）

大陷胸汤方

大黄（去皮）六两　芒硝一升　甘遂一钱匕

上三味，以水六升，先煮大黄，取二升，去滓，内芒硝，煮一二沸，内甘遂末，温服一升，得快利，止后服。

大陷胸丸方

大黄半斤　葶苈子（熬）半升　芒硝半升　杏仁（去皮尖，熬黑）半升

上四味，捣筛二味，内杏仁、芒硝，合研如脂，和散，取如弹丸一枚，别捣甘遂末一钱匕，白蜜二合，水二升，煮取一升，温顿服之，一宿乃下，

如不下，更服，取下为效，禁如药法。

【读解】

太阳病的脉象本应浮而缓或紧，而本条脉浮后随之转变为动数。嵌注分析：脉浮为风，动为痛，数为热又为虚。此处之"虚"有两义：其一，虚实的"虚"象；其二，热之无形质。

"微盗汗出"之"汗出"不是发热时的伴随症状，而是在热微之时或热退之时的汗出，也就是说此处的"汗出"不是由发热直接所迫所造成的。"汗出"本当恶风，而本条却出现恶寒，所以条文说它"反恶寒"，以示表已不足（即阳气虚）。由此可得"微盗汗出"是热气与阳虚共同作用的结果。

从本条症状可看出，表未解而阳已虚，属于表开表虚的状态。本应使用汗法治疗，而医者却相反地使用下法治疗，造成动数之脉进一步变为迟脉，导致胸膈内胀痛及"短气躁烦，心中懊侬"，这是由"阳气内陷"所造成。"阳气"即阳热之气，也正是在表开表虚的状态，阳热之气，才易下陷，与水互结。此水还与阳虚有关，因阳虚而成，导致心下坚硬不舒，称为"结胸"。旁注在条文"动数变迟"之侧，标出"胃中空虚，客气动膈"以提示两者不同。此处的"迟"，不是阳明之迟脉，而是水热互结于胸，因结而脉迟；阳明病是因燥实而脉迟。

结胸证，还应与栀子豉汤证鉴别，两者都是邪热入于胸膈，都属于客气动膈。但栀子豉汤证并没有水热互结，仅是热气扰膈；而结胸证是热与水互结，条文在"阳气内陷"后直言"心下因鞕"。

本条下节阐述另一种情况，指出没有明显结胸之证，仅出现头汗出至颈部，身体别处无汗，小便不利，身体必黄染。其提示热与水互结不甚，却还与水交蒸，变生湿热之气，又因太阳之腑气化不利，而留注于体表，因湿热相抟，必现黄染之证。

大陷胸汤中大黄荡实热，是针对有形质之热，为君药；芒硝软坚化结及祛除结热，为臣药；甘遂逐水饮为佐使。大陷胸丸方调整大黄与芒硝的药量比例，原是六两对一升，现改为八两对半升，即减少化结之功；并加用葶苈子及杏仁各半升，以利水湿之气；"合研如脂，和散"，制成弹丸样大小之药丸，每次仅用一枚，相比之下，药量明显减少，并改变甘遂的用法，原是冲其药末使用，现为水蜜煎服。这样的改变是减少其泻下之功，也避免了伤正的可能。

伤寒六七日，结胸热实，脉沉而紧，心下痛，按之石鞕者，大陷胸汤主之。（135）

【读解】

本条承接上条，上条指太阳病误治导致的结胸证；本条阐述伤寒自发的结胸证。"伤寒六七日"是愈或甚之时，也是阴阳转变之日，寒入化热，完成阴阳转变，自行出现结胸证。与上述各条对比可得，第一，脉象从"寸浮关沉"变为"脉沉而紧"，紧脉的出现说明水热互结更甚；第二，症状从"心下因鞕"变为"心下痛，按之石鞕"，也是提示水热互结的严重。可见本条病证较前加重，重在实证方面，故条文明说结胸"热实"，但病机仍是水热互结，继续沿用大陷胸汤治疗。

伤寒十余日，热结在里，复往来寒热者，与大柴胡汤；但结胸，无大热（无大热者，此为水结在胸胁也），**但头微汗出者，大陷胸汤主之。**（136）

【读解】

本条文继续承接上述各条，阐述柴胡证与结胸证的对比。其指出"伤寒十余日，热结在里"，表达病程迁延，与上述条文的"十余日"同义。此处的"里"指的是胸胁之里，暗示胸膈胁肋等部位疼痛证候的存在。若再出现往来寒热，说明仅是热结而不是水热互结，是大柴胡汤证，应给予大柴胡汤治疗；如果是结胸证，则没有明显的发热，仅头部少量汗出，应给予大陷胸汤治疗。旁注分析："无大热者，此为水结在胸胁"，指出了本条结胸的部位在胸胁，这也是本条为什么要和柴胡证鉴别的原因所在。

太阳病，重发汗而复下之，不大便五六日，舌上燥而渴，日晡所小有潮热发，心胸大烦，从心下至少腹鞕满而痛，不可近者，大陷胸汤主之。少结胸者，正在心下，按之则痛，脉浮滑者，小陷胸汤主之。（137、138）

黄连一两　半夏（洗）半升　栝蒌实（大者）一枚

上三味，以水六升，先煮栝蒌实，取三升，去滓，内诸药，煮取二升，去淬，分温三服。

【读解】

本条文宋本分为两条，康平本合为一条，为承接上述条文而言。本条"重发汗而复下之"所形成的结胸证，与上述的状况不同，其既不是下法使用之太早，也不是不应使用之时使用，是多次发汗而太阳病并未解除，在仍有邪热的状态下，经下法而入里。其入里之部位比未经发汗的太阳病使用下法所致的结胸证更深更广，遂出现"不大便五六日，舌上燥而渴，日晡所小有潮热发"，说明热已入阳明境界。"五六日"表达病势必由里出外，发展为"心胸大烦，从心下至少腹鞕满而痛，不可近"。此就说明了本条结胸，有太阳病之邪入，还有阳明病之热出，交互转变，其水热互结波及三焦，为水热互结之广者。病证仍主要是从太阳而来，从外入内；治疗方面，从病的源头上治，仍用大陷胸汤。

本条与上述各条对比，病位已从心胸发展到心下、大腹、少腹等多部位，病位之广，贯穿三焦。而条文下节又补充少结胸证，仅在心下，部位较小，程度较轻，没有明显的"心下因鞕"及"心下痛"，仅是"按之则痛"，暗示了水热互结的程度明显为轻，且部位较小。从两者的治疗方药中对比，大陷胸汤使用大黄、芒硝、甘遂是逐水泻热以开结；小陷胸汤使用瓜蒌、半夏、黄连是降浊清热以化结，也可以看出二者病情轻重的不同，还可看出两方有对举之意。

太阳病，二三日，不能卧，但欲起，心下必结，脉微弱者（此本有寒饮也），**反下之，若利止，必作结胸；未止者，四五日复下之，此作协热利也。**（139）

【读解】

本条是上段条文的对举条文。上条的结胸证侧重热盛；本条所描述的太阳病"二三日"，病证仍在外，不能平卧，"但欲起"，心下必有"结"。脉微弱，旁注认定是寒饮，说明本条文之"结"侧重于水饮。这样就形成了本条既有外热又有内饮的病证。水饮之病，本应用温和之药治疗，正如《金匮要略》上所说"病痰饮者，当以温药和之"。而本条却相反地使用下法治疗。下之后，"若利止"，必有外热内陷与水饮互结，出现结胸证；"未止者"，四五日后再用下法，暗示邪热入里，复用下法泻热，而形成"协热利"。其也暗示多次用泻法，里虚不能守。

太阳病，下之，其脉促，不结胸者（此为欲解也），**必·胸·满·而·微·喘·**。(140)

【读解】

本条承接上条，继续阐述太阳病下法后的演变。本条的关键点是对"脉促"的理解与把握。其一，此脉是由于浮脉发展而来，脉势向上涌而急迫，脉形头大尾小；其二，不产生结胸证，也就说明正气足以抵抗邪气的内陷，驱邪外出，旁注断定为"此为欲解也"。此条的病势向上，与第21条相似，笔者根据条文的文意推断，本条的阙文当是"必胸满而微喘"。

□ **脉浮者，必结胸；脉紧者，必咽痛；脉弦者，必两胁拘急；脉细数者，头痛未止；脉沉紧者，必欲呕；脉沉滑者，协热利；脉浮滑者，必下血。**(140)

【读解】

本段条文空一格书写，是上条的扩展。承接上条，表达太阳病下之后的病证演变，关键也在于对"脉"的理解与把握。借助脉象的改变，以判断病机的走势。上条虽没有明说太阳病下法之前的脉象，但从上条下法后出现的脉促，可断定太阳病原本当是浮脉。

本条承接上条，下法之后，如果脉象仍是"脉浮"，说明阳热仍甚，又因下法而内虚，势必内陷，将出现结胸证；"脉紧"，说明外寒重，阳气实，邪陷较浅，仅聚于咽部，将出现咽痛；"脉弦"，是紧脉的进一步发展，"阳气"较紧脉时为少，也就是说明人体阳气损伤加甚，邪陷较前入内，可进入胁部，将出现两胁拘急；"脉细数"，则说明下法后，阳损及阴，因阴损，热无形质而上扰，将出现头痛不止；"脉沉紧"，是紧脉的发展，因下法，寒邪入里，与体内阳气相争，将出现欲呕之症；"脉沉滑"，是滑脉的发展，《脉经》认为"滑者阳也"，为有热之象，因下法导致体外邪热内陷，又因脉沉，里阳受损，里虚不能守，将形成协热利；"脉浮滑"，也是滑脉的进一步发展，热损及血络，血不足而浮，将出现下血。

病在阳，应以汗解之，反以冷水潠之，若灌之，其热被劫不得去，弥更益烦，肉上粟起，意欲饮水，反少渴者，服文蛤散。若不差者，与五苓散。寒实结胸，无热证者，与三物小陷胸汤㊞白散亦可服。（141）

文蛤散

文蛤五两

上一味为散，以沸汤，和一方寸匕，服汤用五合。

白散

桔梗三分　巴豆（去皮尖，熬黑，研如脂）一分　贝母三分

上三味，为散，内巴豆，更于白中杵之，以白饮和服，强人半钱匕，羸者减之，病在膈上必吐，在膈下必利，不利进热粥一杯，利过不止，进冷粥一杯。

五苓散

【读解】

本条文的"潠"及"灌"均是以水作用于体表以退热的物理疗法。"潠"是喷淋，"灌"是浇淋。

本条阐述太阳病在外，理应使用发汗法解除其病证，却相反地使用水潠法或灌法，邪热被水所劫而不得透达于外，形成寒气在外而邪热被劫于水中的状态。邪热在水中而不得宣发，导致"弥更益烦"及"意欲饮水"，又因寒气在外，不得化解，而出现"肉上粟起"。寒在外表，汗不得出，津液不亏，故"反少渴"。热在水中而不得外泄，既不是青龙汤证，也不是陷胸汤证，而是文蛤散证。文蛤有"使水中之火，仍畅茂得生"（《本经疏证》语）之功，治疗侧重在于水中之热，引其畅达于外，如此则寒与水得以宣化，邪热也得以清除。

用文蛤散不愈的病证，改用五苓散治疗。文蛤散证为表闭的状态，外有寒气内有水热；五苓散证为表开的状态，外有风寒内有水气。宣清不愈，多是水气，宜用温化利水。而寒实结胸，则是另一证型，为寒水互结之证，其与五苓散证有别，因其没有热象，应用三物小陷胸汤治疗。

历代医家认为三物小陷胸汤即是小陷胸汤，笔者认为是不恰当的，理由有三：其一，三物小陷胸汤治疗的是寒实结胸证，根据《内经》"寒者热

之"的原则，应为温热之药，而小陷胸汤降浊清热以化结，与寒实结胸证不符。其二，少结胸证与结胸证，病邪的性质均是热证，"结"的部位大小不一，程度轻重不一。大陷胸汤证部位较大较广，程度较重；而小陷胸汤部位仅在心下，范围较小，程度较轻。而"寒实结胸无热证"与之明显不同。其三，从嵌注的"白散亦可服"可印证寒实结胸证是用热性药物治疗，由此可断定"三物小陷胸汤"绝非上述的小陷胸汤。

而三物小陷胸汤究竟为何？从现存的资料很难考证，但从其名称及条文中的病证，笔者认为很有可能是这样状况：三物小陷胸汤之"小"是传写过程之误，本方真正之名应是"三物陷胸汤"，其与小陷胸汤的关系，可能像厚朴三物汤与小承气汤的关系一样，药味基本相同，但药量之比明显不同，甚至药物炮制也不同，尤其不同的当是半夏的药量与用法等方面。《名医别录》认为半夏"生微寒，熟温"，可见半夏可用于热结胸证，也可以用于寒结胸证。《伤寒论》小陷胸汤之半夏没有标明生用还是熟制，小陷胸汤从其病证来推断，当是用生半夏；本条寒实结胸证，从其病证应是用熟制半夏，而且药量宜明显大于小陷胸汤中之量，其应是"三物陷胸汤"之君药，而瓜蒌及黄连当是臣佐之药。

□ 身热，皮粟不解，欲引衣自覆者，若以水潠之、洗之，益令热劫不得出，当汗而不汗，则烦。假令汗出已，腹中痛，与芍药三两，如上法。

【读解】

本段条文承接第 141 条，是上条的扩展。上条文阐述太阳病本应用汗法而不用，却冷水潠法或灌法；本段条文阐述冰覆阳气的状态，不言"体热"而言"身热"，暗示热已入阳明，"皮粟不解，欲引衣自覆者"表示病仍在太阳，当是太阳与阳明并病。此时使用潠法和洗法治疗，加重了上述的症状，导致了"益令热劫不得出"。本应汗出而不能汗出，产生烦躁。假如有汗出，就产生另一种状态。"汗出已"提示表寒已解，而且阳明之外热亦得除。"腹中痛"与"身热"对举，以表示"腹中痛"的里气不和，并暗示有里热存在，这是用芍药的原因。本条用芍药之法与太阴病的桂枝加芍药汤之应用类似。而宋本此部分内容，属于方后注。

□□太阳与少阳并病，头项强痛，或眩冒，时如结胸，心下痞鞕者，当刺大椎第一间、肺俞、肝俞，慎不可发汗。发汗则谵语，脉弦，五日谵语不止，当刺期门。(142)

【读解】

本条文是上条的补充内容。本条明言"太阳与少阳并病"；上条暗喻"太阳与阳明并病"。二者均是针对上述结胸证而言，补充阐述结胸的类似之证，指出太阳与少阳并病属于类结胸之证，依据之症为"时如结胸，心下痞鞕"。结胸证常是太阳病因治疗不当或病证自身的发展，邪热内陷胸腑之内，与水互结所致。而太阳与少阳并病是由于病邪从太阳转入少阳，处胸胁之间。结胸证之热已从太阳之外进入胸腑之内；而太阳少阳并病是由太阳进入少阳境界，处于胸胁之间，但仍可存有太阳之外证"头项强痛"，进入少阳境界还可"或眩冒"。结胸证"心下因鞕"是水热互结；本条"心下痞鞕"是太阳少阳并病的气机不畅。其由痞致鞕，针刺大椎、肺俞、肝俞以调畅气机，病证可除，不可使用汗法。缘于发汗虽能解表，但少阳病证又会因之损伤津液而表里之间邪热更甚，且可经过肝之血脉，扰乱神明而出现谵语。"脉弦"为肝胆之脉可得佐证，"五日乱语不止"其热必由里出外，顺其病势而当刺肝之募穴"期门"，引热外出，可缓解邪热之内扰。

阶段汇言

此节主要阐述结胸证形成之因，即"所以成结胸者，以下之太早故也"，并阐述大陷胸汤证、大陷胸丸证、小陷胸汤证、三物小陷胸汤证，与之对举的是文蛤散及五苓散证。

□□妇人中风，发热恶寒，经水适来，得之七八日，热除而脉迟，身凉，胸胁下满，如结胸状，谵语者，此为热入血室也。当刺期门，随其实而取之。(143)

【读解】

此条为补充条文，阐述另一种类结胸之证。第142条类结胸证是由太阳与少阳并病的气机不畅所致；而本条类结胸证是由于热入血室。由此可看出"气与血"对举的两条途径，也可得知两条为对举条文。本条以"妇人中风，发热恶寒，经水适来"为例，阐述其七八天之时，血室空虚，邪热乘虚而入，体外随之表现出"热除而脉迟，身凉"等症状。此时的脉迟，既不是结胸证的脉迟，也不是阳明病的脉迟，而是热入血室的脉迟。因热在血室，邪热从无质转为有质之血热，故用"七八日"形质之变的日数来提示。但其不在体外血脉之中，而在体内血室之里，热聚于里，脉外行迟缓。

从本条文的内容来看，笔者认为"血室"应当是肝的门脉系统。肝的体表投影相应位置就在胸胁之下，热入血室所出现"胸胁下满，如结胸状"的证候与部位相符。热扰血室出现的"谵语"与"肝主魂"的功能相关，热扰血室，肝魂不宁而谵语。治疗的方法是针刺肝之募穴期门泻热，以截断热入血室，称之为"随其实而取之"。

妇人中风，七八日，续得寒热，发作有时，经水适断者（此为热入血室），**其血必结，故使如疟状，发作有时，小柴胡汤主之。**（144）

【读解】

妇人中风七八日所出现的恶寒发热，呈间断性按时出现，说明病势已弱，也提示正气已虚。此时经水恰好中断，此"中断"不是经水生理性结束，而是病理性中断，旁注提示血室有邪热入聚，让其"其血必结"而中断，并使其"如疟状"样寒战发热，按时出现。

本条文与第143条对比，虽均是热入血室之证，但表现各异，上条是经水来潮与中风共同经过七八天，血室空虚，邪热乘虚而入；而本条是病证经自身七八日的发展，导致正气不足，邪热入血室而结，导致"经水适断"。上条血室虚而邪热内陷，用针刺期门泻热及截断热之内陷；而本条正气虚损，邪热入血室，导致"其血必结"，证属阳结，属于表里之间，"故使如疟状，发作有时"，须用小柴胡汤以驱邪外出，使"血结"消，而经水续下。

□ **妇人伤寒，发热，经水适来，昼日明了，暮则谵语，如见鬼状者，此为热入血室，无犯胃气及上二焦，必自愈。**（145）

【读解】

本条承接上条，为扩展条文，继续阐述热入血室的另一种表现。上条均论述"妇人中风"；本条阐述"妇人伤寒"，寒在太阳，郁而发热，此时经水适来，暗示血室气旺，昼日未受邪热所扰而神清，而至夜间，血返回于体内，正如《内经》曰"夜卧血归肝"，热也随血归而入扰血室，出现"谵语如见鬼状"，即肝之魂不安。

"胃气"即胃家之气，指消化系统的作用。"上两焦"即上焦及中焦，与第124条的"下焦"构成"三焦"。"下焦"有《难经》所说的消化功能，又有《内经》所说的泌尿功能。也说明了其既不同于胃家，也不同于膀胱，当介属于两者之间，可得"三焦"相当于现在医学的体腔，即胸腔、腹腔、盆腔。

本条妇人伤寒的"热入血室"必源于"热在下焦"，此时邪热，不内犯胃家之气，也不上犯"上二焦"（上焦及中焦），可随经水外泄，而得以缓解及至病愈，所以条文说"无犯胃气及上二焦，必自愈"。

伤寒六七日，发热，微恶寒，支节烦疼，微呕，心下支结，外证未去者，柴胡桂枝汤主之。（146）

桂枝（去皮） 黄芩一两半 人参一两半 甘草（炙）一两 半夏（洗）二合半
芍药一两半 大枣（擘）六枚 生姜（切）一两半 柴胡四两

上九味，以水七升，煮取三升，去滓，温服一升。㊀本云：人参汤，作如桂枝法，加半夏、柴胡、黄芩，复如柴胡法，今用人参作各半剂。

【读解】

本条文承接上述结胸各证，重点是对"心下支结"的理解，"支"是支撑不舒之意，"结"是聚而紧之意，"支结"就是满闷支撑不舒。

伤寒六七日，阴阳寒热转变之时，外证不除，病向里转变，热气聚于心下。"发热，微恶寒，支节烦疼"就是外证不除；"心下支结"就是热气聚结于心下而气机不畅。"心下"也在胸膈之下，可视为结胸类似证。"微呕"也是因病证波及到胸胁而引起气机不畅所致。既具备有小柴胡汤证，也具备有桂枝汤证，即冯世纶老师所说的太阳少阳合病，须让两方合并使用。

伤寒五六日，已发汗而复下之，胸胁满微结，小便不利，渴而不呕，但头汗出，往来寒热，心烦者（此为未解也），柴胡桂枝干姜汤主之。（147）

柴胡半斤　桂枝（去皮）三两　干姜二两　栝蒌根四两　黄芩三两　牡蛎（熬）二两　甘草（炙）二两

上七味，以水一斗二升，煮取六升，去滓，再煎，取三升，温服一升，日三服，初服微烦，复服汗出，便愈。

【读解】

本条是第146条的对举条文，也是承接结胸证而论述的类似证。第146条侧重太阳外证未解；本条侧重太阳腑证气化不利。

"伤寒五六日"，其内含"四五日"，表示寒邪内收入里之后，又经"五六日"，其转化热，由里出外。"已发汗而复下之"，表示病有外证与里证。"已发汗"又暗示虚其外；"而复下之"也暗示虚其里及引邪内陷。"胸胁满微结"，表示邪气郁结于胸胁上下及表里之间，是本条病机的重点，也是本条为结胸类似证的凭证。"渴而不呕……心烦者"，表示汗下后津亏而外邪内陷。"但头汗出"，表示余处无汗，说明表仍为寒邪所困。"往来寒热"表示病在少阳。下之"心烦者"表示里虚。可见本条为太阳病、少阳病与太阴病并存，旁注明确为"此为未解也"。本方中用柴胡与黄芩和解少阳之热，桂枝与甘草辛甘通阳，以护外表之虚，甘草与干姜温阳守中，以止里之虚烦，栝楼根化津止渴以润上之口渴，牡蛎招阳归阴以化阴中之气，缓解头汗出及小便不利。

伤寒五六日，头汗出，微恶寒，手足冷，心下满，口不欲食，大便鞕，脉细者（此为阳微结，必有表，复有里也。脉沉，亦有里也）。㊟汗出为阳微，假令纯阴结，不得复有外证，悉入在里，此为半在里半在外也。脉虽沉紧，不得为少阴病。所以然者，少阴不得有汗，今头汗出，故知非少阴也。经可与小柴胡汤。设不了了者，得屎而解。（148）

【读解】

本条是第147条的对举条文，也是承接结胸证而论述类似证。两条均言"伤寒五六日"，上条汗下之后未解而"胸胁满"；本条未经汗下而自行发展为"心下满"，均是结胸证的类似证。欲出不能出而内陷，少阳气机不畅，是本条病机的重点。因内陷而热扰于上，致"头汗出"；因内陷而表仍未解，故"微恶寒"；因内陷而气郁于里，出现"手足冷"；因内陷而气微结于里，致"口不欲食，大便鞕，脉细"。嵌注指出"头汗出"之有无，是少阳病之阳结与少阴病之阴结相鉴别的要点，旁注进一步明确"此为阳微结，必有表，复有里也"。此"表"指的是外表之证，即"头汗出，微恶寒"；"里"指的是里证，即"大便鞕"。"阳微结"的枢机在少阳，给予小柴胡汤治疗，服后枢机得开，大便得通畅，上述诸症消除而愈。

阶段汇言

此节主要阐述结胸类似证，条文由热入血室开始，因热入血室的时机不同而有不同的诊治，进一步阐述类结胸证中的柴胡桂枝汤证与柴胡桂枝干姜汤证，以及小柴胡汤在结胸类似证中的应用。

伤寒五六日，呕而发热者，柴胡汤证具，而以他药下之，柴胡证仍在者，复与柴胡汤（此虽已下之，不为逆也），**必蒸蒸而振，却发热汗出而解。若心下满而鞕痛者**（此为结），**大陷胸汤主之。但满而不痛者**（此为痞），**柴胡不中与之，宜半夏泻心汤。**（149）

半夏（洗）半升　黄芩　干姜　人参　甘草（炙）各三两　黄连一两　大枣（擘）十二枚

上七味，以水一斗，煮取六升，去滓，再煮，取三升，温服一升，日三服。

【读解】

本条文承前启后，义分三节。

第一节，指出"伤寒五六日"出现呕逆之证，并进而出现发热，为柴胡汤证，是由里而上逆及由里出外的病变。此时用下法治疗后，柴胡汤证仍存在，应再给予柴胡汤治疗，常会"蒸蒸而振"，随之发热汗出而解。此处的"蒸蒸而振"指的是热从里而发出，引起肌肉的震颤，是热颤，不是寒战。此处之下法，并没有造成邪气内陷传变。旁注评价说"此虽已下之，不为逆也"。

第二节，指出下法治疗后造成邪热内陷而出现心下满闷，并有鞭痛，证属结胸，用大陷胸汤治疗，旁注进一步明确"此为结"，"结"就是结胸证。

第三节，指出下法后出现心下满闷，并没有出现心下痛，不是柴胡证，也不是结胸证，而是痞证，不能用柴胡汤治疗，宜用半夏泻心汤治疗。旁注明确"此为痞"，此处之"痞"就是痞证，指的是心下痞。

半夏泻心汤与小柴胡汤比较，二方绝大部分药物一样，主要差别在不用生姜改用干姜及以小剂量黄连一两换去大剂量的柴胡八两。二方虽同属和法，但治疗的侧重点已悄然转移，从"和"胸胁之表里，转移到"和"胸腹之上下。其症状也从胸胁苦满转移到心下满，究其原因，是"阴邪入里"。虽是阴邪入里，但所入之部位为心下，位置较高，须用半夏降浊为君药，并针对阴邪易伤中阳，而把生姜改为干姜，以守护中阳，且去掉"祛除寒热邪气"之柴胡，加用小剂量黄连"调胃厚肠"以反佐干姜，并与黄芩一道形成辛开苦降之和法，党参、甘草及大枣则是补中以助干姜，大枣又有利水之功以助半夏。

太阳少阳并病，而反下之，成结胸，心下鞭；下利不止，水浆不下，其人心烦，[心][下][必][痞][满]。（150）

【读解】

本条文承接上条，义分两节，阐述太阳少阳并病相反地使用下法，有两种不同的病证转归。第一，因下法，邪热内陷，形成结胸证，而出现"心下鞭"，这种转归，多缘于以太阳病为主的太阳少阳并病；第二，因下法，损伤里阳，造成阳虚而出现"下利不止，水浆不下，其人心烦"，这种转归，多缘于以少阳病为主的太阳少阳并病。依凭本条上节讲的是水热已互结，可推出下节讲的应是阳陷于下而水气聚于上。阳陷于下而"下利不止"，水气聚于上而"水浆不下"，"水浆不下"必有吐逆，吐逆导致"其人心烦"。其阙文依据上下文意，当是"心下必痞满"，形成"痞"满与"结胸"对举。

本条与上条对比可得，上条讲柴胡汤证用下法，柴胡证仍在，认为

"虽已下之，不为逆也"，且"以他药下之"而不言"反"；而本条太阳少阳并病，下法之后产生结胸证等传变，用"而反下之"。由此可看出下法的使用，存在是否造成传变的两种情况：传变者，为逆，故用"反"字加以强调；不传变者，不为逆，不用"反"字。

□ **脉浮而紧，复下之，紧反入里，则作痞，按之自濡，但气痞耳。**
（151）

【读解】

本条是承前启后之条文，凭借脉象表达病机及病邪的性质。脉从浮转为紧，脉浮病在外，理应用汗法治疗，本条却使用下法治疗，造成"紧反入里"。"紧"在此处明指脉象，暗指"寒气"，"紧反入里"就是指寒气入里，形成痞证。"按之自濡"指的是腹部柔软，没有坚硬之象，说明病仅停留在气痞之证的状态，故言"但气痞耳"，并以此"气痞"启下条之"水痞"。

太阳中风，下利，呕逆。 ⊕表解者，乃可攻之。经**其人漐漐汗出，发作有时，头痛，心下痞鞕满，引胁下痛，干呕，短气，汗出不恶寒者**（此表解，里未和也），**十枣汤主之。**（152）

芫花（熬） 甘遂 大戟

上三味等分，各别捣为散，以水一升半，先煮大枣肥者十枚，取八合，去滓，内药末⊕强人服一钱匕，羸人者服半钱。经温服之（平旦服），若下少，病不除者，明日更服（加半钱），得快下利后，糜粥自养。

【读解】

本条文承接上条，上条暗言伤寒，本条明说太阳中风。"下利，呕逆"里急之证，与葛根汤证之里急类似，但葛根汤证为表闭里急，而本条言"太阳中风"，说明是表开里急。表开，热得泄，"里急"当不是邪热所致；表开，寒不甚，"里急"也当不是寒气所致。嵌注进一步明说"表解者，乃可攻之"，暗示当是形质之邪。"下利，呕逆"出现"其人漐漐汗出，发作有时，头痛"，类似桂枝汤证，表达了太阳体表之气化得不到充分恢复，时通利而"汗出"，时不通利而"头痛"，发作有时。此处"漐漐"之意是身体润湿的样子。太阳气化不够，水饮不化，水停心下，阻塞气之升降，而导致心下痞。因痞致鞕，因鞕致满，因满而"引胁下痛"，又因饮阻心下而"干呕，短气"。"汗出不恶寒"，印证表证已解，可以治里，旁注分析为"此表解，里未和也"。本条的水饮，因停滞于心下部位而出现"心下痞鞕满"，属于结胸证的类似证而置于此，也因里水急而用竣下之十枣汤治疗。

另，从十枣汤的方名，还可得到提示：大枣在此方中除了防芫花、大戟、甘遂之伤正，还有利水之功。

太阳病，医发汗，遂发热恶寒，因复下之，心下痞（无阳则阴独）。㊟表里但虚，阴阳气并竭。经复加烧针，因胸烦。㊟面色青黄，肤瞤者，难治；今色微黄，手足温者，易愈。经心下痞，按之濡，其脉（关上）浮者，大黄黄连泻心汤主之。心下痞，而复恶寒汗出者，附子泻心汤主之。心下痞（本以下之故），与泻心汤，痞不解，其人渴而口燥烦，小便不利者，五苓散主之。㊟一方云：忍之一日乃愈。（153、154、155、156）

大黄黄连泻心汤方

大黄二两　黄连　黄芩各一两

上三味，以麻沸汤二升渍之，须臾，绞去滓，分温再服。

附子泻心汤方

大黄二两　黄连一两　黄芩一两　附子（炮，去皮，破，别煮取汁）二枚

上四味，切三味，以麻沸汤二升渍之，须臾，绞去滓，内附子汁，分温再服。

【读解】

太阳病使用发汗治疗，本应汗出而解，而本条却出现汗后变证。人体之阳气不足，难以祛除寒邪，可出现汗后"发热恶寒"，此与"伤寒例"内容中伏气致病之理相似。在这种情况下，再用下法治疗，必引邪入内而出现"心下痞"。汗法虚其外，下法虚其内，两者并用可导致表里阴阳皆虚，嵌注明确说"表里但虚，阴阳气并竭"。此"但"在宋本为"俱"，两者均可，但宋本之"俱"更符合实际。旁注强调寒气而认为"无阳则阴独"，正

文强调再用烧针之法，并因之而出现"胸烦"，其有两种可能：第一，阳气欲亡。乃因烧针而遭火邪逼迫，导致如嵌注所说的"面色青黄，肤润者，难治"。第二，仅是热扰。乃因烧针而火热之气内扰，导致如嵌注所说"今色微黄，手足温者，易愈"，此类似栀子豉汤证。

下之后，出现的"心下痞"，心下按之柔软，脉浮，用大黄黄连泻心汤治疗，是承接"复加烧针，因胸烦"的第二种病情演变。此"痞"为热痞，为何是热痞？缘于脉浮。旁注进一步明确脉浮在"关上"。就病位而言，笔者认为旁注所说较为恰当。

"心下痞，按之濡"与"心下鞕"是区别痞证与结胸证的要点。从本方药的煎法"以麻沸汤二升渍之，须臾，绞去滓，分温再服"中得到提示，此为无形质的热聚，还没有形成水热互结，从严格意义上讲，也属结胸证的类似证。

心下痞，又有恶寒汗出，说明存在体表阳虚，须在上述泻心汤的基础上加附子，以温扶表阳。心下痞，用泻心汤治疗后，痞证并没有解除，进而出现"口渴燥烦，小便不利者"，说明热已除而气聚化水，仅用清热泻痞之法不足以让水饮化气，反使气化更加不利，此时当用五苓散通阳化气以利水。旁注强调"本以下之故"，就是明确为因下法所导致的邪气内陷，气聚为水，就是水饮之证，实缘无形质之气转变为有形质之水。嵌注"忍之一日乃愈"，是说明本证还有自愈的可能，也窥到水聚之证可通过"忍"，以达到气化通利的目的。

伤寒，汗出解之后，胃中不和，心下痞鞕，干噫食臭，胁下有水气，腹中雷鸣，下利者，生姜泻心汤主之。（157）

生姜（切）四两　甘草（炙）三两　人参三两　干姜一两　黄芩三两　半夏（洗）半升　黄连一两　大枣（擘）十二枚

上八味，以水一斗，煮取六升，去滓，再煎取三升，温服一升，日三服。

【读解】

本条文承接上条，是上条的对举条文。上条指太阳病发汗后而再用下法，由于治疗的不恰当而造成邪气内陷；本条文直言伤寒经汗法治疗，表证虽已解，但胃气不和，干噫食臭，是缘于表证未解之前已有部分邪气入里聚集在心下，导致气机升降不畅而出现心下痞，并由痞进而发展为鞕，也暗示气聚已部分转变为水气，并由于水气的产生，而下趋肠道，导致腹中雷鸣下利。此时病由气痞向水痞转变，故条文中说"胁下有水气"。但病之源头仍在气痞。须在半夏泻心汤的基础上，减去干姜二两而改为生姜以行水气。

伤寒中风，医反下之，其人下利，日数十行，谷不化，腹中雷鸣，心下痞鞕而满，干呕，心烦不得安，医见心下痞，谓病不尽，复下之，其痞益甚（此非结热）㊟但以胃中虚，客气上逆，故使鞕也。经甘草泻心汤主之。（158）

甘草（炙）四两　黄芩三两　干姜三两　半夏（洗）半升　大枣十二枚　黄连一两

上六味，以水一斗，煮取六升，去滓，再煎取三升，温服一升，日三服。㊟附子泻心汤，本云：加附子半夏泻心汤，甘草泻心汤，同体别名耳。生姜泻心汤，本云：理中人参黄芩汤，去桂枝、术，加黄连，并泻肝法。

【读解】

本条文承接上条，上条单言伤寒，本条并言伤寒中风。上条论述汗法，本条阐述下法。不论伤寒还是中风，均本应用汗法，而本条却用下法，当是误治，所以条文说"反下之"。下法引邪内陷，也因下法而导致里虚，里虚而不能守，故现"下利，日数十行，谷不化"；正虚邪陷，正邪交争于腹内，故致"腹中雷鸣"。因里虚而胃气不和，胃气上逆，聚于心下，气机升降不畅而心下痞。由痞而鞕，由鞕而满，由满而"干呕，心烦不得安"。此时医家诊断"心下痞"为病不除，再用下法治疗，造成痞证更加明显，这是由于下法导致胃气更虚，上逆更甚。嵌注分析说"但以胃中虚，客气上逆，故使鞕也"。此时虽鞕，但仍属于痞证，为痞证之甚，不是结胸证，旁注标明"此非结热"，治疗仍按痞证论治。因其内虚明显，须在半夏泻心汤的基础上加大炙甘草的用量，变为甘草泻心汤。

伤寒，服汤药，下利不止，心下痞鞕。服泻心汤已，复以他药下之，

利不止，医以理中与之，利益甚。㉘理中者，理中焦，此利在下焦。经赤
石脂禹余粮汤主之。㉙复不止者，当利其小便。（159）

赤石脂（碎）一斤　太一禹余粮（碎）一斤

上二味，以水六升，煮取二升，去滓，分温三服。

【读解】

本条文虽简单，但描述了六层意思、六个阶段。

第一，伤寒服汤药治疗，造成"下利不止，心下痞鞕"，暗示此汤药是
泻下之药，因泻下而导致邪气内陷。

第二，根据心下痞鞕之症，而服用泻心汤治疗。

第三，服泻心汤后，再用其他泻下药物治疗，造成下利不止，暗示里
气已虚。

第四，因下利不止，认为里虚寒而使用理中汤治疗，但下利更加明显，
嵌注认为"理中者，理中焦，此利在下焦"。

第五，理中焦而下利不止的原因在下焦，下焦不固，当用赤石脂禹余
粮汤治疗。赤石脂，《本经疏证》说其有"使之表里相联"之功效，用之能
使肺与大肠之气升降相顾而协调；禹余粮有"钟土气于水中"的功效，这
样可使水中有土，运化津液，津液上承，气化而下固，下利止而痞鞕除。

第六，嵌注所说"复不止者，当利其小便"，表达用了赤石脂禹余粮汤
后"肺与大肠之气已复"而病未愈，是体外气化不利所致，当用利小便以
助气化之法治疗，如五苓散之类方剂。

从本条的诊治过程，可看出治疗的范围从胃肠之内扩展到胃肠之外，
再扩展到体外。

□ **伤寒吐下后，发汗，虚烦，脉甚微，八九日，心下痞鞕，胁下痛，**
气上冲咽喉，眩冒，经脉动惕者，久而成痿。（160）

【读解】

本条是上条的扩展条文，也是启后条文。吐下之法虚其内，发汗再虚
其外。伤寒吐下后发汗，导致身体内外皆虚，出现"虚烦"。因虚进而阳
衰，其"脉甚微"。又经过"八九日"，阳气更衰，气化无力，水气泛生，

水聚心下，阻滞气机运化及升降，导致"心下痞鞕，胁下痛"。水气进而上逆，"气上冲咽喉，眩冒"。水生而阳气更衰，经脉不得其温煦而"经脉动惕"，日久失养，则痿废不用而成"痿"。

伤寒发汗，若吐，若下，解后，心下痞鞕，噫气不除者，旋复代赭汤主之。（161）

旋复花三两　人参二两　生姜五两　代赭一两　甘草（炙）三两　半夏（洗）半升　大枣（擘）十二枚

上七味，以水一斗，煮取六升，去滓，再煎，取三升，温服一升，日三服。

【读解】

本条文承接第 159 条，该条用下之法，导致多种变证，由里及外，表里俱病，最终是表虚水聚；而本条阐述先用汗法，后用吐下之法，表证解除之后，又导致正虚浊气逆于内。"噫气不除"是指浊气上逆，嗳气频作不止。浊气内含有水饮及热气，热气是上逆之推手，须用旋覆代赭汤治疗。方中旋覆花除水下气，代赭石清热降逆，生姜及半夏降浊，姜枣行水又调营卫，参草补虚。

□ **喘家，下后，不可更行桂枝汤，若汗出而喘，无大热者，可与麻黄杏子甘草石膏汤。（162）**

【读解】

本条是上条的扩展条文，也是启后条文。表达喘证用下法之后，邪必因下而内陷。桂枝汤是和表发汗之剂，其治疗的侧重点在外表；而本条之邪已内陷，不宜再用桂枝汤。"汗出而喘，无大热者"，表明邪热已不在外表而陷入胸内，应给予麻黄杏仁甘草石膏汤宣肺清热以平喘。

太阳病，外证未除，而数下之，遂协热而利，下不止，心下痞鞕，表里不解者，桂枝人参汤主之。（163）

桂枝（别切）四两　甘草（炙）四两　白术三两　人参三两　干姜三两

上五味，以水九升，先煮四味，取五升，内桂，更煮，取三升，去滓，温服一升㉘日再，夜一服。

【读解】

本条文与第161条对举，一为气内逆而"噫气不除"；一为邪内陷"遂协热而利，下不止"。

太阳病外证未除，必有表邪，本应解外，其"数下之"而不用"反"，说明病原已有可下之证，当是寒化之热证。其下法的使用，原本没有明显的不恰当，但关键是"数下之"欠妥当。因"数下之"而"协热"，"协热"即泻热；又因"数下之"泻热而导致里虚，里虚而"利下不止"；还因里虚生寒，寒气聚于心下而出现"心下痞鞕"。这样既有外证未除又有里证出现，所以条文说"表里不解"。方用桂枝解外寒，用理中汤驱寒守内止泻，形成桂枝人参汤。

另，本汤方中桂枝"别切"而没有去皮，煮法中"后下"，与《伤寒论》中桂枝的常规用法明显不同，是桂枝的另一种用法，可能与本条"利下不止"之证有关。

伤寒大下后，复发汗，心下痞，恶寒者（表未解也），**不可攻痞，当先解表，表解乃可攻痞。**㉘解表宜桂枝人参汤，攻痞宜大黄黄连泻心汤。（164）

【读解】

伤寒大下之后，导致体内无有形质之食物，且引邪入内；又因伤寒仍有表证而再发汗，形成"心下痞"，此时仍有"恶寒"，说明表证里证并存。因表证原来就有，所以旁注说其"表未解也"。从伤寒病治疗的常规顺序而言，应先解表，后治痞证，所以条文说"不可攻痞，当先解表，表解乃可攻痞"。本条的表证原先已使用发汗治疗，外表处于开的状态，宜用桂枝汤治疗，正如宋本《伤寒论》所言"解表宜桂枝汤"；而此时若因原先的大下之法，造成里虚不守，下利不止，致"心下痞，恶寒"，是表里不解，须用桂枝人参汤治疗，即是上述第163条文之证。可得康平本此条文嵌注"桂枝人参汤"当是传写之误，理应是宋本的"桂枝汤"为宜。

本条与上述第163条均是表里之证，而上述第163条的"利下不止，心下痞鞕"采用表里同治法；而本条却采用先治表后治里之法。两者对比，说明本条之证，以表证为甚，而里证不甚；上条之证，则是表里俱甚。再求证第91条"伤寒，医下之，续得下利清谷不止，身疼痛者，急当救里，后身疼痛，清便自调者，急当可救表。救里宜四逆汤，救表宜桂枝汤"，可见其关键在"里证"，里急者，以救里为先，也反证本条"心下痞"当应无"下利"之症，即使是有，也不是主症之一。

伤寒发热，汗出不解，心中痞鞕，呕吐而下利者，|柴|·|胡|·|汤|·|主|·之。（165）

【读解】

本条文描述了伤寒发热汗出，"热"未能外解而转聚于内，出现"心中痞鞕"，即热聚于里。"痞鞕"表达热聚而气机升降不畅，降不畅而呕吐，升不畅而下利。伤寒发热汗出，病位本应在外，而汗出热不解，热又从外入内，聚于"心中"之位，造成体内气机升降不畅，先逆于上，进而陷于下，也就是呕吐出现于前，下利出现于后，所以条文说"呕吐而下利"。从病机看，属于柴胡汤证。若是胁下痞鞕，为侧重于半表，为小柴胡汤证；若是心中痞鞕，为侧重半里，应为大柴胡汤证，正如宋本《伤寒论》所言"大柴胡汤主之"。但本条也可以先用小柴胡汤治疗，未解之后，再用大柴胡汤治疗。笔者认为在此是"柴胡汤主之"为宜，不分大小柴胡汤，依据可见后述第229条。

□ **病如桂枝证，头不痛，项不强，寸脉微浮，胸中痞鞕，气上冲喉咽，不得息者**（此为胸中有寒饮也），**当吐之，宜瓜蒂散。（166）**

瓜蒂（熬黄）一分　赤小豆一分

上二味，各别捣筛为散已，合，治之取一钱匕，以香豉一合，用热汤七合，煮作稀糜，去滓，取汁和散，温顿服之。不吐者，少少加，得快吐乃止。㊟

诸亡血虚家，不可与瓜蒂散。

【读解】

本条承接第165条，为扩展条文，扩展上条之未言内容。上条讲热气聚于体内上下之间——"心中"；本条阐述寒饮聚于体内的上部——"胸中"。上条因热气聚而升降失调；本条因寒饮聚而气上冲逆。

本条描述病的形证像桂枝汤证，暗示表开热泄而阳气不足，而"头不痛，项不强"，又说明不是桂枝汤证，也就排除了有外邪的存在。"胸中痞鞕"，即胸内憋紧不舒，提示胸内气机不畅，旁注判断为"此为胸中有寒饮"所致。进一步说明本条病像桂枝汤证而不是桂枝汤证，其"寸脉微浮"及"气上冲喉咽，不得息"，是寒饮上逆所致。寒饮是有形质之阴邪，病势本应向下走泄，而本条病势却向上逆冲，其背后还必有火热之气为推手。火热之气缘于胸为阳腑，其阳常旺而易复。治疗须顺其势而用吐法使其越出，适宜用瓜蒂散。方中瓜蒂主涌泄，越除胸中寒饮为君；赤小豆为臣，功效奥妙，其活血利水以正寒饮之源而助君药，又能引热下行以暖肾；而香豉能引肾液上济以消除热扰，这样既可阴阳升降得畅，而冲气之逆也易得平。

□□病胁下素有痞，连在脐旁，痛引少腹，入阴筋者，此名脏结，死。（167）

【读解】

本条远承结胸及痞证各条，近承第165、166两条，是补充条文。从165条的热聚，到166条的寒饮，再到本条的脏结。脏结是由痞证发展而来，从"胁下素有痞"到"连在脐旁，痛引少腹，入阴筋"，可见病机的演变从热聚到寒凝，又到饮生。其病证从结胸到痞证，再到脏结，也反映病势的步步入内、步步入阴。而第131条"病发于阴者，而反下之，因作痞也"，已印证痞证的来路为阴邪。"胁下"是阴阳交界之处；"脐旁"即大腹；"阴筋"即前阴。本条的病位从胁下开始，到大腹，入少腹，再到前阴，可见其从上到下，逐步入内入阴的发展过程。"脏结"之"脏"于此处是相对于"外"及"阳"而言，应是"内"及"阴"之意，并不是脏腑之脏。也说明了本条病证，从结胸之阳证发展到脏结之阴证，病情危重，难以救治，所以最后表达为"死"证。

阶段汇言

此节主要阐述痞证，以表达与结胸证对举，并进一步分析虚痞、气痞、水痞、热痞、痰痞及寒热错杂之痞证，还扩展到协热利及脏结等证。

伤寒，若吐、若下后，七八日不解。㉛热结在里。经 表里俱热，时时恶风，大渴，舌上干燥而烦，欲饮水数升者，白虎加人参汤主之。（168）

知母六两 石膏（碎）一斤 甘草（炙）二两 人参二两 粳米六合

上五味，以水一斗，煮米熟，汤去成滓，温服一升，日三服。㉛此方，立夏后、立秋前乃可服，立秋后不可服，正月、二月、三月尚凛冷，亦不可与服之，与之则呕利而腹痛；⊗诸亡血虚家，亦不可与，得之则腹痛下利者，但可温之，当愈。

【读解】

伤寒用吐下之法而不言"反"，说明已有可吐下之证及有形质之邪。第7条"发于阳，七日愈，发于阴，六日愈"，说明伤寒之病常在六七日之间解除；而本条却言"若吐、若下后，七八日不解"，表达经吐下两法治疗后病不解。

本条吐下之后，体内当已无有形质之实热，仅有无形质之热聚，暗合"七八日"的形质之变，不过是由有形质转为无形质而已。旁注判断为"热结在里"。"七八日不解"，是经历了"六七日"的阴阳寒热转变之日，暗示伤寒之"寒"已化热，其热入结聚于里，进而演变为"表里俱热"，又因"表里俱热"而"大渴，舌上干燥而烦，欲饮水数升"，表示热甚津亏；而"时时恶风"暗示表开，也提示津亏并损及气，也就是须用白虎汤加人参汤治疗的理由。

另，方后嵌注"此方，立夏后、立秋前乃可服，立秋后不可服"与"伤寒例"中的观点相似，及"诸亡血虚家，亦不可与"等内容，均是后来的补充注文，当属"层累"内容。

伤寒，无大热，口燥渴，心烦，背微恶寒者，白虎加人参汤主之。（169）

【读解】

本条承接第168条，两条对比，上条热盛津亏，而本条病势已衰，且津气更亏。理由有三。

其一，由上条"表里俱热"转为本条"无大热"，热盛在外之势已减，暗示津气更加不足。

其二，上条"舌上干燥而烦"，烦在口中，转变为本条"口燥渴，心烦"，烦已在里，提示津液亏损的加剧。

其三，由上条"时时恶风"转变为本条"背微恶寒"，"恶风"侧重在体表，而"恶寒"却在背部，背是阳气之府，"背微恶寒"的出现提示津气亏损的严重，并由津气的亏损发展到阳气的损伤。

伤寒，脉浮，发热无汗。㊟其表不解者，不可与白虎汤。经渴欲饮水，无表证者，白虎加人参汤主之。（170）

【读解】

本条是上述两条病证的进一步发展。由上条的"无大热……背微恶寒者"发展为"脉浮，发热无汗"，说明津液亏损更甚。此"无汗"不是表闭而是津液不足以化为汗液而无汗以出；"脉浮"是由津液亏损发展到营气不足所致。嵌注为了避免此"无汗"被误解为表闭，而在其侧补充说明"其表不解者，不可与白虎汤"以区别。条文的正文明确强调"无表证"，才可用白虎加人参汤。三条条文的病证侧重不同，但病机的源头均是热甚津亏，所用治疗方剂一样。

□□**太阳少阳并病，心下鞕，颈项强而眩者，当刺大椎、肺俞、肝俞，慎勿下之。**（171）

【读解】

本条是补充条文，为承前启后而补充，承前"热结在里"，启后的是"太阳与少阳合病"，是第142条文的类似条文，讲的都是太阳与少阳并病的类结胸证。

"心下鞕，颈项强而眩"说明本条已侧重在少阳，而第142条则侧重在太阳。因侧重点的不同，所强调的禁忌证也不同。本条"慎勿下之"；而第142条"慎不可发汗"。由于均是太阳少阳并病，故治疗方法一样"当刺大椎、肺俞、肝俞"。此处的"愈"当是俞穴之俞。

而本条安置于此，其目的是引出下述第 172 条的太阳与少阳合病。

太阳与少阳合病，自下利者，与黄芩汤；若呕者，黄芩加半夏生姜汤主之。（172）

黄芩汤

黄芩三两　芍药二两　甘草（炙）二两　大枣（擘）十二枚

上四味，以水一斗，煮取三升，去滓，温服一升㉑日再，夜一服。

黄芩加半夏生姜汤

黄芩三两　芍药二两　甘草（炙）二两　大枣（擘）十二枚　半夏（洗）半升

生姜（切）一两半

上六味，以水一斗，煮取三升，去滓，温服一升㉑日再，夜一服。

【读解】

上条讲的太阳少阳并病，是先有太阳病，随后并发出现少阳病证，强调出现的先后顺序，并有侧重的不同；本条阐述的"太阳与少阳合病"，强调太阳少阳病证并存的状态，随之自行下利，表达了邪热内陷，迫里下泻，当用黄芩汤治疗。

"合病"与"并病"的治疗有不同，"并病"常强调以先者为主，"合病"则依据病位、病性及病势等多因素综合考量而定，太阳与阳明合病，治在太阳；太阳与少阳合病，治在少阳；三阳合病则有治在阳明及治在少阳之异。

本条文放在此阐述，必还存在类结胸证的表现。

从本方的组成与功能上看，黄芩与芍药清内和里，甘草和中，大枣利水扶正，可见治疗整体侧重于清热止泻，也可看出病机重点为邪热迫里；如果再出现呕逆之证，提示邪热迫里，还造成体内气机升降失调，须在原来清内和里止泻的基础上，加生姜半夏以降逆止呕。

就本条整体文意而言，重点在黄芩加半夏生姜汤，其条文描述用词也不同，黄芩汤用"与"，而黄芩加半夏生姜汤用"主之"，这与强调少阳病证有关。

伤寒，胸中有热，胃中有邪气，腹中痛，欲呕吐者，黄连汤主之。(173)

黄连三两　甘草（炙）三两　干姜三两　桂枝（去皮）三两　人参二两　半夏（洗）半升　大枣（擘）十二枚

上七味，以水一斗，煮取六升，去滓，温服⊞昼三，夜二（昼三夜二，疑非仲景法）。

【读解】

本条文的"胸中有热，胃中有邪气"是对病机的描写，"邪气"承接伤寒，指的是伤寒之寒邪，这样就形成了体内之上部有热，下部有寒。因寒而腹痛，又因寒而欲吐；再因"胸中有热"而欲呕，故并称"欲呕吐"。"胸中有热"暗示有类结胸证，这也应是本条安置在结胸病篇的原因所在。

本条病机重点是上热下寒。其源于伤寒，并没有明说当前表证的消除与否，但从本方的组成看，仍有表证存在，方中以黄连清胸中之热，以干姜温腹中之寒，桂枝舒胸中之气，并反佐以助黄连清热，还可以兼顾祛除体表外寒，半夏以降逆止呕，炙甘草、人参及大枣和中补虚。

伤寒八九日，风湿相抟，身体疼烦，不能自转侧，不呕，不渴，脉浮虚而涩者，桂枝附子汤主之。若其人大便鞕（脐下心下鞕），小便不利者，去桂加白术汤主之。(174)

桂枝附子汤

桂枝（去皮）四两　附子（炮，去皮，破）三两　生姜（切）三两　大枣（擘）十二枚　甘草（炙）二两

上五味，以水六升，煮取二升，去滓，分温三服。

去桂加白术汤

附子（炮，去皮，破）三两　白术四两　生姜（切）三两　甘草（炙）二两　大枣（擘）十二枚

上五味，以水六升，煮取二升，去滓，分温三服。

初一服，其人身如痹，半日许复服之，三服都尽，其人如冒状，勿怪，此以附子、术，并走皮内，逐水气，未得除，故使之耳，□法当加桂四两。⊞

此本一方二法，以大便鞭，小便不利，去桂也。以大便不鞭，小便不利，当加桂，附子三枚（恐多也），虚弱家及产妇，宜减服之。

【读解】

本条承接上述各条，从上述水热互结的结胸证到发于阴者的痞证，以及上条体内上热下寒的黄连汤证，再进而阐述本条的风湿相抟于体外之证。

伤寒八九日，日久寒邪必伤阳，阳虚而气化不利，形成水湿之气，"八九日"又是阳衰或回复之时，因阳复而风起，与水湿之气形成风湿相抟，其气机不利于体外，出现"身体疼烦，不能自转侧"。"不呕"是指无少阳之证；"不渴"是指无阳明之证，说明本病仍在太阳境界。"脉浮虚而涩"是阳虚气化不利，气血运行不畅之象。用附子温阳，用桂枝化气，生姜大枣调和营卫，甘草补虚和中，共同构成桂枝附子汤。

如果患者出现大便坚硬及小便不利，处于寒湿凝抑于里的状态，也说明病证从"风湿相抟于外"转变为"水湿停聚于里"。还因寒湿内凝而存在旁注所补充的"脐下心下鞭"之证。方药方面体现为减去化气于外之桂枝，加建中燥湿于里之白术，形成去桂加白术汤。

风湿相抟，骨节疼烦，掣痛不得屈伸，近之则痛剧，汗出短气，小便不利，恶风不欲去衣，或身微肿者，甘草附子汤主之。（175）

甘草二两　附子（炮，去皮，破）二枚　白术二两　桂枝（去皮）四两

上四味，以水六升，煮取三升，去滓，温服一升，日三服㊟初服得微汗则解。能食，汗出止，复烦者，将服五合，恐一升多者，宜服六七合为妙。

【读解】

本条文承接第174条，继续阐述风湿相抟的证型演变。上条分别讲述风湿相抟于表与里两者不同的证型；本条风湿相抟是同时侵犯外表与内里的病证。

"骨节疼烦，掣痛不得屈伸，近之则痛剧"为风湿相抟于外。"掣痛"就是肌肉拘急疼痛。"汗出"及"恶风不欲去衣，或身微肿"为风湿相抟于表。"短气，小便不利"为风湿相抟于内里。甘草附子汤与上述桂枝附子汤及去桂加白术汤的对比，也可以看出本条病机是风湿相抟于表里。甘草附子汤中的桂枝与附子配伍是针对风湿相抟于表于外，白术与附子配伍是针

对风湿相抟于内于里，甘草和中以调和表里，这也是甘草与附子同为君药的原因。

伤寒，脉浮滑，白虎汤主之。（176）

知母六两　石膏（碎）一斤　甘草（炙）二两　粳米六合

上四味，以水一斗，煮米熟，汤成，去滓，温服一升，日三服。

【读解】

伤寒病，本应出现脉浮紧，而本条却言"脉浮滑"，看出病机已有如下转变。

其一，脉象从紧变为滑，暗示寒邪已化热。

其二，没有紧脉，出现滑脉，而浮脉仍存，表示寒邪虽已化热，但热并没有完全入里，应当属于表里俱热的状态。但与第168条的"表里俱热"之病势不同。168条的表里俱热，侧重于在里；而本条的表里俱热，侧重由表入里。因没有紧脉，提示表属于"开"的状态。

其三，滑脉提示津液充足，且条文中也没有明显口渴等津亏之证，与白虎加人参汤证不同。

综合上述三点而言，本条属于表里俱热而津液未亏的状态，即是白虎汤证，须用白虎汤治疗。

伤寒解而后，脉结代，心动悸，炙甘草汤主之。（177）

甘草（炙）四两　生姜（切）三两　人参二两　生地黄一斤　桂枝（去皮）三两

阿胶二两　麦门冬（去心）半斤　麻仁半升　大枣（擘）三十枚

上九味，以清酒七升，水八升，先煮八味，取三升，去滓，内胶烊消尽，温服一升，日三服。一名复脉汤。

【读解】

本条阐述伤寒外证解除后，随之出现"脉结代，心动悸"的证候。关键点是"脉结代"。其提示伤寒表证解除后，化热之余邪从体外进入体内而聚于血脉，造成脉结，并由"结"而"代"。因脉"结"而血脉不畅，因脉"代"而营气难养心神，导致"心动悸"而不安。

究其病因，脉因热而结。所以炙甘草汤中使用大量的生地凉血养血以清热，并用大量的麦冬补益津液以辅助，再用桂枝通阳化气以开结，此外还有大枣、火麻仁、人参、阿胶以助养血，生姜以助化气。

而本方不以用量独大的生地黄命名，也不以用量次之的麦门冬命名，却以炙甘草命名，当是炙甘草能缓和"心动悸"主症的缘由。

□□脉按之来缓，时一止复来者，名曰结。又，脉来动而中止，更来小数，中有还者反动，名曰结，阴也；脉来动而中止，不能自还，因而复动者，名曰代，阴也。得此脉者，必难治。(178)

【读解】

本条文是第177条的补充，分别说明结脉与代脉的定义。

结脉有两种情况：其一，指脉来迟缓，时有停顿，停后再来，侧重描述脉之来势缓慢；其二，描述脉停止后，复动时脉稍数，脉内有回流之象，称为"反动"。此"反"是返回之意，侧重描述脉停止之后复来的情况。两者综合表达因结而阻滞，脉来迟缓，脉流不畅；又因结，而复动时稍数，及有回流之象。

结脉与代脉对比：结脉不仅有脉来之势，还有脉去之象；而代脉却明显不同，脉有来势，而没有去之象，通俗说为"有来无回，有头无尾"之意。结脉与代脉都属于阴脉，都是难治之证的脉象，两者相比，代脉是虚之象，结脉是虚中有实，但代脉更加危重。

阶段汇言

先阐述热盛津亏的白虎加人参汤证，随后是热陷于里的黄芩汤证及黄芩加半夏生姜汤证，再是风湿相抟三证，后又阐述表里俱热的白虎汤证及伤寒外证解后而遗留"脉结代、心动悸"的炙甘草汤证，并分析结代两脉形成的原因。

太阳病篇小结

太阳主人体之外表，其境界常"多血少气"，即阳多聚于血而少布于气。其受寒邪侵犯之后，常因开阖不利而发病，病机不外有三：①因郁而发热，或化水；②水热互结；③风湿相抟。而就病位的侧重不同，又分为表病与腑病。表病之中有表证与外证，表证因开阖状态不同又可分为"表开"及"表闭"；腑病之中，因部位不同又分为结胸证、结胸类证及膀胱腑证。结胸证，因程度轻重不同，又可分为大小结胸证；结胸类证有热入血室、痞证及脏结等；膀胱腑证，因性质不同，又可分为蓄水证、热结膀胱及热在下焦。太阳病的风湿相抟为继发病证，因阳气受损不同，其波及的境界也有内外侧重的不同。

辨阳明病

□□问曰：病有太阳阳明，有正阳阳明，有少阳阳明，何谓也？答曰：太阳阳明者，脾约是也；正阳阳明者，胃家实是也；少阳阳明者，发汗、利小便已，胃中燥、烦、实，大便难是也。（179）

【读解】

本条文是阳明病篇第一条，空两格书写，为启后条文。本条之"病"暗指阳明病。本条阐述阳明病有三种类型，即太阳阳明、正阳阳明、少阳阳明。

读者于此常受太阳与少阳为"经"为"病"的困惑，历代医家对此注解也没有清晰透彻。"太阳阳明"之太阳指的是阳气旺盛，不是太阳经的太阳，也不是太阳病的太阳；"少阳阳明"之少阳指的是阳气较少，不应是少阳经的少阳，也不是少阳病之少阳。

从本条文的"太阳阳明者，脾约是也"中，即可以看出"太阳"就是胃之阳气旺盛，《金匮要略》"脾约"说明是由于胃阳过盛，制约了脾气的运化而出现该病证，也可佐证。"少阳阳明"的"少阳"指的是发汗及利小便后胃中津液丢失而阳气不足，导致"阳明"形成"胃中燥、烦、实"而大便不通畅，此处的胃阳不足含有胃津不足。"正阳阳明"，不强调胃之阳气的多寡而侧重表明胃内邪气强盛而形成的燥实；而"太阳阳明"与"少阳阳明"则侧重表达了胃之阳气的太过与不足所形成的阳明病，可见它们病证侧重点不同。

阳明之为病，胃家实是也。（180）

【读解】

上条描述阳明病的三种类型，示阳明病的来路；本条阐述阳明病的形成机理，是阳明病的入门条文。其核心表达了阳明进入病的状态，就是

"胃家实是也"。"胃家"指的是整个消化道，囊括胃、小肠、大肠等。"胃家实"就是胃家内实。不论是胃阳太过或是胃阳不足，均有胃内邪实，并最终导致胃家燥实。

□□问曰：何缘得阳明病？答曰：太阳病发汗，若下，若利小便，此亡津液，胃中干燥，因转属阳明，不更衣，内实，大便难者，此名阳明也。（181）

【读解】

本条文空两格书写，是第180条的补充条文，是站在太阳病的角度上，阐述了阳明病的形成原因。

其指出太阳病经过使用汗法、下法及利小便之法等治疗，导致津液丢失，病可进入阳明境界。因胃家干燥，不行大便，形成胃内燥实，大便干结而不通畅，就称为阳明病。

古人上厕排大便后，常有更换衣服的习惯，此处的"不更衣"就是暗指没有排大便。

□□问曰：阳明病外证云何？答曰：身热，汗自出，不恶寒，反恶热也。（182）

【读解】

本条文承接上述而言，与上条对举。上条讲述"内实，大便难"，侧重内证；本条转而阐述"阳明病外证"，外证为"身热，汗自出，不恶寒，反恶热也"。

"身热"说明两点，其一，言"身热"即示不是太阳病的"体热"，阳明之热不在表，已转入内；其二，从下述条文也可得知，阳明汗出以四肢手足为甚，汗多而热得泄，四肢热气相对较轻，热气相对集中在躯体部位。

"汗自出"说明阳明之汗是不经发表而出，而是热从里迫出所导致。

阳明病无表证，也就没有恶寒之证，因热从里出而导致"恶热"。又，站在伤寒病的角度而言，本不应有恶寒，所以言"反恶热也"加以强调。

□□问曰：病有得之一日，不发热而恶寒者，何也？答曰：虽得之一

日，恶寒将自罢，即自汗出而恶热也。（183）

【读解】

此条文之"病"字最值得深思，若是阳明病，本不应该有"不发热而恶寒"；若是太阳病，未必一日后随之"恶寒将自罢"。

此条以"一日"示病之始发，暗示病仍在太阳。此时"不发热"暗示太阳病阳弱，阳弱而表必开；其不恶风而"恶寒"，更进一步说明表阳弱甚。此时表阳虽弱，但内里之阳不虚，此时不经过上述发汗及利小便等方法，病证可自行进入阳明境界。一旦完全进入阳明境界，"恶寒将自罢，即自汗出而恶热也"。

□□问曰：恶寒何故自罢？答曰：阳明居中，主土也。万物所归，无所复传。始虽恶寒，二日自止，此为阳明病也。（184）

【读解】

本条文承接上条，表达恶寒自罢的原因。"恶寒"暗指病系于外表，多有表阳不足。"阳明居中"就是阳明居内，对表而言，即是里；对上下左右而言，即是"中"，也即上述所说的"胃家"。

而"主土"是何义？"主"为主导及掌管之义，"土"即太阴湿土。阳对阴而言为"阳主阴从"，此处之"主土"即阳明主导太阴湿土之义。

"恶寒何故自罢"，即"恶寒"因病证进入阳明胃家而消失，也因消失而"无所复传"，如万物所归于土一样，不再向别处传变，所以说"始虽恶寒，二日自止"。其"二日"应火之生数，提示阳明阳旺之事实，其因阳旺而"恶寒自罢"，也因阳旺而实，形成阳明病。

□本太阳，初得病时，发其汗，汗先出不彻，因转属阳明也。（185）
□伤寒发热，无汗，呕不能食，而反汗出濈濈然者，是转属阳明也。
（185）

【读解】

此处两条内容宋本则合为一条，康平本分为两条，有对举之义，其义承接第 180 条。

阐述原来为太阳病，初期因使用汗法，汗出不透，病证不除，因伤津而转归阳明境界，形成阳明病。

随之又阐述"伤寒发热，无汗，呕不能食"，其虽不明指太阳病，但从描述的症状，也可看出病在太阳。"呕不能食"暗示病欲入内，又因呕不能食而津液化生无源。病属太阳伤寒，本应无汗，此处却出现"汗出濈濈然"，所以说"反汗出"。由于呕不能食，进而相反不断地汗出，必化燥成实，形成阳明病，所以说"此转属阳明也"。

从本两条文可以看出，太阳病外证明显，因发汗治疗而外热不除，可进而入内及里，形成阳明病；另，伤寒后，内外之证俱显，病虽属于太阳，但病势较急，可自行发展转归为阳明病。此两条文阐述的形成阳明病的原因有二：一是治疗不恰当；二是疾病的自行发展。

□□ 伤寒三日，阳明脉大。（186）

【读解】

本条为补充条文，阐述阳明脉象。病从伤寒而来，若是太阳伤寒，脉象多为浮紧，本条的"伤寒三日，阳明脉大"当为何义？

第4条"伤寒一日，太阳受之"，第184条"始虽恶寒，二日自止，此为阳明病也"，从上述的一日太阳、二日阳明推断，"三日"当为少阳。桂林古本《伤寒论》在此条的相应内容为"伤寒三日，阳明脉大者，此为不传也"，可见本条因脉大而不传，仍在阳明。其脉象当是由紧变为大，也提示了已经没有寒邪的存在，伤寒之寒邪均已化热，因热而脉大。

另，伤寒所导致阳明病所出现的脉大应与杂病所出现的脉大对比：阳明之脉大提示热盛，但还没有形成燥实；而杂病之脉大则侧重表现气血的亏虚，可见同是脉大，因病之不同，所反映的病机也不同。

□□ 伤寒脉浮而缓，手足自温者，是为系在太阴。太阴者，身当发黄，若小便自利者，不能发黄，至七八日，大便难者，为阳明病也。（187）

【读解】

本条文承接上条而继续阐述脉象，也是补充条文。伤寒病，脉常为紧，本条文之脉却浮而缓。

病态之缓脉有两义：其一，迟缓之"缓"，指脉势缓慢；其二，缓大之"缓"，指脉之形体宽大。

本条"脉浮而缓"是指由脉浮逐步发展为脉缓，侧重表达了脉象的动态变化，其有两个提示：其一，此伤寒之寒气已不甚；其二，人体的阳气不旺。"手足自温"可得佐证，也表示人的阳气不旺，但还没有明显的阳衰。在这种情况下，伤寒病常会转入至太阴境界，所以说"系在太阴"，而形成太阴病。太阴病理应出现黄染之证，"若小便自通利"则示无湿，就不会出现黄染。病"至七八日"之时，是形质转变之日数，导致大便艰难不通畅，就转为阳明病。此处的机理关键是体内阳气的恢复，太阴病与阳明病同属里病，两者的区别要点就在于体里阳气旺盛与否，也就是后世医家所说的"虚者太阴，实者阳明"。

□□伤寒转系阳明者，其人濈然微汗出也。（188）

【读解】

本条是承前启后条文，与第187条形成对举，也是下述第189条的对举条文。

上条以"小便自利"及"大便难"之内证，侧重表达了从太阴境界内转阳明病；本条以"其人濈然微汗出"之外证，表达伤寒从太阳境界外入而转为阳明病。"濈然微汗出"之意是连续不断地小量汗出。从此两条，可看出阳明病的来路有内外之不同。

□□阳明中风，口苦咽干，腹满微喘，发热恶寒，脉浮而紧。若下之，则腹满、小便难也。（189）

【读解】

本条文承接上条，上述第188条表达伤寒转入阳明，是传变所致；本条直说阳明中风，明确病从外"直中"而来。而下条"阳明病，若能食，名中风"则表达阳明胃腑内热；第231条"阳明病，中风，脉弦浮大"却表达阳明病里热出外的状态。可见阳明病有四种状态：传变而来，直中而来，胃腑热盛，里热出外。

本条"口苦咽干，腹满微喘，发热恶寒，脉浮而紧"，是表达阳明中风病证从外直中入里，热聚阳明，还没有形成燥实，而热逆于上则"口苦咽干"；热聚于阳明腑内则"腹满"，满为气滞，滞而逆于上，影响呼吸之升降而"微喘"。热聚阳明，本不应有恶寒，本条却"发热"与"恶寒"并见，是由于阳明中风，风邪从外表入内里，正处于转变的动态过程中，体之内外均有风邪，从其"脉浮而紧"可得到印证。"脉浮而紧"表达了脉从浮向紧的转变过程，此时"脉紧"不是外寒束表，而是热聚于里，逐渐步入阳明腑内，而身体外表阳气相对不足。因阳明有热，又存在身体外表阳气不足，故"发热"与"恶寒"并存。此条又是第183、184条病证之前奏。

本条"脉浮而紧"之阳明中风与上述的"脉浮而缓"之太阴病形成鲜明的对比："脉浮而缓"提示体内阳气不旺；"脉浮而紧"提示体内阳气旺盛。此条阳明中风仅反映热聚，并没有形成燥实，若用下法荡实，却无实可荡，所以下后腹满仍存，又因下而损津耗气，形成"小便难"。从此条还可以看出中风所致的阳明病与伤寒所致的阳明病有不同的特点，也可以看出"阳明中风"与"阳明病中风"有细小的差别，"阳明中风"为热从外入，"阳明病中风"却是热从里出。

阶段汇言

本节围绕阳明病"胃家实"的产生过程，阐述其可由太阳病传变而来；也可由阳明直中而来；还可以由太阴病转变而来；另，还有胃腑内热自盛。

□□阳明病，若能食，名中风；不能食，名中寒。（190）

【读解】

本条为承前启后条文，阳明病以能食与否，分别称为"中风"与"中寒"。能食则为中风，不能食则为中寒，实际是提示阳明病胃腑内阳气的充足与否。"中风"为阳明腑内的阳气相对充足；"中寒"为阳明腑内的阳气相对不足。

□阳明病，若中寒者，不能食，小便不利，手足濈然汗出（此欲作固瘕），必大便初鞕后溏。㉝所以然者，以胃中冷，水谷不别故也。（191）

【读解】

本条文阐述阳明病的中寒，"中寒者，不能食"，说明中阳不足。在"不能食"的基础上，出现"小便不利"，进而运化不利，导致水湿的存在；"手足濈然汗出"又说明体外仍有阳热逼汗外泄及化燥实的可能。因汗出而大便初鞕，因小便不利而大便后溏。

此条阳明病中寒，以阳明腑内阳气不足为本。嵌注进一步明确其形成的原因是"以胃中冷，水谷不别故也"，说明了病的来路；而旁注"此欲作固瘕"，却说明了病可能的去路。"瘕"于此是积聚之义，"固"是寒冷之意，"固瘕"即冷积之证。

□ 阳明病，初欲食，小便反不利，大便自调，其人骨节疼，翕翕如有热状，奄然发狂，□身手足濈然汗出而解㉛汗出而解者，此水不胜谷气，与汗共并，脉紧则愈。(192)

【读解】

上条明讲阳明病中寒，本条暗指阳明病中风，互为对举条文。中风能食而应小便自利，而本条却相反出现小便不利，提示也有水湿的存在。因水湿与热气同时存在而"大便自调"，又因水湿的存在而"其人骨节疼，翕翕如有热状"，但水湿最终不能胜过阳明之阳气宣发，突然间发狂，周身得汗出而解。嵌注进一步说明"此水不胜谷气，与汗共并，脉紧则愈"。此条"谷气"就是热气，也是阳明之阳气。"脉紧"即阳明阳气旺盛的表现，因之水湿乃与汗一道得以宣泄，所以才有"脉紧则愈"之条文内容。

"濈然汗出而解"之前有四个空格的阙文，根据笔者的读书心得体会，补上"一身手足"四字，理由是：阳明病的"濈然汗出"常在手足，也常是化为燥实的标志；而本条却说"濈然汗出而解"，说明不是化为燥实，而是病愈的标志。其必是津气充足，即阳气与汗液俱足，不仅手足有汗出，而且躯体也应有汗出，如此才能热得泄而水湿也得除。补上"一身手足"四字，形成"一身手足濈然汗出而愈"，体现"一身手足濈然汗出"与"手足濈然汗出"的区别，其关键是津气的充足与否，也决定着阳明病化为燥实与否。

□□阳明病，欲解时，从申至戌上。(193)

【读解】

本条讲述阳明病欲解的时辰，在于从申时、酉时到戌时之间。人体的阳气随自然之阳气升降出入节律变化，在"从申至戌上"期间回归体内，阳明得助而恢复，导致邪气消退，病证常在此期间得以解除。

□阳明病，不能食，攻其热必哕㊟所以然者，胃中虚冷故也。(以其人本虚，攻其热必哕)(194)

【读解】

本条义承第191及192条，"阳明病，不能食"就是"中寒"。"中寒"为阳明腑内阳气不足，嵌注进一步明确病的来路，"所以然者，胃中虚冷故也"。此时用攻热之法，会让阳明腑内阳气更虚，导致胃气上逆，而形成哕证，正如旁注所说"以其人本虚，攻其热必哕"。

□阳明病，脉迟，食难用饱，饱则微烦，头眩，必小便难(此欲作谷瘅)，虽下之，腹满如故㊟所以然者，脉迟故也。(195)

【读解】

本条文是上述第194条的对举条文，所阐述的病证是上条之渐者。上条"不能食"；此条虽能食，但"食难用饱"，饱后"微烦，头眩"，结合其"脉迟"，提示阳明腑内阳气不旺，腐谷与运化之力均不足，腐谷乏力，谷食难以消化，饱后谷气上逆，导致"微烦，头眩"。此上逆与上条"哕"之上逆不同。运化乏力，气化不利，水湿停滞，必导致"小便难"，甚至还可形成黄疸或宿食之证，旁注进一步明确说"此欲作谷瘅"。此时用下法虽可暂时泻下未化的水谷，但必再损阳气，运化乏力仍存或更甚，先前的气滞仍在，所以"腹满如故"。嵌注认为此是脉迟的缘故，此时脉迟的病机就是阳明阳气不足，并因之运化乏力，气滞腑内，造成体外之脉行迟缓，所以说"脉迟故也"。

□□阳明病，法多汗，反无汗，其身如虫行皮中状者，此以久虚故也。(196)

【读解】

本条是上述两条的补充条文。虽均论述阳明病实中有虚，但上述两条侧重阐述内证，本条侧重外证。

本条指出阳明病，理应多汗，此却反无汗。"其身如虫行皮中状"是阳明久虚所造成。阳明是阳气旺盛之地，也是多气多血之地，其久虚必是阳气不足，日久而生化乏源，气血津液均不足。少气少津，无汗以出，而"反无汗"；少气少血，运行无力，而"身如虫行皮中状"。

另，本条与上述第194、195两条还有编排方式的不同，上述两条空一格，本条空二格。其可意会阳明病侧重于里，即"胃家实"。

□□阳明病，反无汗而小便利，二三日呕而咳，手足厥者，必苦头痛；若不咳、不呕、手足不厥者，头不痛。（197）

【读解】

本条文承接上条，继续阐述无汗的阳明病证演变，也是阳气不旺的病证类型。无汗，进而小便通利，说明体外阳气虽不足，但体内还没有明显阳虚，尚能气化而通利。"二三日"暗示有外邪的存在；"呕"逆，说明阳明热气不内聚而上逆，并在此基础上进一步出现"咳"逆，说明热气上逆更甚；"手足厥"，又从另一个方面说明阳明阳气不能外充手足，不能外充手足则热气上逆更甚，势必出现头痛而不堪忍受；如果没有咳逆、呕逆及手足不厥就没有头痛。此说明本条之头痛与否，与阳明热气上逆的微甚有关。

□□阳明病，但头眩，不恶寒，故能食而咳，其人咽必痛；若不咳者，咽不痛。（198）

【读解】

本条文是上条的对举条文。上条论述阳明热气上逆之甚者，本条阐述阳明热气上逆之轻者。

二者有如下不同：其一，上条"手足厥"及"苦头痛"，本条"但头眩，不恶寒"；其二，上条"呕而咳"，表达不能食，本条"能食而咳"。从上述比较可见上条上逆之证较重；本条上逆之证较轻。因上逆之轻，仅有咽痛而没有头痛；没有咳逆就没有上逆，也就"咽不痛"。

□ 阳明病，无汗，小便不利，心中懊憹者，身必发黄。（199）

【读解】

本条与第 195 条并举，阐述阳明病的不同类型，并以"无汗"区别第 196 条之"反无汗"。第 196 条阳明病"反无汗"表达是久虚的缘故；而本条阳明病"无汗，小便不利，心中懊憹"则表达了热因无汗而不能外泄，又因小便不利而不能下泄，不能外泄又不能下泄，遂郁于内，湿也因小便不利及无汗而困于内。两者相抟，热逆湿随而致"心中懊憹"，势必外走肌肤而出现躯体黄染之证。

□ 阳明病，被火，额上微汗出，而小便不利者，必发黄。（200）

【读解】

本条是上条的对举条文，上条"身必发黄"是病势所致，而本条"必发黄"是误治所为。

本条阳明病用火疗之法，火气上炎，表现出"额上微汗出"，也就暗示四肢及躯体无汗，即热不得外泄；"小便不利"，也暗示热不得下泄。湿也因之不得通利于下而困于内，湿浸热蒸，出现上条类似的病机而产生黄染之证。

□□ 阳明病，脉浮而紧者，必潮热，发作有时；但浮者，必盗汗出。（201）

【读解】

本条阳明病"脉浮而紧"强调由脉浮逐步发展到脉紧的过程，提示阳明病从体外逐渐发展到体内，也是阳明之热从体外转到体内，进入阳明之腑，体现了一个入里的动态过程，与上述第 187 条的"脉浮而缓"形成鲜明的对比，也是第 189 条病证的发展结果。

"紧"在此表达体里热盛，热盛于阳明腑内，也暗示津液不足，进而出现"潮热"。"潮热"就是每天定时出现一次发热之证，故称"发作有时"。阳明病"脉浮"，其病势外展；"脉紧"，其病势内收。本条"脉浮而紧"即表达病势由外展转为内收，是缘于津液不足；仅有脉浮，没有紧等脉象，说明热仅布于外而不收于腑内，邪热逼迫津液外泄。此处"盗汗"，即夺汗、劫汗，不是后世所言的夜间盗汗。

□□**阳明病，口燥，但欲漱水，不欲咽者，此必衄。**（202）

【读解】

本条文与上述第 201 条对举，均为补充条文。第 201 条提示阳明病从外而来；本条表示阳明病由里而出，热已不在阳明之腑，而逆在口鼻之上。

热因逆于上，口中津液不足较甚而口燥；又因热不在胃腑之内，胃中津伤不甚，口虽燥，但欲漱水不欲咽。再因阳明"多气多血"，热势必波及血分而内逆于鼻，伤及血络，血外泄而"鼻衄"。

此条文与太阳病中篇第 46 条太阳病"若其人发烦，目瞑，剧者必衄"类似，但太阳病之"鼻衄"是由"阳气重"所致，其表达了病邪从外束表，热气不得外泄而郁于血络，致"阳气重"而逆，灼伤鼻络，形成"鼻衄"；而本条之"鼻衄"是热气从里从内上逆，并没有太阳病外邪闭表之证的存在。

□**阳明病，本自汗出，医更重发汗，病已差，尚微烦不了者**（此必大便鞭故也）**，以亡津液，胃中干燥，故令大便鞭。**⑱**当问其小便日几行，若本小便日三四行，今日再行，故知大便不久出。今为小便数少，以津液当还入胃中，故知不久必大便也。**（203）

【读解】

本条文阐述阳明病本有汗出之证，医家又多次发汗治疗，病证虽已解除，但仍有轻度心烦不止，是由于汗法造成津液丢失过多，津液不足，而体内热气上扰；也因津液不足，胃内干燥而产生大便干结，正如旁注所说"此必大便鞭故也"。此处"亡津液"即少津液。这种情况应注意小便的日行次数，正如嵌注所说"若本小便日三四行，今日再行，故知大便不久出。今为小便数少，以津液当还入胃中，故知不久必大便也"，表达了以小便次数的减少来判断胃内津液的恢复，津复则大便通畅而愈。

□**伤寒呕多，虽有阳明证，不可攻之。**（204）

本条"伤寒"暗示病从太阳而来。"呕多"明示病证尚未完全进入阳明境界。虽有"阳明证",也不能用攻下之法。其"阳明证"侧重指阳明热聚,因热而实,但尚不是燥实,又因"呕多",病势上逆较甚而不能用。这也是《内经》"甚者从之,微者逆之"治疗思想的具体应用。

□□**阳明病,心下鞕满者,不可攻之。攻之,利遂不止者,死;利止者,愈。**(205)

【读解】

本条文是上条的补充,上条讲述伤寒病,因"呕多",虽有阳明证而不能用攻下法,本条阐述阳明病"心下鞕满",提示病位偏高,处于上下之间,也没有完全入里而形成腑实证,不能使用攻下之法治疗。

"心下鞕满"常是水结或热结心下所致。阳明病"心下鞕满"为热结,不是燥实,不能使用攻下之法治疗。采用攻下之法,会引邪入里及(或)损伤中阳。常有两种转归:"利遂不止"多属于里阳衰亡,易致死证;"利止"多属里阳不亏而能内守,常会病愈。

□□**阳明病,面合赤色,不可攻之,必发热;色黄者,小便不利也。**(206)

【读解】

本条文也是前条的补充。阳明病,满面通红,提示热逆郁于上,不能采用攻下法,与上述两条之理基本一样,势必出现发热;面色黄染,是由小便不利所致,提示了此时不仅有热聚,还有湿困,湿与热合而为患。"小便不利",因有湿邪,必无大便干结之证,也属于"不可攻之"之列。

□□**阳明病,不吐不下,心烦者,可与调胃承气汤。**(207)

【读解】

本条文承接上述第205、206两条,也是补充条文,阐述阳明病未经使用吐法及下法而出现心烦,可以使用调胃承气汤治疗。其"心烦"提示的是内烦,由热聚于阳明腑内所导致。因病势由外向内转移,可用调胃承气汤随势从下泻热。

此条文的"心烦"与栀子豉汤的"心烦"及小柴胡汤的"心烦"均有不同之处。栀子豉汤的"心烦"是热扰，为无形质之热扰心胸；小柴胡汤的"心烦"是热逆，逆郁于胸胁，心烦之外还必有喜呕之证，逆势较甚；而本条文的"心烦"是热聚，热聚阳明腑内，病势内逆，处于由热聚向燥实转变的过程中，并启出下条的燥实之证。

阶段汇言

本节阳明病以"能食"与"不能食"而分为"中风"与"中寒"，表达阳明病实中有虚；并以"无汗"与"有汗"，表达"湿化"与"燥化"两种不同的转归。"湿化"者，"身必发黄"；"燥化"者，必"大便鞕"。并阐述阳明病"不可攻之"的禁忌诸症。

阳明病，脉迟，虽汗出，不恶寒者，其身必重，短气，腹满而喘，有潮热（有潮热者，此外欲解，可攻里也；汗出者，此大便已鞕也。），**手足濈然汗出者，大承气汤主之。**（208）

【读解】

本条文近承 207 条，远接第 180 条，是阳明病篇使用大承气汤的第一条。阐述了阳明病由热聚向燥实的转变，因热聚于里，气不畅于外，血脉迟滞，而出现脉迟。

"虽汗出，不恶寒"可排除表证的可能，表达外表之证已解，其表寒已除而外热得泄。

"此身必重"与太阳病的"体痛"是对举词语，"身"对"体"；"重"对"痛"。太阳病"体痛"表达寒在表而热在内的寒包热状态，侧重病位病势在外及向外；本条"身重"表示病位在外而病势向里，导致热聚于里而气机升降不畅，产生"短气，腹满而喘"，而身之外反转成水湿之气。

"腹满而喘"与上述第 189 条"腹满微喘"相似。其有二因：其一，热滞于阳明腑内；其二，阳明腑内有燥实。气滞，多为"微喘"；燥实，常是"喘"。

"潮热"是津亏而热入里的标志，因津亏无法外充以呈现全天候发热，仅是"潮热"定时出现。这些均说明热已入里而又没有表证，从旁注分析"有潮热者，此外欲解，可攻里也"，也可得到印证。

本条的关键点是"手足濈然汗出"。其是应用大承气汤的一个重要依据，就是手足连绵不断地汗出，津液不断地外泄，才佐证胃内燥实的形成。旁注进一步明确"汗出者，此大便已鞕也"。据此断为阳明燥实证而用大承气汤。

□ 若汗多，微发热恶寒者，外未解也，其热不潮，未可与承气汤。若腹大满不通者，可与小承气汤，微和胃气，勿令至大泄下。(208)

大承气汤

大黄（酒洗）四两　厚朴（炙，去皮）半斤　枳实（炙）五枚　芒硝三合

上四味，以水一斗，先煮二物，取五升，去滓，内大黄，更煮取二升，去滓，内芒硝，更上微火一二沸，分温再服⊕得下，余勿服。

小承气汤

大黄四两　厚朴（炙，去皮）二两　枳实（大者，炙）三枚

上三味，以水四升，煮取一升二合，去滓，分温二服⊕初服汤，当更衣，不尔者，尽饮之；若更衣者，勿服之。

【读解】

本条文是上条的扩展，宋本以之和上条合并为一条，康平本分为两条。此条阐述阳明病虽汗多，但还有轻度发热恶寒，说明有表证存在，而"其热不潮"，即提示了汗虽多，但没有潮热，说明热并没有导致津伤而完全入里。这种情况不能采用大承气汤治疗。

"腹大满不通"指的是腹部胀满明显而无排气。此处之"大"暗示为无形质之胀，并提示是热聚于里，引起气滞不通，但还没有形成燥屎。表达阳明病这种情况，仅可给予小承气汤以"微和胃气"，并告诫不能让其大泻。

本条义分两节，表达两种不宜使用大承气汤的情况：其一，侧重外证；其二，侧重内证。

阳明病，潮热，大便微鞕者，可与小承气汤（不鞕者，不可与之）。

（209）

【读解】

本条文承接上述第208条顶格内容，阐述的是阳明病燥实证之轻者。

阳明病，有潮热，说明热已致津伤而入里，热聚在里，损伤津液逐步加甚，正向燥实转变的过程，但并没有形成明显的干结难行之燥屎，仅表现为"微鞕"，是燥实证之轻者。此种状态还未到使用大承气汤的程度，"可与小承气汤"以"微和胃气"。旁注进一步告诫"不鞕者，不可与之"。

从本条与上条的内容，可得小承气汤不仅可消胀除满，还可通里泻热。

□ 若不大便六七日，恐有燥屎，欲知之法，少与小承气汤，汤入腹中，转失气者，此有燥屎也，乃可攻之。若不转失气者，此但初头鞕，后必溏，不可攻之。攻之，必胀满，不能食也，欲饮水者，与水则哕。其后发热者，必大便复鞕而少也，以小承气汤和之。不转失气者，慎不可攻也。（209）

【读解】

本条文是上条的扩展，宋本以之和上条合并为一条，康平本分为两条。

上条明指"大便微鞕"，可用小承气汤治疗；本条阐述"不大便六七日，恐有燥屎"，使用小承气汤以检测之法，展现出小承气汤的另一种使用方法。具体指出服用少量小承气汤后，出现排气，说明有燥屎的存在，随之可以使用大承气汤攻下之法治疗，也说明小承气汤仅能推动燥实之轻证，侧重于行气消胀。

本条不大便"六七日"提示病证有阴阳转变的可能，如果没有排气，却出现大便头鞕而后溏，就不能使用攻下之法。此证与上述第191条相似，如果采用攻下之法，必会出现腹胀满而不能食。

"欲饮水"而饮水后会出现哕逆之证，不论是不能食还是哕逆之证，均是阳明胃虚，因虚而不能食，因虚而胀满，因虚而哕逆。

攻下之后发热，必会出现大便再次干结，便次减少。此时可以再予小承气汤以微和胃气治疗。并告诫用小承气汤后不转失气，慎不可轻易使用攻下之法。

147

□夫实则谵语，虚则郑声㉑郑声，重语也。(210)

【读解】

本条文承接第209条顶格内容，为扩展条文。阐述阳明病热实，出现"谵语"；阳明病虚热，出现"郑声"。

"谵语"指的是乱语，语音粗而有力；"郑声"指的是重语，语音小而无力。两者均是对神智不清的描述，针对证候而言，"谵语"侧重语言的混乱不清；"郑声"侧重语言的重复啰嗦。而对病性而言，"谵语"指的是邪热实；"郑声"指的是正气虚。

□□直视谵语，喘满者死；下利者亦死。发汗多，若重发汗者，亡其阳，谵语，脉短者死；脉自和者不死。(211)

【读解】

本条文是上条的补充内容。"直视"是指两眼呆滞无神，不能灵活转动，是亡神的表现。此处用来描述阳明病，侧重指的是津液耗竭。津液耗竭的"直视"与阳明热实之"谵语"并见，说明邪热实剧而津液少。"喘满"是气涌上而欲脱，"下利"是气下陷而欲脱，均表达了正气欲亡之证，综合而言，属邪实津亏而正气欲脱，所以说是死证。

本条下半段描述发汗而汗出量多，且经过多次发汗，造成阳亡于外。"谵语"又提示邪热实于内，这样就形成外虚内实之证。《灵枢·本神》曰"脉舍神"，即认为脉中藏神。本条"脉短"暗示神气衰少，侧重指营气衰竭，结合"亡阳"于外，"谵语"内实，说明邪实正亡，病情危重，常易导致死亡；"脉自和"示神气不衰，虽有外虚内实之证，仍营气充足，不易导致危险。

从本条文可以看出，上半段的直视谵语是由阳明病自行发展而来，是病势之所为，而下半段的亡阳谵语是因治法的不恰当所导致。本条通过"谵语"的不同形成途径，揭示阳明病邪实与正衰并存的状态。

伤寒，若吐、若下后，不解，不大便五六日以上，至十余日，日晡所发潮热，不恶寒，独语如见鬼状，若剧者，发则不识人，循衣摸床，怵惕而不安（脉弦者生，涩者死，微者，但发潮热），**微喘，直视谵语者，大**

承气汤主之⑱若一服利，则止后服。（212）

【读解】

本条文远承第208条，近接第211条，继续阐述大承气汤适应证，主要侧重于描述此汤证的神志变化。

"若吐、若下后"提示阳明之热已在里。经吐下法治疗，而病"不解"，主要指的是内热不解。随之"不大便五六日以上，至十余日"进而出现"日晡所发潮热"，提示了阳明病不因上述治疗而解除，热仍聚在里，且日渐加重。"五六日"暗示病势由里出外，"十余日"暗示病有形质。"不恶寒"说明已无表证。"独语如见鬼状"相当于现代的自言自语，但神志尚清，此状态进一步发展就会出现"不识人，循衣摸床，怵惕而不安"，而"循衣摸床，怵惕而不安"是"不识人"的状态描述，表达了此时的神志已经不清。仲景通过这一系列不同程度的神志描写，反映病情不断进展，此时阳明之热还未形成燥实，仍处于热聚阶段。因热聚内扰而神志不安，也因热聚内逆而微喘，这些证候还不足以使用大承气汤。随着"直视谵语"状态的出现，反映出津液耗竭而阳明腑燥实形成之确凿，才是阳明病的紧要关头，须用大承气汤通腑泻热以救欲亡之津液。但又因津液耗竭而不可多用，嵌注进一步补充"若一服利，则止后服"。

旁注还从另一个侧面补充出对转归的判断，"脉弦者生，涩者死，微者，但发潮热"。"脉弦"提示津液亏损不甚；"脉涩"提示津液亏损已甚；"微者"在此处是对病情的评估，不是对脉象的描写，是本条正文中"若剧者"的对举词语。

□ 阳明病，其人多汗，以津液外出，胃中燥，大便必鞕，鞕则谵语，小承气汤主之。若一服谵语止者，更莫复服。（213）

【读解】

本条文承接上条，是上条的扩展内容。上条示津液内竭；而本条则示津液外亡。

阳明病因多汗"以津液外出"而亡，胃内干燥，导致大便干结而出现谵语。两条对比：上条津液亏损严重，须用大承气汤急下存阴；本条津液亏损不甚，只需用小承气汤。

本条也是第 209 条顶格内容的扩展。第 209 条"潮热"，表达热伤津液，形成胃内干燥；本条多汗伤津液，也形成胃内干燥，均导致大便干结。病机类似，但侧重点不一样，一侧重潮热，一侧重多汗。两者与第 212 条对比，均是津液亏虚不甚，仅需小承气汤"微和胃气"，本条还进一步告诫"若一服谵语止者，更莫复服"。说明本条病证比第 209 条严重，其理由为：两者虽同是胃内干燥，但来源不同，一是由热甚所致，一是由多汗所致。多汗伤津也伤阳，甚者可致亡阳，故多汗者攻下之法不宜多用，只宜中病即止。

□ 阳明病，谵语，发潮热，脉滑而疾者，小承气汤主之。（214）

【读解】

本条文也是第 212 条的扩展条文，还承接第 210 条。"谵语"提示阳明腑内热实，"发潮热"提示阳明腑内津亏，两者综合反映阳明腑内热实津亏，热实津亏有否导致燥屎，关键在脉象，"滑"表明津液亏损不甚；"疾"表达热甚而发于外。两者综合反映阳明腑内还没有燥屎，主要是热盛，只需小承气汤泻热。

□□ 因与承气汤一升，腹中转气者，更服一升，若不转气者，勿更与之。明日又不大便，脉反微涩者，里虚也，为难治，不可更与承气汤也。（214）

【读解】

本段条文空两格书写，是上条的补充，为服用小承气汤的说明。宋本把它与上条合为一条，康平本分为两条。其指出服用小承气汤一升后，出现排气，当再服一升，以助药力；如果没有排气，则不可再使用。第二天还没有大便，脉反而出现"微涩"之象，是阳明里虚的缘故，即津液亏损，较为难治，不能再使用小承气汤治疗。此也是第 209 条以小承气汤检测是否有燥屎存在的补充内容。

□□ 阳明病，谵语，有潮热，反不能食者，胃中必有燥屎五六枚；若能食者，但鞕耳，宜大承气汤下之。（215）

【读解】

本条文承接前条，即第214条的空一格内容，是该条的补充。本条"阳明病，谵语，有潮热"与前条"阳明病，谵语，发潮热"基本一样，仅有一字之别。"发"常表达"初发"或刚有；而"有"则表达已存在一段时间，二者的区别只是存在时间的长短不同罢了。

本条提示阳明腑内热盛津亏，热盛本应消谷而能食，由于热盛日久造成津液亏损，形成燥屎，其阻滞胃气之和降，而出现"反不能食"，并推断出"胃中必有燥屎五六枚也"。此处"五六枚"的约略判断，暗示其有欲出而不能之势。因其不能出而需用大承气汤治疗。

如果能食，"但鞕耳"，大便仍可自行排出，即上述第209及213条的内容，暗示可用小承气汤。

□□阳明病，下血，谵语者，此为热入血室，但头汗出者，刺期门，随其实而泻之，濈然汗出则愈。（216）

【读解】

本条为补充条文，承接第214条中的空一格内容，阐述阳明病出现"下血，谵语"是"热入血室"。与前面太阳病篇第143、144及145条的"热入血室"有所区别，前面三条阐述了热从体外入血室，而本条描述的是热从阳明之里入血室。

本条的关键点就是对"下血"的理解。历代医家往往把此处的"下血"当作"尿血"或是"阴道出血"，而实际上此处"下血"当是从谷道（即消化道）而出，但它的出血量多，已没有混杂大便，应全部是纯血，也只有阳明热盛，热入血室，逼血妄行，才致如此。

其与下列的阳明"蓄血证"不同，蓄血证是大便与血混杂而出，又常因出血量少，在体内停留时间长而血色变黑；与前面太阳病篇的热入血室三条也有明显的不同。前面三条中的第143条和第144条讲的均是热乘血室空虚而入，导致热结于血室，而血室空虚的原因是妇人经水的排泄。本条的热入血室是由于阳明腑内热盛而入血室，热盛逼血妄行，而不是热结于血室。

从治疗方法角度上讲，虽然同"刺期门"，但第143条是"随其实而取之"；而本条是"随其实而泻之"。两者之间有一字之别，虽均是通过刺期门以达到治疗目的，但"取"与"泻"是不同的针刺法。

本条通过针刺期门泻热，目的是让热排出血室之外，而之所以使用泻法，是因为血室热盛而逼血妄行。另，又因热迫血妄行而泻于下，势必造成夺血者无汗的类似证，其表现为"但头汗出"。用刺期门的方法可让血室之热外透，全身"濈然汗出则愈"。

□ 汗出，谵语者，以有燥屎在胃中也（此为风），须下者，过经乃可下之，下之若早，语言必乱，以表虚里实故也（下之愈），宜大承气汤。(217)

【读解】

本条文承接第 213、214 条，与之对举，也是第 212 条的扩展内容。

阳明病"汗出"伤津而燥生，"谵语"热盛而邪实，一燥一实互结，导致"以有燥屎在胃中"。源头是阳明之热，旁注明确说"此为风"，"风"即热之义，需大承气汤攻下治疗。使用之前须确认没有太阳病表证的存在，所以说"过经才可下之"。如果采用下法过早，即用时仍有表证，常会出现乱语。这是由于下法引邪入内，造成"表虚里实"，因邪热内陷而"里实"；也因邪热内陷而"表虚"。"语言必乱"即谵语，示热盛而邪实，此仍可使用下法治疗，旁注进而明言"下之愈"。

□ 伤寒四五日，脉沉而喘满（沉为在里），而反发其汗，津液越出，大便为难，表虚里实，久则谵语。(218)

【读解】

本条承接上条，互为对举条文。上条暗指中风，本条明言伤寒。

"伤寒四五日"，随之出现"脉沉而喘满"，提示病由表入里，旁注"沉为在里"可佐证。但由于"喘满"可能是太阳病之证，却采用发汗治疗。由于发汗造成津液丢失，导致胃内干燥，而出现"大便为难"，也形成"表虚里实"，日久里实更甚，热也更旺，也会出现谵语。

本条与上条均描述表虚里实之证，但病的来路却不同。一来之中风，一来之伤寒。中风，下之过早，形成表虚里实；伤寒病自行入里，反发其汗，也形成表虚里实。可见表虚里实之证是因汗法及下法的不恰当使用所致。

阶段汇言

本节阐述大小承气汤的适应证，展现里实的不同程度，并指出检验"燥实"之法，还阐述表虚里实之证。

三阳合病，腹满，身重，难以转侧，口不仁，面垢，谵语，遗尿。发汗，谵语<u>而</u><u>潮</u><u>热</u>；下之则额上生汗，手足逆冷。若自汗出者，白虎汤主之。（219）

【读解】

三阳合病在《伤寒论》中仅有两条，一条出现在本篇，即本条；另一条出现在少阳病篇，为第 268 条。

虽同是三阳合病，但侧重点却不同。本条侧重在阳明病，其证候描述"腹满""身重""口不仁""面垢""谵语"是阳明病的状态；"身重，难以转侧""遗尿"也可以属太阳病的状态；"口不仁，面垢"还可以是少阳病的状态。可见"身重"既可在太阳病出现，也可以在阳明病中出现。而"口不仁，面垢"从部位划分，属于少阳境界，从病的性质划分，可归于阳明病。可见三阳合病的病位涉及范围较广，证候涉及范围较宽，且多有交叉，但总的病机不离邪热弥漫三阳境界，热滞身体内外。

若攻其外而使用发汗之法，损伤津液，阳明燥热就更甚，谵语更明显，若攻其内而使用下法，下法荡实泻热，本条还无燥实可荡，用之就会损伤体内之阳气，导致阳虚损而出现"额上生汗"及"手足逆冷"。此"生汗"即冷汗。

本条文"发汗"与"下之"是对举词语，在此处均是不恰当的治疗方法。阙文的三个空框，根据文意当是发汗后谵语的走向。从上述条文可知"谵语"缘于阳明腑内热盛。发汗之后，津液更加损伤，势必出现"潮热"及（或）"大便鞕"，但从热盛的病势推断，出现"潮热"的可能性更大，故在三个空框里填入"而潮热"三个字，以会仲景之意。

"自汗出"表明表开状态，不是治疗所致，说明火热之气充斥内外，迫津外泄，此时须清热泻火而用白虎汤治疗。

二阳并病，太阳证罢，但发潮热，手足漐漐汗出，大便难而谵语者，下之则愈，宜大承气汤。（220）

【读解】

二阳并病指的是太阳阳明并病，示先出现太阳病，再出现阳明病。本条的二阳并病，进而"太阳证罢，但发潮热"，说明病已全入阳明，即阳明病。

本条的关键点是对"手足漐漐汗出"的理解。其应与"手足濈然汗出"对比，意义才显著。两者均是描写手足汗出，"濈然"侧重表达连绵不断之意，而"漐漐"表达的是湿润之意。从上述桂枝汤服后"遍身漐漐，微似有汗者更佳"的描述，可看出"手足漐漐汗出"的出汗量应少于"手足濈然汗出"。本条是从二阳并病发展而来，病经过太阳病的阶段，人体之阳气与津液均有所耗，进入阳明病时，与上述阳明病的大承气汤证相比较，津液亏损更甚，手足汗出量随之减少。其仅表现为"手足漐漐汗出"，就是津液耗损更甚的缘故。又因津损而"大便难"，也因津损而热更甚，热甚而"谵语"，津损热盛势必产生燥实。故本条仅"大便难而谵语"时，就宜尽早使用大承气汤，以阻其形成。

阳明病，脉浮而紧，咽燥，口苦，腹满而喘，发热汗出，不恶寒，反恶热，身重。若发汗则躁，心愦愦，反谵语；若加温针，必怵惕，烦躁，不得眠；若下之，则胃中空虚，客气动膈，心中懊恼，舌上胎者，栀子豉汤主之；若渴欲饮水，口干舌燥者，白虎加人参汤主之；若渴欲饮水（脉浮发热），小便不利者，猪苓汤主之。（221、222、223）

【读解】

本段条文承接前两条，宋本分为三条。上述两条中的一条论述三阳合病；另一条论述二阳并病；本段条文明示阳明病自行的发展演变。

从本段条文"脉浮而紧"等证中可得，阳明病之热从体外向体内的转变，处于结聚入内的过程中，属于还没有形成"燥实"的证候状态。此时体外已无寒邪，只有热象，所以表现为"不恶寒，反恶热"。也由于病证从体外向体内的转变，体外阳气相对不足，气化不利，暗生水气而"身重"。

如果使用发汗之法治疗，津液更损，热气就会更旺，而躁动不宁。液损及心，就会"心愦愦"；热扰及神，就会"反谵语"。如果用温针治疗，必损伤阳气，导致神气不宁，而出现"必怵惕，烦躁，不得眠"。

如果用下法治疗，胃内空虚，导致无形质的热气扰膈，而出现"心中懊恼"，须用栀子豉汤清热除烦；如果下之后，胃内津液亏损，出现"口渴欲饮水，口干舌燥"，须用白虎加人参汤清热益津。如果下之后，津伤气少，津伤"渴欲饮水"，也因津伤而身外有浮热，又因气少而"小便不利"，"身重"的水气更甚，热使水气逆聚于体表，复现体表开阖不利，旁注补充其脉证为"脉浮发热"，须用猪苓汤清热利水化气。

要弄清猪苓汤的功用，还须与第71条文的"五苓散"证相对比：两者均有"脉浮，小便不利，发热，口渴"等症，而不同的是五苓散证"微热消渴"，是由太阳病发汗之后而得；猪苓汤证"发热，渴欲饮水"，是由阳明病下法之后而得。可见五苓散证是太阳病发汗后，阳损而气化不利，水停于里；而猪苓汤证是阳明病下后，津少而气化不利，热与水逆聚于表。

从本段条文可看到，下法之后有三个变证：①热逆之栀子豉汤证；②津亏之白虎加人参汤证；③水逆之猪苓汤证。三个汤证的编排，从上到中，再从中到下与外，这是康平本《伤寒论》编排的独到之处。宋本这段条文分为三条，不如康平本这样合在一起连贯。

从本段条文还可看出，不论是发汗之法，还是温针之法，甚至攻下之法，均不是治疗阳明病热盛于内外的恰当方法。汗法易伤津液，温针易伤阳气，下法易变生他证。阳明热盛于内外，恰当的治疗就是用清热泻火之白虎汤。

□□阳明病，汗出多而渴者，不可与猪苓汤，以汗多胃中燥，猪苓汤复利其小便故也。（224）

【读解】

本条是上段条文的补充条文，为猪苓汤的使用注意事项。指出"阳明病，汗出多而渴"，不能使用猪苓汤，原因是汗多已使胃内干燥，津液不足，而猪苓汤则是以利小便为主要功效，有伤津液之嫌，不宜使用。

□ 脉浮而迟，表热里寒，下利清谷者，回逆汤主之。（225）

【读解】

本条文承接前段条文，即第 221、222 及 223 条所组的那段条文，是其扩展条文。

上条"脉浮而紧"，阐述阳明病由外入里的脉象；而本条"脉浮而迟"则是入里的另一种脉象变化。脉象从浮逐步转变为迟，提示了阳明病的"里热"向"里寒"的转变，其与外表之热，形成了"表热里寒"的状态。体外虽有热证，但里寒却已出现"下利清谷"，说明里寒证之急迫，应以救里为先，须用四逆汤治疗。

□□ 若胃中虚冷，不能食者，饮水则哕。（226）

□□ 脉浮，发热，口干，鼻燥，能食者则衄。（227）

【读解】

本两条互为对举条文，共同承接第 225 条，是其补充条文。上条讲述表热里寒同时存在，本两条分述里寒与表热。

前者承接上条里寒，阐述"胃内虚冷，不能食"，指的是在虚冷的基础上，出现寒逆，形成"饮水则哕"之证；后者承接上条表热，阐述表热入里，出现"口干，鼻燥"，暗示热气上逆，"能食"进一步提示阳明之热实，实火上逆，逼血妄行，出现鼻衄之症。

此两条文侧重"能食"与"不能食"的对举比较，以"不能食"表达胃内虚寒，以"能食"表达胃内实热。

阳明病，下之，其外有热，手足温（小结胸），心中懊侬，饥不能食，但头汗出者，栀子豉汤主之。（228）

【读解】

本条文阐述阳明病经过下法治疗后，体外还有热证，说明原先的阳明病既有里之燥实又有外热。下法后，里之燥实消除，又因下法，导致外热入内。此时之热为客热，客热不能消谷，故"饥不能食"。下法已去燥实之证，仅存无形质之热，其上逆而形成"心中懊憹，饥不能食，但头汗出者"的栀子豉汤证，与第221、222、223条组成的那段条文下法之后的栀子豉汤证相似，但本条栀子豉汤证之热结较甚，旁注比喻为"小结胸"，也暗喻有胸痛的可能。

至此，康平本《伤寒论》对结胸的描述共有"结胸""不大结胸""结胸热实""少结胸""寒实结胸""不结胸"及本条的"小结胸"七种，可见结胸证有程度不同及性质不同。

本条文的关键是"手足温"，其排除了"手足热"，也排除了"手足冷"。若是"手足热"则说明阳明之热在外，不会因攻下之法而消除；若是"手足冷"则可因攻下之法太过，导致阳气的损伤，转变如第225条的回逆汤证。

阳明病，发潮热，大便溏，小便自可，胸胁满不去者，柴胡汤主之。（229）

【读解】

本条文是上条的对举条文，上条以"阳明病下之"暗示有大便干结；本条明确阐述"大便溏"，形成对照。上条以"其外有热"，暗示阳明病来之于太阳；本条以"胸胁满不去者"，暗示病来之于少阳。"小便自可"提示太阳之气化功能正常。"发潮热"提示热已入于阳明之腑，而且又明确来自于少阳。从病的源头上治疗，应使用柴胡汤系列，宋本《伤寒论》认为此条是用小柴胡汤；而康平本并没有具体指出是大柴胡汤还是小柴胡汤。依病机的演变，是由少阳进入阳明境界，应以大柴胡汤为宜。又由于大便溏，也可用小柴胡汤，如此宜灵活使用，统言不分大小，大小柴胡汤均可使用，其意境更佳。

□ 阳明病，胁下鞕满，不大便而呕，舌上白胎者，可与小柴胡汤，上焦得通，津液得下，胃气因和，身濈然汗出而解。（230）

【读解】

本条文是上条的扩展。上条阐述热从少阳进入阳明，热逼阳明之腑降泄而出现便溏；而本条虽也是热从少阳进入阳明，热却结聚，气机不利，进而上逆，导致"不大便而呕"，且"舌上白胎"提示热不甚。从病的源头上治疗，应给予小柴胡汤，和解少阳，表里上下气机通畅，"上焦得通，津液得下"，胃气和降，体内气机畅达，引动体表气机宣发，身得汗濈然而解。

阳明病，中风，脉弦浮大而短气，腹都满，胁下及心痛，久按之气不通，鼻干，不得汗，嗜卧，一身及面目悉黄，小便难，有潮热，时时哕，耳前后肿，刺之小差，外不解，病过十日，脉续浮者，与小柴胡汤；脉但浮，无余症者，与麻黄汤。㉝若不尿，腹满加哕者，不治。（231、232）

【读解】

本段条文在宋本分为两条，承接前三条。前三条论述从太阳或少阳进入阳明境界；本条阐述阳明病中风，指的是阳明内热，由阳明波及到少阳及太阳境界。

阳明内热由体内波及体外，也从内而逆于上，其"脉弦浮大"进而出现"短气，腹都满，胁下及心痛"，并"久按之气不通"，表示气不通达于体内上下。不通达于下，即指不矢气，也暗示痛不减，既不是喜按也不是拒按；不通达于上即"鼻干"。"不得汗"是太阳体表不开，热不得外泄，进而与湿相抟，遂出现"嗜卧，一身及面目悉黄，小便难"。阳明病中风，阳明内热，津液内竭，热随之波动而"有潮热"；又因津液内竭，虚热上逆而"时时哕"。阳明之热还波及少阳，而导致"耳前后肿"。从这些表现中可看出病证由阳明波及到少阳与太阳境界的迹象，但病机的重点在不得汗而"外不解"。

"脉续浮"，即脉浮之外还有"续"弦之象，说明阳明病中风主要波及少阳，须以小柴胡汤和解少阳，可致身体内外上下气机通畅，得汗而解。"脉但浮"，表达没有弦大之象，仅是脉浮，阳明病中风侧重波及太阳，宜以麻黄汤发汗解表以泄热。两方均是治外以和内，这是由病势趋于外所决定的。

与前三条对比，前三条均针对病的源头而治，治疗侧重在病因；本条是针对病的机势而治，治疗侧重在病机。本条还可看出，病机侧重在外闭，仍在可治之列。如果加上里闭，则在不治之列，正如嵌注明言"若不尿，腹满加哕者，不治"。

另，本条言"阳明病中风"与第 189 条言"阳明中风"有不同。"阳明病中风"表达病由内及外；"阳明中风"表达病由外入内。

□ 阳明病，自汗出，若发汗，小便自利者（此为津液内竭），虽鞭不可攻之，当须自欲大便，宜蜜煎导而通之，若土瓜根及大猪胆汁，皆可为导。（233）

蜜煎方

食蜜七合

上一味，于铜器内微火煎，当须凝入饴状，搅之勿令焦著，候可丸，并手捻作挺，令头锐，大如指，长二寸许。当热时急作，冷则鞭。以内谷道中，以手急抱，欲大便时乃去之（疑非仲景意），已试甚良。

又大猪胆一枚泻汁和少许法醋，以灌谷道内，如一食顷，当大便出，宿食恶物，甚效。

【读解】

本条文承接上段条文，即第 231、232 条所组成的那段条文，为其扩展条文。上段条文阐述阳明病中风，不得汗而外不解，表达了其气机从内滞到外闭；本条阐述阳明病"自汗出，若发汗，小便自利者"，表达了其津液从外泄到内泻，导致内竭，旁注明确说"此为津液内竭"。

本条虽大便干结，却不能用攻下之法，理应使用蜜煎导便之法，还可用土瓜根及大猪胆汁导便之法。此时的"津液内竭"表现，与下述"急下存阴"各条的病证有类似之处，但还有虚实之不同。"急下存阴"各条实质是由"阳明腑内热甚"所造成；本条"津液内竭"不是阳明之热盛所造成，而是阳明之气弱所致。

阳明病，自汗出，再发汗，阳明病之热已越出，其气也随之虚弱，不能内守而出现"小便自利"。人体之津液，经"自汗出"，再"发汗"，至"小便自利"，一而再、再而三地损伤，导致旁注所说的"津液内竭"。此时的阳明病已无明显的热证，病势亦随之相对缓和，不需也不宜使用"急下救阴"之法。大便虽鞭，但宜等候胃内津液的恢复至欲排大便之时，采用导排之法治疗。

□□阳明病，脉迟，汗出多，微恶寒者，表未解也，可发汗，宜桂枝汤。（234）

【读解】

本条是上条阳明病的补充内容，以"汗出多"承接上条"自汗出"，用"表未解"反衬上条"津液内竭"，指出形成阳明病后"脉迟，汗出多"，仍存有"微恶寒"，是表证还没有完全解除的缘故，此时表卫已不足，但仍可发汗治疗，适宜使用桂枝汤。

□□阳明病，脉浮，无汗而喘者，发汗则愈，宜麻黄汤。（235）

【读解】

本条与上条对举，为补充条文。其阐述形成阳明病后，仍有"脉浮，无汗而喘"，提示表闭之证还未解除，使用发汗之法可愈，适宜用麻黄汤治疗。

此两条前后对照，前条侧重指表证未除的表开状态，后条侧重指表闭状态。表开"汗出多"，热得以泄，外热不甚，故脉迟；表闭"无汗"，热不得泄，外热较甚，故脉浮。

阶段汇言

此节先从三阳合病及二阳并病阐述邪从外入里，形成阳明病，再阐述阳明病直中的从外入里，还阐述了阳明病由里及外，其波及太阳与少阳境界的病变，另还阐述阳明病治疗后的变证，尤其侧重于下法后的变证。

阳明病，发热，汗出者（此为热越），不能发黄也。但头汗出，身无汗，剂颈而还，小便不利，渴引水浆者（此为瘀热在里），身必发黄，茵陈蒿汤主之。（236）

茵陈蒿六两　栀子（擘）十四枚　大黄（去皮）二两

上三味，以水一斗二升，先煮茵陈，减六升，内二味，煮取三升，去滓，分三服，小便当利㊟尿如皂荚汁状，色正赤，一宿腹减，黄从小便去也。

【读解】

本条文阐述"阳明病，发热"之汗出与否的病证演变，指出"汗出者，不能发黄也"，是因为热得以宣泄，不与湿相抟为患，旁注明确为"此为热越"；如果仅表现为头至颈部有汗，身无汗，小便不利，口渴多饮，躯体势必会出现黄染之证，这是热郁于里而不越出表，与湿相抟，热蒸湿蕴，并走肌肤的缘故，旁注明确说"此为瘀热在里"。这是阳明病的另一种表现方式。

与第231、232条组成的那段条文对比，上者病机有内外之别；本条病机侧重在内，用茵陈蒿清热利湿退黄，辅助以栀子清无形质之"虚"热，大黄泻有形质之"实"热，构成茵陈蒿汤。

阳明证，其人喜忘者，必有畜血（所以然者，本有久瘀血，故令喜忘），**尿虽难，大便反易，而其色必黑者，宜抵当汤下之。**（237）

【读解】

本条文的关键点有两个：一个是对"喜忘"的理解，另一个是为何称"阳明证"而不言阳明病。

"喜忘"通俗常会理解为健忘，而此处笔者认为"忘"应是"妄"，"喜忘"类似于"喜呕"的词语结构，表达了易导致神志失常，是"谵语"之渐者，这是由阳明畜血所导致。如果"喜忘"解读为"健忘"，则病机的侧重点多是心血亏虚，是虚证；而阳明畜血属于实证，可见喜忘解读为"健忘"与本条文实际不太相符。另外参考上述太阳畜血证对神志失常"发狂"及"如狂"的描写，也可佐证本条文之"喜忘"就应是"喜妄"。"妄"即妄乱之义。

本条文称为阳明证而不称阳明病的理由，应与下面三点相关：其一，阳明病腑内燥实，应具有"不更衣，内实，大便难"等症状，而本条的内实是由畜血所致；也因阳明畜血，导致太阳之腑的水源相对不足，故"尿虽难，大便反易"；而宋本《伤寒论》却言"屎虽鞕，大便反易"。从上下文意，当以康平本《伤寒论》的内容为宜。严格而言，本条属于阳明病的近似之证。其二，本条没有阳明病的外证"身热，汗自出，不恶寒，反恶热"，且与第216条阳明病的"热入血室"相比，上条侧重阐述热盛入血室而逼血妄行；而本条侧重表达阳明畜血而热不盛，因热不甚，血之妄行也不甚，离经之血也不多，可久积于阳明腑内，形成旁注所说的"有久瘀血"，导致"其色必黑"的便血混杂状态。治疗方面，本条方药与太阳畜血证一样，采用抵当汤治疗。其三，再结合第204条"伤寒呕多，虽有阳明证，不可攻之"以及本病篇阳明病各条内容，可知《伤寒论》中阳明病"胃家实"乃特指阳明燥实，而阳明"热盛"及（或）"畜血"虽属"实"的范畴，但仅称"阳明证"而不言"阳明病"，也暗合了阳明之本"燥"，符合《内经》六气为本，三阴三阳为标的精神。

阳明病，下之，心中懊侬而烦，胃中有燥屎者，宜大承气汤⑱若有燥屎者，可攻；腹微满，初头鞕，后必溏，不可攻之。(238)

【读解】

"心中懊侬而烦"，通常是栀子豉汤证，本条的阳明病使用下法治疗后出现该病证，说明下之后，阳明病之热证并未消除。

"心中懊侬而烦"之"烦"有两义，其一为心烦，其二为加甚。从本条的文意，"烦"当是加甚之意，表示"心中懊侬"之热未解，进而加甚，形成"胃中有燥屎"，宜用大承气汤通腑泻下，以荡有形质之燥屎。

"胃中有燥屎"是对病机状态的描写，其还提示必存在相关的阳明病症状，比如"腹满鞕实"之症。从嵌注"腹微满，初头鞕，后必溏，不可攻之"也得到佐证，暗示本条正文必有"腹满"之症。

□病人不大便五六日，绕脐痛，烦燥，发作有时者，此有燥屎，故使不大便也。(239)

【读解】

本条文是第238条的扩展内容，阐述"燥屎"的另样证候。上条暗示有"腹满"之症；本条明写"绕脐痛，烦躁，发作有时"，而且是"病人不大便五六日"之后出现。"五六日"是病由里出外的日数，明示阳明病由里及外，故条文断定"此有燥屎"。

□病人烦热，汗出则解，又如疟状，日晡所发热者，属阳明也。脉实

者，宜下之；脉浮虚者，宜发汗。下之，与大承气汤；发汗，宜桂枝汤。（240）

【读解】

此条文是上条的对举条文。上条阐述阳明病内证；本条阐述"烦热"的外证演变，汗后热渐，随之又如疟状，在日晡之时出现发热，属于阳明病。

此时之"热"有两种状态："脉实"表示热在腑内，为阳明腑内实热，理宜用攻下之法，给予大承气汤治疗；"脉浮虚"表示热不在腑内，而在外表，宜用发汗之法。汗出而表开，适合桂枝汤治疗。本条编排放于阳明病篇，以示热在外，侧重于肌层，从此也看出桂枝汤有解肌作用。

大下后，六七日不大便，烦不解，腹满痛者，此有燥屎也（所以然者，本有宿食故也），宜大承气汤。（241）

【读解】

本条文是承接第238条，阐述大下之后，六七日没有大便，"烦不解"及"腹满痛"，提示有"燥屎"的存在，适宜大承气汤攻下治疗。

本条与238条对比，病证类似，第238条言"下之"，而本条言"大下后"，均有烦之症。第238条侧重表达下法之后，在"心中懊侬"的基础上，进一步加甚而烦；而本条是"烦不解"，说明"大下"之前，其烦已存在，且治疗后随之又出现腹部满痛之症。

两条文病机的侧重点有不同之处，第238条之"燥屎"多为因下后，"燥屎"去之未净及（或）后来再形成；而本条大下之后，"烦不解"，多是虚烦，进而出现"腹满痛"，还用"六七日不大便"来提示其病由内虚转阳实，也说明"大下后"病可进入太阴境界。此"腹满痛"是由"腹满"发展而来，所以旁注分析其原因是"本有宿食故也"。

□病人小便不利，大便乍鞭乍易，时有微热，喘冒不能卧者，有燥屎也，宜大承气汤。（242）

【读解】

本条文承接第 241 条，是扩展条文，表达"燥屎"结于内，时致热气不外达而内逆于上，病证处于动态演变的过程中，"大便乍鞕乍易"。不外达则太阳气化不利而"小便不利，时有微热"，上逆即"喘冒不能卧"，"喘冒"是气上促而头昏重不清之义。

与上条对比，可见病机的相同点都是"燥屎"，均宜用大承气汤，但本条的病机比上条更为复杂，不仅有燥屎内结，还有气郁于内不能外达而逆于上，并以此热逆启下条的寒逆。

食谷欲呕者，属阳明也，吴茱萸汤主之⑱得汤反剧者，属上焦也。（243）

【读解】

本条文承接前面各条，继续阐述阳明病的气机上逆，条文文字虽简单，但寓意深远。"谷"泛指五谷杂粮，"食谷"就是进食。"呕"就是呕逆，泛指气机上逆。

本条的关键点是对"欲"字的理解，其表达了处于一种似能而又不能的动态状态中。"食谷欲呕"是指进食时欲呕逆而又不能呕逆，表达了阳明胃气上逆乏力，是阳明气弱的表现。由于上逆乏力而形成气弱寒实之证，须采用吴茱萸汤治疗。

严格而言，本条是阳明病之近似证，故不言阳明病而言"属阳明也"。但此条"食谷欲呕"还有另一种情况，正如嵌注所说"得汤反剧者，属上焦也"，即上焦有无形质之热证，或为小柴胡汤证，或为栀子豉汤证，可见其有寒热虚实之不同。

□**太阳病，脉**（寸）**缓**（关）**浮**（尺）**弱，其人发热汗出，复恶寒，不呕，但心下痞者，此以医下之也；如其不下者，病人不恶寒而渴**（渴者，此转属阳明也）。**小便数者，大便必鞕，不更衣十日，无所苦也。渴欲饮水，少少与之，但以法救之，渴者，宜五苓散。**（244）

【读解】

本条文是扩展条文，阐述太阳病的病证演变。太阳病"复恶寒"表示其经历了"恶寒——不恶寒——复恶寒"三个阶段的变化，结合条文的

"脉缓浮弱，其人发热汗出"，表示了人体阳气已亏损，此"复恶寒"主要是由阳损所致。"不呕，但心下痞"是由医家使用下法引邪入内导致，其为痞证。

如果没有使用下法治疗，病人不会出现"复恶寒"，但会出现口渴之证，这样就示进入了阳明病的境界。旁注明确表达了"渴者，此转属阳明也"。此病证还有小便数，大便必干。可十天没有排便，也没有明显的不适，是由于阳气虚损，此为大便虽干结，但燥热不甚。

"渴欲饮水"，属阳明病者，让患者持续、少量喝水，本当愈，却经喝水之后还"渴"，结合原先的"其人发热汗出"之证，提示还有太阳气化不利的另一种状态，适宜用五苓散治疗。

□□**脉阳微而汗出少者，为自和也；汗出多者，为大过。阳脉实，因发其汗，汗出多者，亦为大过。大过者，为阳绝于里，亡津液，大便因鞕也。**（245）

【读解】

本条文承接上条，是补充条文，侧重阐述以脉象的变化与汗量的多少来预测治疗的恰当与否。

"脉阳微"之"微"与"阳脉实"之"实"是对举脉象。"微"表示无力，"实"表示有力。"脉阳微"之"阳"与"阳脉实"之"阳"指的是脉象部位，即脉"浮"。

整条之义表达了脉浮而无力，出汗量少，为"自和"，出汗量多为"太过"。脉浮而有力，发汗后汗出量多，也是"太过"。"太过"造成气竭于体内，津液丢失于体外，随之出现大便干结而形成燥屎。

□□**脉浮而芤，浮为阳，芤为阴，浮芤相抟，胃气生热，其阳则绝。**（246）

【读解】

本条文承接上条，也是补充条文，补充表达脉象的演变。其暗指寸口脉。寸口脉浮而芤，表达了脉象由"浮"发展出现"芤"。"浮为阳，芤为阴"，也说明了脉象的阴阳演变。

叔和《脉经》中，对浮脉的描述为"举之有余，按之不足"；对芤脉的描述为"浮大而软，按之中央空，两边实"。可见它们的区别点主要在于"中央空"与否，"中央空"提示津液及营气不足。浮芤交替转变过程中，由浮而芤，浮芤俱备，称之为"浮芤相抟"。

阳明病出现脉浮，提示胃气旺盛，进而生热，热伤津液，津气不足，气化无力，随之"其阳则绝"于内，出现芤脉。此"阳"主要指"阳"之质，即津气。

□□ 趺阳脉浮而涩，浮则胃气强，涩则小便数，浮涩相抟，大便则难，其脾为约，麻子仁丸主之。(247)

麻子仁二升　芍药半斤　枳实（炙）半斤　大黄（去皮）一斤　厚朴（炙，去皮）一尺　杏仁（去皮尖，熬）一升

上六味，蜜和丸如梧桐子大，饮服十丸，日三服⊕渐加，以知为度。

【读解】

本条与上条对举。上条暗指寸口脉；本条明言趺阳脉。"趺阳脉浮而涩"，也就表达了脉象由浮发展出现涩，浮涩同时俱备，称之为"浮涩相抟"。

趺阳脉与寸口脉对比，趺阳脉更能侧重反映阳明胃腑内的情况。"浮则胃气强"说明阳明腑内阳盛，因阳盛而干燥，表达了缺少缓和之象及湿润之气，也暗示津气的不足。此处之"强"还含僵硬之意。趺阳脉浮提示"胃气强"于胃腑之内，而津气流注于胃腑之外，不归胃腑之内，影响阳明之"多血"而至脉"涩"，并转为小便频数。小便数与津液不足相连在一起，也跟"脉涩"相连在一起。又因"小便数"而胃腑津液更加不足，产生"大便则难"。

"胃气强"造成津液不足而少湿润之气，脾之运化作用，也随之无法发挥，受其约束，称之为"其脾为约"。"为约"就是受制约之意。须用麻子仁丸润肠通便以缓解"胃气强"，脾之受约束也得以解除。

阶段汇言

本节阐述阳明病湿热相抟所致的"身必发黄"及阳明蓄血证，引出阳

明病"燥实"及"寒实"，实现"气"与"血"、"湿"与"燥"、"虚"与"实"及"寒"与"热"的对举，以强调阳明病有不同的转归。

太阳病三日，发汗不解，蒸蒸发热者，属胃也，调胃承气汤主之。(248)

【读解】

本条阐述"太阳病三日"。"三日"示病尚在外，经发汗治疗而病不解，出现"蒸蒸发热"，属于胃，即热已在阳明腑内，须用调胃承气汤以通腑泻热。

"蒸蒸发热"指的是发热如热气蒸腾样，从里出外，检验的方法是以手接触肌肤，热感不会因停留的时间长而减弱，反而会增强。

本条与第244条对比：第244条侧重体表阳虚，本条侧重体内热盛，与第186条"伤寒三日，阳明脉大"意境相近。桂林本《伤寒论》该条言"属阳明"，与本条"属胃"有细小差别，其义相近，可互通，但"属胃"意境更佳。

□ 伤寒吐后，腹胀满者，与调胃承气汤。(249)

【读解】

本条文承接第248条，是其扩展条文。"伤寒吐后，腹胀满"，暗指伤寒导致体内有可吐之证，经吐后，有形质之实邪得以上越而出，而无形质的热邪引发腹部胀满，属于内热。

与第248条比较：内热一样，但病势不一。第248条之热由里出外而发，本条之热则滞于内而胀满。因同属内热，同样给予调胃承气汤治疗。

与第66条对比：第66条"发汗后，腹胀满"，表示因其热在体外，而使用发汗之法，外热得解，却引发腹部胀满，是由于体内正虚，因虚而寒，与本条之热滞于内不同。

□ 太阳病，若吐、若下、若发汗后，微烦，小便数，大便因鞕者，与 小承气汤和之，愈。(250)

【读解】

本条是上条的对举条文。太阳病使用吐下之法虚其内，再用发汗之法虚其外，导致体之内外俱虚。因虚而逆，至"微烦"，又因虚而"小便数"，再因小便数而津液内竭。由津液内竭而致大便鞕，反映了因治而虚，又因虚而内实的病机变化。虚为本，实为标。

"与小承气汤和之"。从"和之"可得到提示，此处小承气汤的使用，应是小剂量。与上条对比，可看出调胃承气汤侧重于治疗阳明腑内之热，小承气汤侧重于治疗阳明腑内之实。

□□得病二三日，脉弱，无太阳、柴胡证，烦燥，心下鞕，至四五日，虽能食，以小承气汤少少与之，微和之，令小安，至六日，与承气汤一升。若不大便六七日，小便少者，虽不受食，但初头硬，后必溏，未定成鞕，攻之必溏。须小便利，屎定鞕，乃可攻之，宜大承气汤。（251）

【读解】

本条文承接第250条，是补充条文，义分上下两节。上节承接上条"太阳病"而言，"得病二三日"，当是阐述太阳病二三日的病证演变。"脉弱"当是第97条文所说"血弱气尽"的表现，应有太阳病的小柴胡汤证，但本条却明说没有，而是随之出现"烦燥，心下鞕"。"烦燥"当是"烦躁"，传写之误。"烦躁"有两种可能：一是有火，二是亡阳。"心下鞕"有三种可能：一是气聚，二是水热互结，三是水停。

本条的关键点在于"虽能食"。与第190条所述的"阳明病，若能食者，名中风"相符。可见本条的"虽能食"，暗示为阳明"中风"。从其"脉弱——烦躁，心下鞕——虽能食"，可看出阳明腑内虽有热致实，但还没形成燥实。条文还用"四五日"提示病证正从外入里，须用小承气汤"少少与之"来微和胃气，让"烦燥，心下鞕"之症稍缓，到六日，病才完全入里，可给予小承气汤一升。

下节"若无大便六七日"，小便量少，"虽不受食"，与第191条"阳明病，若中寒者，小便不利，手足濈然汗出，必大便初鞕后溏"的病证相似，暗示阳明中寒。其阳气虽得恢复但也不旺，仍有寒湿的存在，大便"初头鞕，后必溏"，还没有完全化燥为"鞕"。此时使用攻下之法，大便定会稀溏。须等小便通利，在"不大便六七日"阴阳转变之日数后，大便完全成鞕，才是燥实之证，方可使用大承气汤攻下之法。

本条以"虽能食"与"虽不受食"评估病机之虚实转变，"能食"为"实"却不甚，"不受食"为"虚"还能变燥实。

□ **伤寒六七日，目中不了了，睛不和，无表里证，大便难，身微热者**<small>（此为实也）</small>，**急下之，宜大承气汤。**（252）

【读解】

本条文义承第248条，与第250条对举，是扩展条文。关键点有二，其一是"目中不了了"，其二是"睛不和"。"目中不了了"是指双眼视物模糊不清；"睛不和"是指眼神呆滞而活动不灵，两者综合反映津液耗竭，神气衰亡之象。

"伤寒六七日"出现此番景象，虽没有明显危急的"表里之证"，仅表现为"大便难，身微热"，却是由热盛之实导致津液之虚的严重状态。旁注明言"此为实也"，也恰恰是因为津液的极度亏虚，而无法表现出明显的"表里之证"。

本条与第250条所阐述的"因虚致实"的证候状态恰好相反。本条"因实致虚"，病情危急，明言"急下之"，适宜使用大承气汤。

□□ **阳明病，发热、汗多者，急下之，宜大承气汤。**（253）

【读解】

本条文是上条的补充。上条无明显的表里之证；本条侧重表达体外之证，阐述阳明病"发热，汗多"，示热盛逼汗外泄，导致津液亏虚严重，预判燥屎的形成。也明说"急下之"，是阻止其发生，而第252条是治之已成，均宜使用大承气汤。

□□ **发汗不解，腹满痛者，急下之，宜大承气汤；腹满不减，减不足言，当下之，宜大承气汤。**（254、255）

【读解】

本段条文，宋本分为两条，康平本合为一条。承接第 252 条，与第 253 条是互为对举条文。从本条的上下文意看，康平本这样的编排更佳。

第 252、第 253 两条论述病证自身的发展演变；本条阐述发汗治疗后的病证变化。第 252 条表达无明显的表里之证；第 253 条表达外证明显；本条表达"发汗不解"后的里证，指出汗后病证不解除而出现腹满痛，表达燥实已形成，并因汗后而提示津液亏损严重，须"急下之"，适宜大承气汤治疗。

另一种状态，汗后，"腹满"之症不减，或减轻不明显，是实满而不是虚胀，也提示燥实存在，应下之，适宜大承气汤治疗。

本段条文的"腹满痛"是后来形成的，病势较急；而"腹满不减，减不足言"却是原来已有，病势稍缓一些。从"急下之"与"当下之"的对比，也能得到佐证。

本篇至此，共有三条"急下之"，也是后世医家总结出"急下存阴"法则的源头。燥屎与津液亏竭并急之时，须"急下"。急下燥屎泻热，以保存人体之津液。

□ 阳明少阳合病，必下利（其脉不负者，为顺也）㉝负者，失也。互相克贼，名为负也。[论] 滑而数者，有宿食也，当下之，宜大承气汤。(256)

【读解】

本条文是第 252 条的对举条文。上条"急下之"阐述了热盛损伤阴液至极的状态；本条表达热盛与气弱并存的状态，也暗示经历了从阴损到气耗的过程。

本条从阳明病的角度阐述，阳明为盛，少阳为弱，出现阳明与少阳合病，病性相反而互相影响，削弱了阳明之热势，嵌注分析说"互相克贼，名为负也"。并因"负"而不能自禁即"失"，就产生"必下利"。

阳明与少阳合病，阳明病之热不甚，是源于少阳。因气弱的存在，难消谷食，而形成"宿食"；同时也说明因热不盛而津液亏损也不明显，从其"脉滑"可得到验证。脉象从滑向数发展，也体现了病证从实向虚的发展，但脉还没有明显的衰象，也即反映了体虚不甚。此时如果出现旁注所言的"其脉不负，为顺也"，"负"就是减弱之义，说明脉没有明显衰弱之象，"为顺"，即较易治疗。也缘于正气还没有明显的虚衰，目前主要问题是"宿食"，"当下之"，而适宜使用大承气汤。

□□病人无表里证，发热七八日，虽脉浮数者，可下之。假令已下，脉数不解，合热则消谷喜饥，至六七日，不大便者，有瘀血，宜抵当汤。若脉数不解，而下不止，必协热便脓血也。(257、258)

【读解】

本段条文是第 256 条的补充条文，宋本分为两条，康平本合为一条。本条承接上述阳明少阳合病，阐述病人没有明显的表里之证，发热七八日，即使脉浮数，仍可用下法治疗。脉浮数，因没有表证可排除太阳病之表热；也因没有里证亦可排除三阴病之虚热与阳明胃腑之实热。可见此热当是阳明外热及（或）少阳之热，又因脉浮数，当不属于少阳之列，此热当属阳明。"七八日"为无形质变有形质之日数，暗示此"发热"已转有形质，可用下法治疗。

下后脉数不解，有两种转归。其一，因下法而阳明之外热进入阳明之腑内，形成闭合之热，产生"消谷喜饥"，又因闭合于内，导致腑气不通。又经六七日不大便，病证的阴阳属性再度转变，由气及血，血行瘀滞，所以条文说"有瘀血"，宜用抵当汤通腑逐瘀治疗。本条"有瘀血"应与第237 条阳明"蓄血证"及第 216 条阳明病"热入血室"相鉴别。阳明"蓄血证"指的是离经之血，蓄于阳明腑内；阳明病"热入血室"指的是因阳明之热盛，进入血室，逼血妄行，病位不仅在阳明之腑还在血室；而本条"有瘀血"指的是血因热日久而淤滞，但瘀血不在胃腑之内，而在经脉之中。治疗方法方面，"热入血室"主要从期门泻热；而阳明"蓄血证"与本条有瘀血的治疗方药虽然一样，但治疗的目的却有差别，阳明"蓄血证"侧重通腑逐瘀以祛除离经之血，而本条侧重通腑泻热以逐瘀行血。其二，因下法而下利不止，出现"协热便脓血"。此处之"协热"与"合热"是对举词语，"合"是入而闭，热闭胃腑之内，由气及血，血行瘀滞；"协"是出而泻，热从胃腑内出，"协热便脓血"，因热泻下不止，而损伤血络，大便出现血水。

阶段汇言

本节阐述太阳病引起阳明腑热的调胃承气汤证，并进一步扩展，阐述了因热致实的小承气汤证及因实致阴液内竭的大承气汤急下证，另还阐述热盛与气弱并存的阳明少阳合病。

□ 伤寒发汗已，身目为黄，所以然者，以寒湿在里不解故也。以为不可下也，当宜利其小便⑪于寒湿中求之。（259）

【读解】

本条文为承前启后条文。承接前条的阳明少阳合病，暗示人体阳气并不旺盛。伤寒，经发汗治疗结束后，病证出现躯体与巩膜黄染，是由于热气虽已得越出，但又缘于阳气不足而寒湿之邪留滞。就其源头而言，即"寒湿在里不解故也"，并以"寒湿"启出下条"湿热"。

此病证不可使用攻下之法治疗，嵌注提示"于寒湿中求之"，即在寒湿中寻找治疗之法。本病证还存在转属太阴病的可能。笔者根据本条文之意，补填此条阙文中六个字框为"当宜利其小便"。其符合嵌注"于寒湿中求之"的精神，还符合《金匮要略》的"诸病黄家，但利其小便"之治疗精神。

伤寒七八日，身黄如橘子色，小便不利，腹微满者，茵陈蒿主之。（260）

【读解】

本条文近承第259条，远承第248条。第259条讲发汗之后；本条阐述不经任何方法治疗，"伤寒七八日"自行出现"身黄如橘子色，小便不利，腹微满"之症。"伤寒"示病起于外，"七八日"为形质之变的日数，表达热转湿气，湿热相抟。

与第259条对比，上条"寒湿在里"；本条"身黄如橘子色"，橘子色鲜黄，以示湿热相抟于内外，后世称之为"阳黄"，与上条"寒湿在里"之黄染有不同。本条之黄染，有热亦有湿，因"湿"困而小便不利，又因

"热"聚而腹微满，病虽波及内外，但侧重在里，须用茵陈蒿汤治疗。第248条"蒸蒸发热"病证已由里及外，为热盛于内外，用调胃承气汤治疗。可见此三条表达三个不同的疾病状态，一为寒湿在里，一为湿热相抟，一为热盛出外。

另，与第236条对比，同用茵陈蒿汤，病机相近，均是湿热相抟，但病势却有别，第236条侧重由里出外，本条侧重由外入里。第236条用茵陈蒿汤以阻止其将发，本条是治其已发。由此得知茵陈蒿汤可用于"阳黄"的不同阶段。

伤寒，身黄，发热者，栀子蘗皮汤主之。(261)

肥栀子（擘）十五个　甘草（炙）一两　黄蘗二两

上三味，以水四升，煮取一升半，去滓，分温再服。

【读解】

本条是第260条的对举条文，继续阐述黄染之证。第260条论述湿热相抟，由外入里，侧重于里证；本条阐述黄染之外证"身黄，发热"。提示了本条与上条之黄染，虽同属于湿热相抟，但本条以热邪为主，侧重在体外，须用栀子柏皮汤治疗。

与前两条对比：第259条侧重在"湿"，应利小便以退黄；第260条为湿热并重，须利湿清热并重以退黄；本条以热邪为主，侧重在清热以退黄。

□ 伤寒，瘀热在里，身必发黄，麻黄连轺赤小豆汤主之。(262)

麻黄（去节）二两　连轺（连翘根是也）二两　杏仁（去皮尖）四十个　赤小豆一升　大枣（擘）十二枚　生梓白皮（切）一升　生姜（切）二两　甘草（炙）二两

上八味，以潦水一斗，先煮麻黄，再沸，去上沫，内诸药，煮取三升，去滓，分温三服㊟半日服尽。

【读解】

本条承接上条，是上条的扩展条文，阐述伤寒表闭无汗，导致热不得越于外而郁积于内。条文说"瘀热在里"，是对病机的概括。此处之"瘀"即郁积之意，因郁积而不得越也不得利，导致"瘀热以行"（《金匮要略》

语）至肌肤与"伤寒"闭合之外寒及人体之津液交互作用，而致"身必发黄"。此示病之将发或正在发，其与第236条的病势有内外之别，而第260及第261两条则示病之已发，可见其区别。

麻黄连轺赤小豆汤中的麻黄，辛温发汗，祛除束表之外寒而使热得以越于外；连轺，经叶橘泉教授考证认为即是"田基黄"，其利湿，清热退黄；赤小豆，活血利水，又引热下行；杏仁，降气以助麻黄之宣发；梓白皮，清热利水以助田基黄退黄；大枣，养血利水，也助退黄；生姜，宣表行水，也助退黄；甘草，调和诸药。

阶段汇言

此节阐述黄染病证，不离湿邪，其有寒与热之分，又有外与里之侧重，还有已发和将发之异。

阳明病篇小结

阳明病，按阳气的多少可分为三：即太阳阳明、正阳阳明及少阳阳明；按部位的内外可分为二，即外证和腑病；另，还有在气在血之别。无论是何类，其病机的关键均是"胃家实"。"实"有两面，即正气与邪气，但以邪气实为主，常表现为热盛与燥实，而实中亦有虚，但不离实中之虚。阳明病势以"入里"为主，但也有逆于上及出于外者。

辨少阳病

少阳之为病，口苦，咽干，目眩也。(263)

【读解】

"少阳之为病"的"之"与"太阳之为病"及"阳明之为病"的"之"意义一样，均是"至"或"进入"之意。"少阳之为病"表达了少阳进入患病的状态，随之出现"口苦，咽干，目眩"三大症状，均是自觉症状。"口苦"指患者口中有苦涩之味，是热气上扰，并胆气上逆之象；"咽干"指咽部自觉干燥不适，提示津液亏损；"目眩"是指视物摇摆，时有昏蒙不清，是由津少而热扰所致的动荡状态。

"少阳之为病"三大症状，从病机的先后而言，是递进关系，表达病机的发展过程。少阳病属无形质之热扰，常导致津液的亏损，因津亏而营少，因营少而血少，即少阳之体"少血多气"的少血，而此"多气"即热气，也即阳气；也因"少血多气"而易动荡于上，病位侧重在上。也难怪晚清医家张锡纯称少阳为游部。

□ 少阳病，两耳无所闻，目赤，胸中满而烦者，不可吐下，吐下则悸而惊。(264)

【读解】

本条文承接上条，为扩展条文，指少阳病出现两侧耳聋，目赤，胸中满闷，进而加剧出现烦躁，是由于少阳之热更旺，津液更亏。宋本《伤寒论》在此条不言少阳病而言"少阳中风"，其理相近，无本质区别，但笔者认为康平本《伤寒论》该条的内容意境更佳。

因热旺而壅上，耳失清灵之性而"两耳无所闻"，与第75条"两耳聋无闻"有虚实之不同，前者为虚，本条为实。因热旺而"目赤"，热旺而"胸中满而烦"。此时不可使用吐下之法。吐下之法是祛有形质之实热，而少阳之火热属于无形质之热，用之会损伤有形质之津液，进而造成营气不足，出现"悸而惊"之证。

□ **伤寒，脉弦细，头痛发热者，属少阳。**（265）

【读解】

本条文承接第264条，第264条侧重表达了少阳病的去路，本条侧重阐述少阳病的来路，指出"伤寒，脉弦细，头痛发热"，归属少阳病。

本条与太阳伤寒的"或已发热，或未发热，必恶寒，体痛，呕逆，脉阴阳俱紧"对比，区别有两点：其一，在脉象，少阳病"脉弦细"；太阳病"脉阴阳俱紧"。其说明少阳病气弱津亏，太阳病气盛津旺。其二，在部位，少阳病"头痛"；太阳病"体痛"。"体痛"范围较广，囊括躯体、四肢与头部；"头痛"部位范围较小，而且在上，这与少阳归属的部位与性质有关。

条文言"伤寒"，示病起于外，实暗指太阳病，即太阳伤寒，随其发展变化，出现本条所描写的症状，即由太阳归转少阳病，故言"属少阳"。

□ **少阳不可发汗**（此属胃，胃不和，烦而悸），**发汗则谵语，胃和则愈。**（265）

【读解】

宋本把本条与上条合为一条，康平本分为两条。本条指出少阳病不能用发汗之法，即使是伤寒所致的少阳病，也不能用发汗之法。

发汗会出现"谵语"。产生"谵语"的原因是少阳病原先已有津液亏损而热象侧重于上半身，此时发汗，势必造成津液进一步亏损而热逆扰神明。旁注说"此属胃"，是进一步描述另一种状态的"胃不和，烦而悸"。此两者都是胃失和降所致。两者的区别是"谵语"与"烦而悸"。"谵语"示胃腑内有有形质之实热；"烦而悸"示胃腑内有无形质之虚火。不论实热还是虚火，此时胃气若能和降，均可得以消除而病愈。

本条与前述第264条对比可得：先论少阳病"不可吐下"，再述"不可发汗"，也可意会少阳与阳明及太阳之间的不同与联系。

本太阳病不解，转入少阳者，胁下鞕满，干呕不能食，往来寒热，尚

未吐下，脉沉紧者，与小柴胡汤。(266)

【读解】

本条义承第263条，指出由太阳病而转入少阳病的形成动态。转入的原因是"血弱气尽"。

从太阳进入少阳，热聚于胁下，导致"胁下鞕满"；"干呕不能食"，是所聚之热上逆所致。"胁下"是阴阳交界之处，也是阴阳出入之地。少阳病为"阳去入阴"之前的状态，无形质之热与气弱津亏并存，易致气之动荡反复，也随之出现"往来寒热"。尚未经吐下之法治疗而脉沉紧，提示是热聚于体内而欲从阳入阴。

从此条也可看出从太阳传变而来的少阳病与自行直接产生的少阳病在部位方面是有所不同的，自行直接产生的少阳病部位在上，而传变来的少阳病部位在胁下，这与病的来路有关，但病证的性质是一样的。

若已吐下、发汗、温针，谵语，柴胡证罢，此为坏病。⑭知犯何逆，以法治之。(267)

【读解】

本条承接上条，阐述少阳病的误治，指出如果先使用吐下之法，随之再用发汗之法及温针之法治疗而出现谵语，即变生燥实之证。此时柴胡证消失，即是治疗的失败，这种情况称之为"坏病"。果若如此，应再根据变证而另寻治疗之策，正如嵌注所说"知犯何逆，以法治之"。从本条也可知柴胡汤为少阳病证的主方。

□ 三阳合病，脉浮大（上关上），但欲眠睡，目合则汗。(268)

【读解】

本条文的"三阳合病"承接上条"坏病"，是其扩展条文，可得本条的"三阳合病"已步入坏病之列。

《伤寒论》共有两条"三阳合病"，其中一条在阳明病篇。两者对照，可看出阳明病篇的"三阳合病"侧重阳明；本条"三阳合病"出现"脉浮大"，"脉浮"表示病证可在太阳，"脉大"表示病证可在阳明，旁注在"脉浮大"之侧补充"上关上"以表示脉已侧重在关上部位，提示热气逆于头部，判断病证进入少阳境界。

另，"但欲眠睡"应与太阳病篇第 6 条风温为病的"多眠睡"对比，两者均表达了神疲状态。"但欲眠睡"表达欲眠睡而不能，提示了气弱津亏又有热扰；"多眠睡"表达处于多睡的状态，提示热致伤津耗气较甚。两者虽然均是热伤津液，但风温为病的"多眠睡"侧重表达了津伤气弱而神疲多睡；而本条三阳合病的"但欲眠睡"侧重表达了津亏热扰而难以入眠，并因热扰气弱，常在欲眠睡之时，卫气不能入阴及阴不能涵阳卫而导致"汗"出，产生"目合则汗"。

从"但欲眠睡，目合则汗"可断定本条"三阳合病"侧重在少阳；桂林本《伤寒论》在该条还进一步明言"此上焦不通故也，宜小柴胡汤"。

□□伤寒六七日，无大热，其人躁烦者，此为阳去入阴故也。(269)

【读解】

"六七日"常是伤寒欲愈之时，也常是阴阳传变之日数。此条表达没有明显的外热之证，而患者又出现明显躁动不安之症。这是病证从阳入阴而转变的缘故，也是承接本篇第 267 条及第 268 条而补充表达的另一种坏病。

□□伤寒三日，三阳为尽，三阴当受邪，其人反能食而不呕，此三阴不受邪也。(270)

【读解】

本条是第 269 条的对举条文。伤寒三日，三阳病证消失，三阴部位理应遭受邪扰，而出现相应的病证。患者此时却能进食而不出现呕逆之证，这是三阴不遭受邪扰的缘故。也表达了病证并没有转至三阴。与上条对比，上条侧重阴阳病性的转变；本条侧重阴阳病位的转移。

从本条文可得，三阴的部位侧重在体内，也印证《内经》"阴在内"的理论。本条与第 269 条对比，上条"阳去入阴"；本条"阴不受邪"，形成对举。其表示少阳是阴阳两境界联系的通道，也是历代医家认为少阳为半表半里的缘由。

□□伤寒三日，少阳脉小者，欲已也。(271)

□□少阳病欲解时，从寅至辰上。（272）

【读解】

本两条均阐述少阳病的转归。

前者示伤寒三日，少阳脉小。"脉小"与"脉弦细"对比，虽同属脉形不大，但"脉小"比"脉弦细"稍大，而且"脉小"比"脉弦细"的脉势缓和，也就说明本条的人体阳气得到恢复，病可"欲已也"。

后者言少阳病欲解之时，是在从寅时到辰时之间。这与天人相应的理论有关。"从寅至辰上"为人体阳气从阴出阳之时，得自然之阳气节律之相助而易复，因阳复以祛邪而病愈。

少阳病篇小结

少阳病可直接发病，也可传经而来，虽然部位有别，但总处于表里之间，该病的去路有四：①病除；②入里；③出表；④阳去入阴。《伤寒论》并没有明示入三阴之何者，也就暗示三阴均有可能，从阴阳变化之理推算及临床观察，笔者认为多传太阴及少阴。传太阴常于四五日，传少阴常于六七日。

辨太阴病

太阴之为病，腹满而吐，食不下，自利益甚，时腹自痛。若下之，必胸下结鞭。（273）

【读解】

本条文"太阴之为病"的"之"与上述的"少阳之为病"的"之"是一样的，均表示"进入"之意，指出太阴进入病的状态。太阴之体"多气少血"，"多气"即指多阴气。太阴病时常阴气盛而出现"腹满"，并在腹满的基础上，进而吐逆，导致"食不下"；又因阴盛寒凝，水湿之气必盛，而"自利益甚"；阴盛阳弱，气机不畅，而致"时腹自痛"。此时若使用攻下之法，必损中阳，阳气更衰，寒甚生饮，由里及外，导致"必胸下结鞭"。

本条的"吐"逆与上述的"呕"逆有区别，吐者有物无声，属阴；呕者有声有物，属阳。在《伤寒论》中，三阳病多言"呕"，如第3条太阳病之"呕逆"，第226条少阳病之"干呕不能食"，第243条"食谷欲呕，属阳明也"等；三阴病多言"吐"，如本条的"腹满而吐"，第282条少阴病的"欲吐不吐"，第326条厥阴病的"食则吐"等，均表示了呕吐的阴阳有别。

□□太阴中风，四肢烦疼，脉阳微阴涩而长者，为欲愈。（274）

【读解】

太阴中风，明确病为直中外来。由于中风与伤寒的性质不一样，体内的阳气损伤不甚。"四肢烦疼，脉阳微阴涩而长"，说明体内的阳气又得以恢复，所以言"为欲愈"。

"脉阳微阴涩而长"之"阴阳"指的是切脉的指法与部位。"阳微"是指轻取时的脉象为"微"，"微"示脉势微小，"微"还示脉体湿润（湿气重所致）；"阴涩"指的是沉取的脉象为"涩"，"涩"指脉象往来艰难不流利。

整体而言，本条脉象应手的部位主要在按取，此时脉象以沉涩为主。脉沉表示太阴病的病位在里而不在表；脉涩表示太阴病的阴湿之气已减。在此基础上向脉"长"转变，说明体内的阳气得以伸展，也表达了湿气的消退。太阴之脏为脾家，脾主四肢。太阴境界阴气较盛，四肢本应有重着之感，此时却出现"四肢烦疼"，也说明阳气的恢复，因阳复而"烦"，也因复至外而现于四肢。本证属阴病而有"疼"，"烦疼"是阳气与阴气交争而出现的动荡状态，也因动荡而阳气占优，故"欲愈"。

□□**太阴病，欲解时，从亥至丑上。（275）**

【读解】

太阴病欲解除之时，在于亥时到丑时之间，其中的原因也与天人相应的理论有关。人体阴阳之气的变化与自然阴阳之气的更迭相应，呈正相关。太阴属里，在亥时到子时，人体的阳气顺应自然之阳气回归于里，得自然阳气之辅助，太阴中"阳弱"得改善，其病证常在此时得以解除。

□**太阴病，脉浮者，少可发汗，宜桂枝汤。（276）**

【读解】

太阴病，为里阴病。里阴盛，其脉当沉，此却出现脉浮，说明病有向外之势，也暗示病可从外而来或由里连于外，可用发汗之法，引邪外出，以促进里病的解除，适宜桂枝汤治疗。

本条与第 32 条"太阳与阳明合病，必自下利，葛根汤主之"治法的机理类似，均是治表以和里之法。不同的是：太阳与阳明合病阳盛表闭而病势向里，须用葛根汤；太阴病阳弱脉浮，病势向外，体表易开，宜选择桂枝汤。可见两者有虚实之不同。

□**自利不渴者，属太阴，其脏有寒故也，当温之⑩宜服回逆辈。（277）**

【读解】

本条承接前面的第 276 条，为对举条文。上条病源于外，本条病起于里。自行下利不渴，为里阴盛，归属太阴病，是脏内有寒的缘故。此"脏"与"腑"是对举词语，"脏"指的是"里"，太阴之脏在其中。"其脏有寒"

也就是里有寒，理应用温里祛寒之法治疗。嵌注表达"宜服回逆辈"，即是服用四逆汤之类的方剂，也即暗示阴盛而里阳不足。

□ 伤寒，脉浮而缓，手足自温者，系在太阴，当发身黄。若小便自利者，不能发黄，腹满而实，至七八日，虽暴烦下利，日十余行，必自止。㉓以脾家实，腐秽当去故也。(278)

【读解】

本条文承接第276条，也属对举条文。第276条侧重阐述了太阴病的病势由里向外，暗示中风的可能；而本条明言伤寒，侧重阐述伤寒入里归于太阴的过程，与阳明病篇中的第187条相似。"伤寒"始于太阳病，脉从浮转向缓，其经历"浮——浮缓——缓"，提示由表闭至表开，因表开再入里经历了的过程。手足不厥冷而自温，示外表阳气不衰，"伤寒"可进入太阴境界，形成太阴病，是伤寒入里的另一方式，理应出现身体黄染之证。如果小便通利，则不会出现，这是由于气化功能正常。"七八日"为形质转变之时，虽出现明显的烦躁，及下利每日十几次，但一定会自行停止。嵌注认为"以脾家实，腐秽当去故也"。

此条之"脾家"与上述阳明病篇的"胃家"是对举词语。胃家实，阳明之为病；脾家实，太阴之病除，可看出阴阳之病的不同。"胃家实"致病，"脾家实"却使病解除，解除是因为太阴的阳气已得以恢复。可见太阴病解除有两条途径：其一，是太阴之阳气回复，通达于体外，从而外表气化正常，小便通利，不能发黄，暗示"病愈"的可能；其二，是太阴之阳气回复，仅通达于体内，阳气逐阴于下，产生"暴烦下利，日十余行"，随之"自止"，明示"病解"。

另，从此条文的文意推测条文中缺文当是"腹满而实"，表达太阴病是由满而实，由无形转有质，至"七八日"形质转变之时，其质得以泻下而解。

本太阳病，医反下之，因尔腹满时痛者（属太阴也），桂枝加芍药汤主之。大实痛者，桂枝加大黄汤主之。(279)

桂枝加芍药汤

桂枝（去皮）三两　芍药六两　甘草（炙）二两　大枣（擘）十二枚　生姜（切）三两

上五味，以水七升，煮取三升，去滓，温分三服。㊪本云：桂枝汤，令加芍药。

桂枝加大黄汤

桂枝（去皮）三两　大黄二两　芍药六两　生姜（切）三两　甘草（炙）二两大枣（擘）十二枚

上六味，以水七升，煮取三升，去滓，温服一升，日三服。

【读解】

本条与阳明病篇中第181条相对应，可见太阳病因治疗方法不同，转归也不同，还暗示太阳病的邪气来路不同，发展演变及转归也不同。本条医家相反地使用攻下之法，形成"腹满时痛"，归属为太阴病，旁注亦言"属太阴也"。本条的太阴病与上述之太阴病还有不同之处，太阴病侧重表现了"阴盛阳弱"，而本条的太阴病是由太阳病发展而来，除了有阴盛阳弱之本，还有外邪内陷之实。

本条文分为上下两节，上节"腹满时痛"与下节"大实痛"互相对应。"时"为时常、经常之义，"大"为多之义。"腹满时痛"示虽是经常有腹痛，但仍以腹满为主，归属太阴病；而"大实痛"多为实痛，与"腹满时痛"相比，虽同有"腹满"的有形之证，却还有"有质"之别，"实痛"有质。可见上节侧重"满"，下节偏重于"实"。"满"者阴凝，"实"者阳结。此条在"阴凝"的基础上，产生化实，是太阴病与阳明病的过渡证型，也可以说是太阴阳明合病。"腹满时痛"归属太阴病，在桂枝汤的基础上，加大芍药的用量至一倍，以破阴凝而通里；"大实痛"，应是太阴病的类似病证，即太阴阳明合病，在桂枝加芍药汤基础上，再加大黄二两，以破阳结而通腑。

□□太阴为病，脉弱，其人续自便利，设当行大黄芍药者，宜减之，以其人胃弱，易动故也。（280）

【读解】

本条是上述条文的补充，阐述太阴病脉弱状态的诊治。"脉弱"为枯脉，表示津液不足，因津液不足而大便难，若"当行大黄芍药"，又缘于太阴病本为阳弱，其人会"续自便利"，须用大黄芍药之时，"宜减之"用量。这是由患太阴病之人阳虚胃弱而易动所决定的。

太阴病篇小结

不论来自直入还是传经，甚至是误治之变所致，太阴病均属于阴盛阳弱的状态，其阴多布于气分而少聚于血分，为里阴病。其病证能愈与否，关键在阳气的回复状态。阳气回复恰当，可通过机体内外两个途径驱邪而解；若阳气回复太过，亦可转变为阳明病。治疗方面，太阴病主要以温法为主，均属四逆辈；变法之治为桂枝加芍药汤及桂枝加大黄汤，是为夹有外入之邪而设。

附：桂林本《伤寒杂病论》太阴病八条

太阴病，大便反鞕，腹中胀满者，此脾气不转也，宜白术枳实干姜白蜜汤；若不胀满，反短气者，黄芪五物加干姜半夏汤主之。

白术枳实干姜白蜜汤方

白术三两　枳实一两半　干姜一两　白蜜二两

上四味，以水六升，先煮三味，去滓，取三升，纳白蜜烊消，温服一升，日三服。

黄芪五物加干姜半夏汤方

黄芪三两　桂枝三两　芍药三两　生姜六两（切）　大枣十二枚（擘）　干姜三两　半夏半升（洗）

上七味，以水一斗，煮取五升，去滓，再煎取三升，分温三服。

【读解】

　　本条文义承《伤寒论》第279条，第279条示太阴病的来路，缘于太阳病，因下法所致；本条表达太阴病的发展演变，还义承第280条。第280条表示"太阴为病，脉弱"而致"胃弱"易动，阐述里阳不足；本条为"大便反鞕"，由虚而实，是缘于里阳不足而"脾气不转也"。因不转而里实，宜与"脾约"阳明病对举，"脾约"阳明病缘于津枯；本条"脾气不转"缘于湿阻，因湿阻于里而"腹中胀满"。从汤方的组成中可得到佐证，其白术燥湿健脾，枳实行气通里，干姜辅助中阳，还有白蜜甘甜润土。

　　而"若不胀满，反短气"，说明虚甚而下陷，气不足以息而"短气"，虚甚而气行乏力，也必有"大便反鞕"之证，虚甚于里，外必少气，还必有恶风或恶寒之象，气虚推血乏力，还必有类似"血痹"之候，也就是用黄芪五物汤的原因，并在此基础上加干姜半夏，实缘于"反短气"，还需温中降浊。

太阴病，渴欲饮水，饮水即吐者，此为水在膈上，宜半夏茯苓汤。

半夏茯苓汤方

半夏一升　茯苓四两　泽泻二两　干姜一两

上四味，以水四升，煮取三升，去滓，分温再服，小便利则愈。

【读解】

本条承接上条，继续阐述"太阴病"的发展演变。从太阴病的"自利不渴"发展为"渴欲饮水"；又从"腹满而吐"演变为"饮水即吐"。其说明阳弱不能温化其湿，进一步导致湿凝为水而停于膈上；也缘于温化不足，气化不利而现"渴欲饮水"。

本条还应与《伤寒论》第74条"中风，发热六七日不解，而烦渴欲饮水，水入则吐者，五苓散主之"相对比：一为太阴病；一为太阳中风。太阴病，因阳弱而湿凝为水，停于体内，"水在膈上"；太阳因"中风，发热六七日不解"，日久伤阳，在阴阳水火转变之日数，气化不足而水生，聚于体内，"水入则吐"，旁注称之为"水逆"。"逆"即"反"之义，也说明其为太阳病证的反面。可得该条"发热六七日不解"为正面，为表证，康平本《伤寒论》条文旁注还明说"有表里证"，"水入则吐"为反面病证，为里证；太阴病，里阴病，里证为正面病证，故不言"水反在膈上"而言"水在膈上"。

方药以半夏降逆，茯苓利水，泽泻泻水，干姜扶阳，强调降逆利水，为治里的方法；太阳中风的"水逆"，使用"五苓散"，强调温化利水，是表里同治之法。

太阴病，下利，口渴，脉虚而微数者，此津液伤也，宜人参白术芍药甘草汤。

人参白术芍药甘草汤方

人参三两　白术三两　芍药三两　甘草（炙）二两

上四味，以水五升，煮取三升，去滓，温服一升，日三服。

【读解】

本条文与上条对举，上条示水停，本条示津伤。太阴病"下利"为寒湿利，本应"自利不渴"，此处却表现"口渴"，当是"下利"的发展结果，且随之出现"脉虚而微数"。"脉虚"之脉，叔和《脉经》认为"迟大而软，按之不足，隐指豁豁然空"，本条在其基础上，进而出现"微数"之象。太阴病本为阳弱湿盛，脉当缓软，而此"脉虚而微数"，说明其由缓软而来，含有"变数"、"变大"及"变空"三个方面的变化。此时病虽还属太阴病，但湿气已损，津液已伤，而且津液损伤尤甚，法当益气以生津。方用人参益气生津为君，又用白术健脾以助益气，芍药和营以助生津，炙甘草和中调和诸药。

太阴病，不下利、吐逆，但苦腹大而胀者，此为脾气实也，厚朴四物汤主之。

厚朴四物汤方

厚朴（炙）二两　枳实（炙）三枚　半夏（洗）半升　橘皮一两

上四味，以水五升，煮取三升，去滓，温服一升，日三服。

【读解】

本条承接上述"太阴病，大便反鞕，腹中胀满"那条，从"脾气不转"发展为"脾气实"。其源虽同，但内实更甚，与"伤寒，脉浮而缓，手足自温，系在太阴……至七八日，虽暴烦下利日十余行，必自止，以脾家实，腐秽当去故也"条文不同。该条缘于寒邪入里，又因里阳回复，"脾家实"进而下利，导致腐秽从里而去；本条之实，却在湿郁。也可见"脾家实"侧重有形质之邪，故言"腐秽当去"；"脾气实"侧重无形质之邪，而言"但苦腹大而胀"。

本条之实，还与阳明病之实有别，阳明病之实为"燥实"；太阴病之实是湿盛郁实。其又因里阳不足，推动无力而不行，明言"不下利吐逆"，还因不行而"腹大而胀"。其由大而胀，由胀而实，称为"脾气实"，即湿气实。缘于不行而用厚朴与枳实，也缘于湿阻而用半夏，再因阻必有食积之热而用陈皮。

本条与上条对举，上条因"利"而虚，虚在津液；本条因"不下利吐逆"而实，实在湿气。

太阴病，不吐不满，但遗矢无度者，虚故也，理中加黄芪汤主之。

理中加黄芪汤方

人参三两　白术三两　干姜三两　甘草（炙）三两　黄芪三两

上五味，以水八升，煮取三升，去滓，温服一升，日三服。

【读解】

本条文与上条对举，上条言"实"；本条言"虚"。"不吐不满"佐证无盛，又暗示与太阴病的"腹满而吐"对举。也说明了本条已无湿盛之"满"，也无湿盛之"吐"，仅表现"遗矢无度"的里虚陷而无守，即太阴病的阳气虚衰。因阳气虚衰于里，须理中汤以扶助中阳，还须黄芪的扶阳升陷。

太阴病，欲吐不吐，下利时甚时疏，脉浮涩者，桂枝去芍药加茯苓白术汤主之。

桂枝去芍药加茯苓白术汤方

桂枝三两　甘草（炙）二两　茯苓三两　白术三两　生姜（切）三两　大枣（擘）十二枚

上六味，以水八升，煮取三升，去滓，温服一升，日三服。

【读解】

本条文承接上条，上条阳虚侧重于里；本条由里及外。太阴病"欲吐不吐"，即由"腹满而吐"发展演变而来。因湿盛而"腹满而吐"；缘阳虚无势而"欲吐不吐"。"湿盛"与"阳虚"更迭，使"下利时甚时疏"。脉因"阳虚"而"浮"；又因"湿盛"不畅而"涩"。须用桂枝汤去芍药以畅阳于外，又加用茯苓白术利湿于内。

太阴病，吐逆，腹中冷痛，雷鸣下利，脉沉紧者，小柴胡加茯苓白术汤主之。

小柴胡加茯苓白术汤方

柴胡半斤　黄芩三两　人参三两　半夏（洗）半升　甘草（炙）三两　生姜（切）三两　大枣（擘）十二枚　茯苓三两　白术三两

上九味，以水一斗二升，煮取六升，去滓，再煎取三升，温服一升，日三服。

【读解】

本条文承接上条，上条太阴病湿盛阳虚，病由里及外；本条太阴病湿盛阳弱，病因弱而郁，因郁化火，导致湿盛而火逆，呈寒湿包火的状态。因火而致"吐逆"于上及"雷鸣下利"于下，又因寒湿于里而"腹中冷痛"及"脉沉紧"，使用小柴胡汤以解"郁火"，又加用茯苓白术以除太阴之寒湿。

太阴病，有宿食，脉滑而实者，可下之，宜承气辈，若大便溏者，宜厚朴枳实白术甘草汤。

厚朴枳实白术甘草汤方

厚朴_{三两}　枳实_{三两}　白术_{二两}　甘草_{二两}

上四味，以水六升，煮取三升，去滓，温服一升，日三服。

【读解】

本条义分前后两节。"宿食"为过宿尚未消化之食物。太阴病"有宿食"当是上述"脾气不转"发展演变所致。前节条文因不转而不化，因不化而实，即"宿食"。"脉滑而实"，即脉由滑向实的发展，"脉滑"亦湿盛阳弱，因阳弱不能化物而成"宿食"，因"宿食"而实，脉随之而为"实"。对"宿食"的实证，"可下之"，宜用承气类方。

后节条文明言："大便溏"，即暗示前节条文必有"大便鞕"之证，可因"鞕"而言"里实"，因"溏"而示湿盛，也因湿盛必有"胀满"之证，用厚朴与枳实以行气消胀，因湿盛而用白术燥湿，生甘草清热和中而调诸药。

桂林本太阴病八条小结

不论康平本《伤寒论》还是宋本《伤寒论》，太阴病篇均侧重阐述太阴病的来路，而桂林本《伤寒杂病论》此八条则侧重阐述太阴病的发展演变。太阴病虽属湿盛阳弱，但还可因湿盛而内郁，导致"脾气不转"及"脾气实"，而出现"大便反鞕"及"宿食"之证；也可因阳弱而湿凝成水饮之证，还可发展为阳衰而"遗矢无度"及津伤而"口渴"之证，甚至还可形成由里虚及外的"桂枝去芍药加茯苓白术汤"证与虚郁化火的"小柴胡加白术茯苓汤"证，此八段条文与康平本太阴病篇才构成太阴病来去之全景。

辨少阴病

少阴之为病，脉微细，但欲寐也。（281）

【读解】

本条文是少阴病篇的第一条，历代医家常称之为少阴病的提纲证，其阐述了少阴进入病的状态，即少阴病入门证，表现为"脉微细，但欲寐"，欲理解此条文，关键在这六个字。

其一，对"脉微细"的理解。"微"与"细"都是"小"之意，"微"指的是力小，侧重表达脉势无力；"细"指的是形小，侧重表达脉形细小。两者合之，就是脉的形势俱小，即无力之细脉。从此脉象可看出少阴病存在表里俱衰两方面。

其二，对"但欲寐"的理解。应先与第268条"但欲眠睡"及第6条"多眠睡"对比。寐、眠、睡均是对睡眠状态的描述，《说文解字》对"睡"的描述为"坐寐"，就是坐着瞌睡之意；而"眠"侧重指的是躺着入睡。两者均是闭目入睡，正如第268条所言"但欲眠睡，目合则汗"。而"寐"虽与"眠""睡"同是睡眠的状态，但其表达的是较深的睡眠。《辞源》引用清代朱骏声"隐几曰卧，合目曰眠，眠而无知曰寐"之说，并引用《诗经·卫风·氓》"夙兴夜寐，靡有朝矣"，可见"寐"之意就是夜晚深睡。"但欲寐"就是指欲进入深睡而不能，表达了少阴病患者没有深睡，仅有短暂的浅睡而又转醒，不断地出现睡眠中断现象，可见其是表达了阳不能完全入阴的状态。

究其原因，为"阳虚难入阴中"及（或）"阴少难以涵阳"。从此也看出少阴病必是阴阳两虚之证，但其属阴病而以阳虚为主。

□ **少阴病，欲吐不吐，心烦，但欲寐，五六日自利而渴者**（属少阴也），**虚故引水自救。若小便色白者，少阴病形悉具。**㉛小便白者，以下焦

虚有寒，不能制水，故令色白也。（282）

【读解】

本条文承接第281条，空一格书写，是第281条的扩展条文，侧重阐述少阴病的形成过程。

"少阴病，欲吐不吐"表达了阳虚而无力以吐，欲吐而不能吐，进而虚抑于心胸，产生"心烦"。阳虚难以入阴及（或）阴少难以涵阳，而产生"但欲寐"。"五六日"为由里出外之日数，此时不能内守而"自利"，即由里出外；又因利而渴，阳损及阴，阴亦少。旁注分析"属少阴也"，就是阴少之意。阴少而虚，"引水自救"。如果小便色白，说明不是阳盛阴虚，而是阳虚阴少所致。言少阴病的证候具备，再次证明了少阴病存在阳虚阴少，即阴阳两虚之象。但其以阳虚为主，也就是少阴病之脉言"微细"而不说"细微"的缘故。嵌注分析说"以下焦虚有寒，不能制水，故令色白"。

此条的"制"与"脾约"之"约"意义相近，均是制约、遏制之义。其表达寒水不被遏制而"令色白"，也就暗示其阳虚难以化阴，阴不受阳所管制。

□□**病人脉阴阳俱紧，反汗出者，亡阳也，此属少阴，法当咽痛而复吐利。**（283）

【读解】

本条是上述两条的补充条文，指出"脉阴阳俱紧"，为寒收之象，本应无汗，此处却出现汗出，是反常现象。其所表达的"反汗出"是"亡阳"证象。"亡阳"即阳气衰少，属于少阴病，理应咽痛，进而吐利；在太阳病篇的脉阴阳俱紧及恶寒、体痛、呕逆等症，是伤寒，属太阳病。太阳病与少阴病两者对比：太阳侧重实证，少阴侧重虚证。太阳是阳病，少阴为阴病。两者之症对比：太阳言体痛，少阴说咽痛；太阳言呕逆，少阴说吐利。处处体现出阳病与阴病的不同。从本条的"反汗出"到"咽痛"再到"复吐利"，还可看出本条文少阴病由外而内的内外俱病。

□□**少阴病，咳而下利，谵语者，被火气劫故也，小便必难，以强责少阴汗也。**（284）

【读解】

"咳"有声有势，以阴阳而言，"咳"属阳证，少阴病为阴病虚证，却出现咳逆之阳证，随后又进一步下利谵语，当是使用火疗之法，被火气所迫的缘故。此时的小便必出现艰涩欠畅，是由强发少阴之汗所致。少阴之体"少血多气"，从此条文还看出，少阴病虽本为阴少阳虚，但不同的误治方法，也会导致不同的转归。

□□少阴病，脉细沉数，病为在里，不可发汗。(285)

【读解】

本条是补充条文，上述第281条表达少阴病入门脉为微细，本条文继续阐述少阴病脉细的发展演变。少阴之体"少血多气"，"少血"即血中阴液少，因血中阴液少，无质以充盈脉道而脉细；少阴"多气"即多阴气，阴多而阳虚，阳虚嘘（吹之意）举无力而脉沉。不论阴少无液以充于脉，还是阳虚无力以嘘举脉动，均造成气血留注于里，说明本条病证侧重于里，所以条文说"病为在里"。又因气血留注于里，不能满足机体外部的需要，而产生反应性"脉数"，即"因虚而数"。其与"气短不足以息"而产生"息"频数之理是一样的。

本条以"脉细"示阴少，"脉沉"示阳虚，再到"脉数"示阴阳均不足而不能满足身体的需要，层层推进，揭示本条少阴病证已转变，侧重于里，"不可发汗"。

□□少阴病，脉微，不可发汗，亡阳故也；阳已虚，尺脉弱涩者，复不可下之。(286)

【读解】

本条与第285条对举，也是补充条文。少阴病，阳虚运行、运化无力而"脉微"，此时不可发汗，发汗易导致"亡阳"。"亡阳"即阳衰少。揭示与上条不一样的变化，此为阳虚甚于外。

另，少阴病阳气虚少，再出现"尺脉弱涩"，其"尺"示脉位在内；"弱"为体枯，提示津气不足以令脉体润；"涩"为行难，提示阴液不足以令脉行畅。如此"尺脉弱涩"为体内阴阳俱虚，除不可发汗，也不可使用攻下之法。

可见本条义分两节，上节为阳虚甚于外，下节为阴阳俱虚于内，以外与内对举。

□□**少阴病，脉紧，至七八日，自下利，脉暴微，手足反温，脉紧反去者，为欲解也，虽烦下利，必自愈。**（287）

【读解】

少阴病，脉紧，到七八日的时候，自行出现下利，脉突然变微，手足反而温暖，脉紧反消失，如此病欲消除，虽还有心烦下利之症，但必能自愈。

此条文的"脉紧"是寒气之象，虽始为寒气，后经过"七八日"转为有质之物，由"下利"而排出体外；"暴微"及"手足反温"，是阳气回复之象；"脉紧反去"，是寒气消除之象；本条的"自下利"，应是阳回逐阴之证象。

□□**少阴病，下利，若利自止，恶寒而蜷卧，手足温者，可治。**（288）

【读解】

本条的"利自止"，是阳回而里气得守的缘故。与上述第287条文对比：两者均有"手足温"，因"下利"与否的阐述角度不同而分言正反，一言"手足反温"，一言"手足温"。"利自止"与"自下利"，两者病证截然相反，却一样是由"阳回"所致，医道圆通如此，仲景才秀如此，不能不让人感慨！"自下利"是阳回逐阴，"利自止"是阳回内守，可见是阳回的程度不同。其也是上条言"必自愈"，本条仅言"可治"的原因所在。

□□**少阴病，恶寒而蜷，时自烦，欲去衣被者，可治。**（289）

【读解】

本条文承接上条，是上条的对举条文，与上条对比，虽同为"恶寒而蜷"之症，同为"阳回"之机，却表现出"手足温"及"时自烦，欲去衣被"的不同，结合第287条的"手足反温"，可知人体"阳回"优先表现在手足部位，次在躯体部位，亦应《内经》之"阳在外"理论。从第287条到本条，三条条文均强调少阴病的阳气回复，是少阴病愈的关键。

本条的时有自行烦热及想脱除衣服与被子，是阳气回复程度的表达，其在"可治"的范围。

□□少阴中风，脉阳微阴浮者，为欲愈。（290）

【读解】

少阴中风，缘于直中外来，出现"脉阳微阴浮"。此脉中"阳"指的是轻取的脉位；"阴"指的是沉取的脉位。"阳微"指的是脉于轻取时无力；"阴浮"指的是脉于沉取时脉势稍有力向上浮，提示体内阳气已有所回复，条文表达"为欲愈"。

与前三条对比，可知前三条阳回始于外，而本条阳回始于内，虽同为少阴病，阳回复的部位却有不同，病势的转归也不同。

□□少阴病欲解时，从子至寅上。（291）

【读解】

本条阐述少阴病欲解的时辰，是从子经丑至寅三时。根据天人相应的理论，人体阴阳之气的盛衰随着自然阴阳之气的节律变化而变。少阴之阳气随自然之阳气回复而旺于子、丑、寅三时，缘于其阳气由内出外，促使人体表里气化功能得以恢复，使邪气消退，而病得以解除。

汇总上述太阳病、阳明病、少阳病及太阴病的"欲解时"，可得四病欲解之时辰泾渭分明，但从少阴病及后续厥阴病欲解时却出现交叉重叠。其一，"亥子丑"三时，既是太阴病欲解时，也含少阴病及厥阴病欲解时的部分，其说明三阴病当有重叠之象态。受胡冯二老构建的体系启发，笔者认可太阴病为里阴病，但少阴病则当是表里同阴病，而厥阴病当是三阴俱病而且又存在阳回而复逆于表里之间的状况。依据此条、第328条及少阴病篇与厥阴病篇的其他内容，结合《伤寒论》三阳病合病、并病以及三阴病没有合并病的观点，可得佐证。其二，"寅卯辰"三时，既是少阳病的"欲解时"，也含厥阴病及少阴病"欲解时"的部分，说明厥阴病、少阴病及少阳病也存在交叉之象态，表达了少阴病的热化及厥阴病的阳复之理当也在此，也可意会少阴病有标本之化及厥阴病从乎中的病势走向，还印证了阳生于阴。

本条文阐述的"欲解时"内容，以及其他三阴三阳病的"欲解时"内容，与《伤寒论》顶格及空一格条文有关时间内容的表达明显不同，其极可能是"层累"内容，但又能与顶格及空一格内容相互兼容而且又相互彰显，是《伤寒论》流传及发展过程中的奇迹。

□□少阴病，吐利，手足不逆冷，反发热者，不死。脉不至者，灸少阴七壮。（292）

【读解】

少阴病出现吐利之证，会更伤阴阳，此时手足并没有出现逆冷之症，说明阳损相对轻于阴伤，其有如下两种转归。

其一，因阳虚而郁，出现"反发热"，此时虽存在阳虚，但不至于出现危险之象，所以条文表达为"不死"之证。

其二，因阳虚，无力推动脉之运行，出现"脉不至"。"脉不至"侧重表达了脉来无力而中断，此时可以借助灸法温阳化气以助通脉，所以条文言"灸少阴七壮"。

历代医家在此颇有争议，争议的焦点在灸少阴的部位在哪？笔者认为少阴病为表里同病，阴阳俱衰。阴病均源于太阴，"灸少阴"，多当侧重于里而取神阙穴，此穴有强壮作用，能使人体阴阳二气充盈；若少阴病侧重于表，当取太溪、神门，此两穴位同属于少阴之腧穴，具有通脉之功效。

为何用"七壮"？因为七是火之成数，古人补火补阳之法应用火数。本篇下述的白通汤用葱白四茎，通脉四逆汤中面色赤者加葱白九茎，四逆散中泄利下重者煮用葱白三茎，也均属运用象数之理。

另，与第94条"太阳病未解，脉阴阳俱停"比较，虽同是脉象中断而停止，但形成的机理不一。本条是因阳虚无力而停，而第94条是因表闭阳郁而停。两者脉停之前的脉象有有力与无力之别。

本条"反发热"与"脉不至"对比，"反发热"侧重表达了阳虚而郁于外，"脉不至"侧重反映了阳虚而郁于内。

□□少阴病，八九日，一身手足尽热者，以热在膀胱，必便血也。（293）

【读解】

本条承接第292条，第292条表达"手足不逆冷，反发热"，而本条阐述"一身手足尽热"，两者对比，不同点有四。

其一，发热的部位范围大小不一样，上条侧重在手足，本条已在全身。

其二，上条以吐利为主症，病机侧重在里；本条以一身手足尽热为主症，病机已侧重在外。

其三，上条是阳虚而"反发热"；本条是阳复而实，全身尽热。一个是虚证；一个是实证。

其四，上条不言时间；本条时间为"八九日"。

"八九日"为阳衰而复的日数，说明本条的阳复，由内出外，证由虚转实，也缘于阳气回复，阳虚变为阳盛，阴病转为阳病。这也是《内经》所述"少阴为枢"的理由。因"枢"而出，"热在膀胱"；又因"热在膀胱"而出现"便血"。此"便血"应是小便之血。

□□少阴病，但厥，无汗，而强发之，必动其血，未知从何道出，或从口鼻，或从目出者，是名下厥上竭，为难治。（294）

【读解】

少阴病，本为阳虚，而却手足厥冷无汗，又提示阴液不足。此时强用发汗治疗，势必导致阴血动荡而走窜，而不定从何处所出，或从口鼻流出，或从眼流出。因发汗而"动其血"，因血外越而厥于下，也因血外越而竭于上，称之为"下厥上竭"。缘于阴竭而难以迅速恢复，造成"难治"。

□□少阴病，恶寒，身蜷而利，手足逆冷者，不治。（295）

【读解】

少阴病，恶寒，身体蜷曲，进而出现下利，手足逆冷，提示了阳先虚于外表，进而衰于内，内外皆虚，此状态条文判断为"不治"之证。

本条与上条对比，上条表达阴竭与阳衰并存；本条表达阳衰于内外。可见少阴病证的各异。

□□少阴病，吐利，躁烦，四逆者，死。（296）

【读解】

少阴病，表里同阴。本于阳衰，吐利更伤里阳，进而阳衰"躁烦"，示患者动作不宁及心神不安，阳衰加甚，再不能温煦四肢而"四逆"，如此表里内外阳衰，为死证。

□□少阴病，下利止而头眩，时时自冒者，死。（297）

【读解】

少阴病，阳衰阴亦少，下利停止，提示无物可下，也就暗示阴液的耗竭，进而出现"头眩，时时自冒者"，是阴液耗竭，不足以涵阳，虚阳上逆而欲脱之象，为死证。

□□少阴病，四逆，恶寒而身蜷，脉不至，不烦而躁者，死。（298）

【读解】

少阴病，四肢逆冷，恶寒，表达了阳衰于外，进而身体蜷曲，"脉不至"，又提示阳衰于内，不足以推动脉行。可见本条阳衰始于外，甚于内，逐渐形成身体内外阳气俱衰的状态，此时出现不烦而躁动不止，即阳亡之象，为死证。

□□少阴病，六七日，息高者，死。（299）

【读解】

"六七日"是病愈之时，也是病变之时，还是病危之时。少阴病在六七日时，出现呼吸浅短，为正气欲脱之象，也正是病危之时，易致死亡，为死证。

□□少阴病，脉微细沉，但欲卧，汗出，不烦自欲吐，至五六日，自利，复烦躁，不得卧寐者，死。（300）

【读解】

本条文意承第281条，是前者的补充。前者少阴病，脉微细，示阳虚阴少。在这基础上，再有本条脉沉，说明阳虚更甚。从前者的"但欲寐"到本条"但欲卧寐"，说明阳虚不能入阴发展到阳虚甚而不安。阳虚于外，不固而汗出，汗出又造成阳虚甚而虚寒内逆，再因虚寒无火致烦，无力致吐，仅表现为"不烦自欲吐"。到"五六日"由里出外之时，阳衰不能内守，自行出现下利，又进一步损伤阴液，阴不能涵阳，阳欲外越，而出现"复烦躁，不得卧寐"。从上述这些条文可得，少阴病的预后，虽有阴阳两面，但关键在"阳虚"的微甚。

少阴病篇行文至此，共有五段条文涉及"烦"与"躁"的描述，本条"不烦自欲吐……复烦躁"，第298条"不烦而躁"，第296条"时自烦，欲去衣被"及第287条"虽烦下利"等，可得"烦"与"躁"可单独出现，也可并存。"烦"缘于内，侧重表达神志不安，常示有热扰的存在；"躁"动于外，侧重表达动作不宁，常示有阳亡的可能。

阶段汇言

本节阐述少阴病的入门证，及其形成的过程，并阐述欲愈、可治、不可治及死证。

少阴病，始得之，反发热，脉沉者，麻黄细辛附子汤主之。（301）

麻黄（去节）二两　细辛二两　附子（炮，去皮，破八片）一枚

上三味，以水一斗，先煮麻黄，减二升，去上沫，内诸药，煮取三升，去滓，温服一升，日三服。

【读解】

本条文应与太阳病篇第92条互相对比，第92条言"病发热，头痛，反脉沉"；而本条却言"反发热，脉沉"。可见本条少阴病初患之时，本不应而却出现发热；太阳病本不应而却出现脉沉。从两者的正反之证，可看出少阴病是阳虚之病，而太阳病是阳实之病。阳虚内郁，"反发热"，须用麻黄细辛附子汤治疗，其中麻黄侧重祛除表寒，为"宣"，细辛侧重祛除里寒，尤其是有质之寒饮，为"搜"，附子侧重温阳祛寒，为"扶"。三味药物三种治法，有机结合，促进少阴病之恢复。

少阴病，得之二三日，麻黄附子甘草汤，微发汗㉚以二三日无里证，故

微发汗也。（302）

麻黄（去节）二两　甘草（炙）二两　附子（炮，去皮，破八片）一枚

上三味，以水七升，先煮麻黄一二沸，去上沫，内诸药，煮取三升，去滓，温服一升，日三服。

【读解】

本条文承接上述第301条，继续阐述少阴病患病后二三日的演变，虽没有明说主要证候，但承接上条的发热与脉沉，以"得之二三日"暗示病侧重在外，发热症状仍存在，但随着病程的进展，其程度应有所减缓。也说明少阴病"阳虚而郁"，因发热而有所缓解，此时没有明显的里证，而须用麻黄附子甘草汤微发汗治疗。

本方与上述麻黄细辛附子汤的差别仅在细辛与甘草的使用，细辛善于祛里寒，甘草善于和中，两药的分别使用，也暗示少阴病因发热而里寒有所减轻。两条对比：还可以得出第301条的病位较深，而本条的病位较浅，嵌注还补充说"以二三日无里证，故微发汗"。其用甘草和中是以防麻附之走窜太过。从此两条的内容及方药变化还可佐证少阴病的病势是由里向外发展的。

两方对比：麻黄煮法明显不同，一方"先煮麻黄减两升"；一方"先煮麻黄一二沸"。"先煮麻黄一二沸"明言"微发汗"，"先煮麻黄减两升"暗示"发汗"，可见两者不同的仅是发汗"微甚"之别。另从《伤寒论》前述及后叙条文中有关麻黄的煮法诸方中也可得佐证，其中大青龙汤、麻黄汤及葛根汤等均使用"先煮麻黄减两升"；桂枝麻黄各半汤、桂枝二麻黄一汤及桂枝二越婢一汤均使用"先煮麻黄一二沸"。可见"先煮麻黄减两升"的煮法应为"发汗"；"先煮麻黄一二沸"的煮法应为"微发汗"。然而"发汗"与"微发汗"之界定，除与煮法有关外，还得参考麻黄的用量以及方中各种药物的配伍等因素。从此还可看出麻黄细辛附子汤内寒外寒俱甚；麻黄附子甘草汤内寒外寒已缓和，尤其是内寒。

少阴病，得之二三日以上，心中烦，不得卧者，黄连阿胶汤主之。（303）

黄连四两　黄芩二两　芍药二两　鸡子黄二枚　阿胶三两（一云：三挺）

上五味，以水六升，先煮三物，取二升，去滓，内胶烊尽，小冷，内鸡子

黄，搅令相得，温服七合，日三服。

【读解】

本条文继续承接上述两条，阐述少阴病二三日以后的病证演变，由于原先的"反发热"更进一步消耗本已不足的阴液，造成体内"阴少"明显。与上条对比，上条以"得之二三日"示病机侧重于外，本条以"得之二三日以上"示病有入内之证，暗合类似上述"四五日"之病势，因"阴少"而病势内收，入而热扰于内，致"心中烦"，又因"阴少"不能涵阳而"不得卧"。也可看出少阴病表阴与里热的不同。虽可同时存在，但有侧重的不同。

此条采用黄连阿胶汤治疗，从方的组成及药量可看出：本方以清热养阴为主，黄连清少阴之热，黄芩清气以辅之，阿胶主阴气不足（《名医别录》），芍药和营以辅助，同时也不忘扶少阴病本"阳虚"而使用鸡子黄二枚。"二"应属火之数，暗示火生而阳聚，其含象数应用之理。

少阴病，得之一二日，口中和，其背恶寒者，附子汤主之。（304）

附子（炮，去皮，破八片）二枚　茯苓三两　人参二两　白术四两　芍药三两

上五味，以水八升，煮取三升，去滓。一升，日三服。

【读解】

本条少阴病与前三条的少阴病有明显不同，前三条表达了少阴病阳虚而郁"反发热"的病证演变，而本条阐述少阴病阳气不足，以"得之一二日"暗示病从外来，并以水火之生数，再示阴少阳弱。因阳弱而"口中和"，又由于阳弱而难温煦阳腑——背部，导致"其背恶寒"，须采用附子汤治疗。

附子汤与玄武汤对比，区别点：①玄武汤，人参与生姜配伍使用，人参补气生津以助附子汤温补阳气，生姜解表行水以助温阳利水；②附子汤，附子与白术的药量均是玄武汤中的两倍，也说明附子汤侧重温中祛寒。

本条还应与第169条"伤寒无大热，口燥渴，心烦，背微恶寒者，白虎加人参汤主之"对比：一是"其背恶寒"；一是"背微恶寒"。可见部位一样，程度有别。附子汤证的恶寒较甚，白虎加人参汤恶寒较轻。两者形成的机理明显不一样，附子汤证是由于阳虚不能温煦而出现恶寒；白虎加

人参汤是由于热耗津气，津气不足而出现微恶寒。可见造成"恶寒"之因，也有寒热的不同。

少阴病，身体痛，手足寒，骨节痛，脉沉者，附子汤主之。(305)

【读解】

本条是第304条的对举条文，上条侧重少阴病阳虚的里证；本条侧重少阴病阳虚的外证，阐述由于阳虚不能温煦身体手足骨节而出现"身体痛，手足寒，骨节痛"，并因阳虚而无力嘘举血脉而"脉沉"。

与上条对比，从条文编排的顺序看，其先言少阴病之里证，后言少阴病之外证。也暗示少阴病的发展是由里及外，终归属于表里同阴病，病机性质与第304条是一样的，治疗使用的方药也一样。

阶段汇言

本节阐述少阴病"反发热"与"寒痛"两症的发展演变，"寒痛"阳衰；"反发热"则有阳衰"寒化"与阴少"热化"的不同。

少阴病，下利，便脓血者，桃花汤主之。(306)

赤石脂（一半全用，一半筛末）一斤　干姜一两　粳米一升

上三味，以水七升，煮米令熟，去滓（温服七合），内赤石脂末方寸匕，日三服㊳若一服愈，余勿服。

【读解】

少阴病，阳本不足，因阳不足，虚甚而里不能守，导致下利；又因少阴之体"少血多气"，即阴少于血脉之内而多于血脉之外。下利阳气更加损耗，造成阳气极度亏虚于血脉之外，可形成血脉之内有虚热而血脉之外有虚寒，气不统血，血离经与大便一起排出，出现"便脓血"之症，即大便与血相混；但又因阳虚而血色淡。

本条反映了少阴病血气的"寒热"不同，也是桃花汤方中使用赤石脂有二法的原因所在。其一，煎用可"使之表里相联"而"气血兼治"（《本经疏证》语），以平衡血气寒热之不同；其二，"内赤石脂末方寸匕"是取其收敛固涩之功，以缓解干姜温里散寒的辛散之性，并协同粳米补中。

少阴病，二三日至四五日，腹痛，小便不利，下利不止，便脓血者，桃花汤主之。（307）

【读解】

少阴病，阳气本虚，二三日至四五日，说明病证由外入里致腹痛，提示在阳虚的基础上进而出现寒凝，气机不通；又因寒凝而气化不利，导致小便不利，进一步发展为阳虚下陷，产生下利不止；再因"下利不止"而阳气更虚，气不统血，血离经而出现"便脓血"。

与上条对比，病因有别，上条是阳虚于内，下利不止，进而下陷；本条是阳虚于外，因虚而内陷，下利不止，进而下陷。但最终形成"便脓血"的机理是一致的，治疗的方药也是一样。

□ 少阴病，下利，便脓血者，可刺。（308）

【读解】

本条承接第307条，是其扩展条文，证候却与第306条的完全一致，所不同的是治疗方法，第306条使用桃花汤治疗，而本条却用针刺之法治疗，这是为何？本条承接第307条，是针对由外而来的少阴病，因阳虚而内收，又因"下利"而内陷，内陷之中有外邪之气，形成正虚邪扰并存的状态，用刺法主要目的是驱邪外出。从此条的编排格式可佐证康平本的优越性。

阶段汇言

本节阐述少阴病血脉中虚热之证，其起于里，也可起于外，均可用桃花汤治疗；起于外而夹邪扰，还可用刺法治疗。

少阴病，吐利，手足逆冷，烦躁欲死者，吴茱萸汤主之。（309）

吴茱萸一升　人参二两　生姜（切）六两　大枣（擘）十二枚

上四味，以水七升，煮取二升，去滓。温服七合，日三服。

【读解】

本条义承前面少阴病"下利"三条，前三条侧重表现了少阴病阳虚而下陷所致的病证演变；本条则侧重反映少阴病阳虚而阴寒上逆的病证演变。

少阴病，本为阳虚，"吐利"更伤里阳，进而阳衰于外，出现"手足逆冷"，如此表里阳衰，仅存于表里之间的阳气被表里之寒所困而不得舒展，进而"烦躁欲死"。本条始于"吐"，也甚于"吐"，须使用吴茱萸汤治疗。方中重用吴茱萸与生姜，意在祛寒降逆，少阴之体"少血"，须用大枣及人参以配合补阴血。

阳明病篇的第243条"食谷欲呕，属阳明也"，也用吴茱萸汤治疗。两者对比，本条少阴病是虚寒上逆，用吴茱萸汤重在降逆；而阳明病"食谷欲呕"是寒实气滞，用吴茱萸汤重在温化。

少阴病，下利，咽痛，胸满，心烦者，猪肤汤主之。（310）

猪肤一斤

上一味，以水一斗，煮取五升，去滓，加白蜜一斤，白粉五合，熬香，和令相得，温分六服。

【读解】

本条文承接第309条，是对举条文。上条为少阴病上逆之甚；本条是少阴病上逆之轻，因下利阴亏不能涵阳，虚阳上逆，导致"咽痛，胸满，心烦"。

本条应与栀子豉汤证相比较，栀子豉汤证是无形质之热由外入扰心胸，而本条病证是少阴病之虚阳上扰于心胸。就其病证性质对比而言，有虚实的不同，栀子豉汤证为实，本条病证为虚，并由虚而上逆，须用猪肤补少阴之虚，还须加用"益气"的蜂蜜与"和中"的面粉以辅助。

少阴病，二三日，咽痛者，可与甘草汤，不差，与桔梗汤。（311）

甘草汤方

甘草二两

上一味，以水三升，煮取一升半，去滓，温服七合，日三服。

桔梗汤方

桔梗一两　甘草二两

上二味，以水三升，煮取一升，去滓，温分再服。

【读解】

本条是第 310 条的对举条文，两者均有"咽痛"之症。上条侧重因少阴之体虚而阳浮于上；本条则是在上述基础上，虚阳上浮与外邪结聚于咽，并以"二三日"暗示有病邪从外而来。可见本条病证是本虚标实并存，所以条文说"与甘草汤，不差，与桔梗汤"。两方的差别仅是一味桔梗，生甘草既有守中之功又有清热之效，而桔梗有开结行气以驱邪外出之功，此邪是寒化之热邪。

□ 少阴病，咽中伤，生疮，不能语言，声不出者，半夏苦酒汤主之。（312）

半夏（洗，破，如枣核）十四枚　鸡子（去黄，内上苦酒，著鸡子壳中）一枚

上二味，内半夏，著苦酒中，以鸡子壳置刀环中，安火上，令三沸，去滓，少少含咽之。不差，更作三剂。

【读解】

本条是第 311 条的扩展条文，是上述病证的进一步发展。因虚而逆，因逆而结，因结而热，因热而"咽中伤，生疮"及"不能语，言声不出"。可看出本条少阴病，"虚""逆""结""热"及"溃"并存，须用半夏辛润开结，又行阳布阴，苦酒清热降火，再用鸡子白甘润补虚。药味虽简，却是多法并施。

□ 少阴病，咽中痛，半夏散及汤主之。（313）

半夏（洗）　桂枝（去皮）　甘草（炙）

上三味，等分，各别捣筛已，合治之，白饮和，服方寸匕，日三服。若不能散服者，以水一升，煮七沸，内散两方寸匕，更煮三沸，下火，令小冷，少少咽之⑱半夏有毒，不当散服。

【读解】

本条也是第 311 条的扩展条文，又是第 312 条的对举条文，阐述少阴病阳虚寒凝的"咽中痛"。第 312 条侧重虚中结热；而本条侧重虚中寒凝，方用半夏开结，桂枝通阳，炙甘草和中补虚。

两条文的方药比较：主要区别点在于苦酒的降火与桂枝的通阳，可得

"桂枝与甘草"辛甘通阳以祛寒，"苦酒与鸡子白"酸甘化阴以清热。

少阴病，下利，白通汤主之。（314）

葱白四茎　干姜一两　附子（生，去皮，破八片）一枚
上三味，以水三升，煮取一升，去滓，分温再服。

【读解】

本条文承接前面各条，前面各条阐述少阴病因虚而上逆的各种证型；而本条阐述少阴病因虚而内陷，又因陷而不能内守，随之"下利"，此时之虚侧重在阳虚，又近承第311条，暗示有外邪存在，而能产生少阴病的外邪必是阴邪，须使用白通汤治疗，汤方中附子与干姜温补表里阳气，葱白扶阳而通达表里。从此条可得的少阴病，表里同阴，虽明言"下利"里证，但暗示有外邪而侧重于出路。

另，从下述四逆散和通脉四逆汤中使用葱白的情况，可得葱白用量小时，通阳以升；用量大时，通阳以降；用量中时，通阳达表里。

少阴病，下利，脉微者，与白通汤。利不止，厥逆无脉，干呕，烦者，白通加猪胆汁汤主之⊕服汤，脉暴出者死，微续者生。（315）

葱白四茎　干姜一两　附子（生，去皮，破八片）一枚　人尿五合　猪胆汁一合
上五味，以水三升，煮取一升，去滓，内胆汁、人尿，和令相得，分温再服。⊕若无胆，亦可用。

【读解】

本条是第314条病证的进一步发展，出现"少阴病，下利，脉微"，说明"阳虚"较上条更甚，经白通汤治疗，而下利未能停止，进而再出现"厥逆无脉"及"干呕，烦"之症，究其原因是"阳虚"下利不止，进而阴竭。因阳虚无气温通，可致"逆"冷及"无脉"；又因阴竭无血外充，亦可致"厥"冷及"无脉"，合称"厥逆无脉"。并因白通汤辛温之药物激发而上逆，出现"干呕，烦"。此时需在白通汤的基础上，加人尿及猪胆汁以反佐之法，缓解附子之走窜与葱白之升发所导致的逆乱；又可略安抚欲竭之阴液。其中猪胆汁侧重清在上之逆，人尿侧重通在下之乱。

阶段汇言

本节阐述少阴病因阳虚而上逆、结及下陷三证。上逆者因虚实轻重不同而有吴茱萸汤证及猪肤汤证；结者有寒热之分；陷者常有外邪，另还有阳衰及阳衰阴竭并存的不同。

少阴病，二三日不已，至四五日，腹痛，小便不利，四肢沉重疼痛，自下利（自下利者，此为有水气也），**其人或咳，或小便利，或下利，或呕者，玄武汤主之。**（316）

茯苓三两　芍药三两　白术二两　生姜（切）三两　附子（炮，去皮，破八片）一枚

上五味，以水八升，煮取三升，去滓，温服七合，日三服。

若咳者，加五味子半升，细辛一两，干姜一两；若小便利者，去茯苓；若下利者，去芍药，加干姜二两；若呕者，去附子，加生姜，足前为半斤。

【读解】

少阴病，二三日不除，暗示有外邪外证，到四五日出现"腹痛，小便不利"，提示病由外入里，与上述第307条的证型类似，均是阳虚而寒邪入聚于里，气化不利所致。本条的"四肢沉重疼痛，自下利"，是气化不利进而化水的里外表现，旁注明确说"自下利者，此为有水气也"。

本条与第307条对比，前半段的病机是一致的，后半段的病机转变不一样，由阳虚气化不利而变为水气，须用玄武汤温阳化气利水。患者出现"或咳"及"或呕"，是由水气上逆所致。上逆于肺则咳，上逆于胃则呕，上逆肺须加细辛、干姜及五味子，以温肺逐水饮；上逆胃须去附子，以减少走窜之性，加生姜以增降逆之功。"或小便利"表示阳虚，气化虽弱，但水道尚能通利。本条最有争议的地方就是"或下利"。"或下利"与"自下利"近属重复之言，根据本条上下之文意，其当是"或不下利"或"或不利"为宜。当是因流传过程中漏写或误写所致，也表达了本条文存在"不下利"的或有症状；也就表达了少阴病"二三日不已，至四五日"出现"腹痛"及"四肢沉重疼痛"，不论小便通利与否，大便下利与否，均是阳虚化水之证，均须使用玄武汤治疗。但"小便不利"及"自下利"与阳虚化水呈正相关，是正面症状，出现的机会多，而列为本条的主症；"小便利"

及"不下利"则相反，出现的机会为少，属于本条的或有症状。

本条与上述第 315 条对比，可见第 315 条阳虚于无形，而本条阳虚于有质，是由无形之"虚"进而出现有质之水，是阳虚表现的不同方式，也是病证进一步的发展。

少阴病，下利清谷，里寒外热，手足厥逆，脉微欲绝，身反不恶寒，其人面色赤，或腹痛，或干呕，或咽痛，或利止，脉不出者，通脉回逆汤主之。（317）

甘草（炙）二两　附子（生用，去皮，破八片）大者一枚　干姜（强人可四两）三两
上三味，以水三升，煮取一升二合，去滓，分温再服。
其脉即出者，愈。面色赤者，加葱九茎；腹中痛者，去葱，加芍药二两；呕者，加生姜二两；咽痛者，去芍药，加桔梗一两；利止，脉不出者，去桔梗，加人参二两。㊟脉病皆与方相应者，乃服之。

【读解】

本条的"通脉回逆汤"即宋本的"通脉四逆汤"。

"下利清谷……脉微欲绝"，足见少阴病阳虚之甚；又因下利致厥也提示阴液不足，进而出现向外向上欲脱之象，即"里寒外热……身反不恶寒，其人面色赤"等症，由于阳气的极度虚衰，须在四逆汤的基础上加大附子及干姜的用量，尤其是干姜的用量，形成通脉四逆汤。

通脉四逆汤与四逆汤对比，虽然药物相同，但是药量之比却不同，其中干姜与附子之量比，四逆汤约为 1:1，通脉四逆汤却是 2:1，可见通脉四逆汤的温补中阳之功更强，并借助温化中阳以通脉救逆，关键在于干姜。

加减法："面色赤"为虚阳浮于上，须用大量的葱白通阳以降，"九茎"之九是老阳之数，也是金之成数，暗示有质而降之义，属古人象数的应用。而"或腹痛"是由阳气外浮而寒聚于内所致，芍药有"破阴凝，布阳和"之功（《本经疏证》），在本方中加用芍药既能破解聚而欲结之寒邪，又能运布姜附温复的阳气，与下述四逆散方后注所加附子祛寒回阳以配合芍药的破阴布阳之功，其机理是一致的。"或干呕，或咽痛"是虚阳的上逆所致。上逆于胃，胃失和降而干呕，加生姜降逆止呕；上逆于咽，咽不利而痛，加桔梗以开结行气。"或利止，脉不出"是因阳衰兼阴液不足所致，其加人

参可以得以验证。

加减法中最值得关注的是本汤方的"若呕者，加生姜二两"；而玄武汤的加减法却是"若呕者，去附子，加生姜，足前为半斤"，可见不同点主要是附子的去留。本条不去附子的理由是：①阳虚之极，上逆之势无力，无物以呕，证仅表现为"干呕"；②通脉四逆汤中有大量的干姜守中；③附子回阳救逆为生用，走窜之性并不甚，不需去附子，仅需加生姜二两降逆即可平息"干呕"之证。玄武汤证之呕是水逆，其逆势必比通脉四逆汤证之"干呕"为甚，并有水饮为患，且附子是炮用，走窜之性较甚，须去附子，并加大量的生姜以行水降逆。

少阴病（四逆），其人或咳，或悸，或小便不利，或腹中痛，或泄利下重者，回逆散主之。（318）

甘草（炙）　枳实（破，水渍，炙干）　柴胡　芍药

上四味，各等分，捣筛，白饮和，服方寸匕，日三服。

咳者，加五味子、干姜各五分，并主下利；悸者，加桂枝五分；小便不利者，加茯苓五分；腹中痛者，加附子一枚，炮，令折；泄利下重者，先以水五升，煮薤白三茎，煮取三升，去滓，以散三方寸匕，内汤中，煮取一升半，分温再服。

【读解】

本条的"回逆散"即宋本的"四逆散"。

少阴病之虚，常源于里，由里发展到外，而本条却是因虚而内郁，阳气不能达于外，产生旁注所说的"四逆"。因郁而上逆于肺则"或咳"；因郁而上冲于心则"或悸"；因郁而不达，气化不利则"或小便不利"；气运不畅则"或腹中痛，或泄利下重"。本条泄利的"泄"是漏泄之义。"泄利"就是漏泄而利，提示气机不畅，下利之外，还必有下重之证。

本条是少阴病的变证，因虚而郁，因郁致实，虚实交互，病机多端，难出本条之主症，只是泛言"少阴病"及"或有"之证。

与上述第317条对比，可见第317条侧重阳衰于内而浮于外；本条侧重阳虚而郁于内。

另，从方后注的"咳者加五味子、干姜各五分"反映了本证已兼阳虚

而寒逆于肺，用此两药温肺止咳；"悸者，加桂枝五分"表达兼阳虚而寒逆于心，用此药振阳平冲；"小便不利者，加茯苓五分"表达了阳虚而气化不利，用此药以化气利水；"腹中痛者，加附子一枚"表达了阳虚寒凝，用此药温阳祛寒；"泄利下重"当是用葱白以通阳以升，而不是薤白，表达了其气机不畅。这些均可以验证上述或有之症的病机。

再看四逆散四味药物的使用方法。第一，用散剂而不用汤剂；第二，甘草和枳实炙法炮制；第三，白饮合服之服法，均提示本条病证之本是虚，因虚而调整用药之法。

少阴病，下利六七日，咳而呕渴，心烦不得眠者，猪苓汤主之。(319)

猪苓　茯苓　阿胶　泽泻　滑石各一两

上五味，以水四升，先煮四物，取二升，去滓，内阿胶，烊尽，温服七合，日三服。

【读解】

"六七日"常是病证阴阳性质转变的时间。少阴病本是阳虚为主，因下利，常在六七日之时，由于体内阴液丢失过多而阴阳寒热转变，阴不能涵阳，阳气上浮，形成"虚热"，并鼓荡因阳虚所不能化的"水气"一起上逆，产生"咳而呕渴，心烦不得眠"。方用阿胶以正阴血之源，滑石利湿清热，再用泽泻、猪苓及茯苓利水化气以止泻。

与上述各条对比，可见上述各条侧重阳气虚损的各种变证；本条侧重少阴"阴少"而不足之变证，因阴损阳浮而水荡于上，而使用猪苓汤，正如《本经疏证》所言："茯苓属阳，治停蓄之水不从阳化者；猪苓属阴，治鼓荡之水不从阴化者，是故仲景以猪苓名方"。

阶段汇言

本节阐述少阴病的阳虚水泛、阳虚欲脱、阳虚内郁及阴虚水逆四证，分别使用真武汤、通脉四逆汤、四逆散及猪苓汤治疗。

□少阴病，得之二三日，口燥咽干者，急下之，宜大承气汤。(320)

【读解】

本条文义承第319条，为扩展条文。上条"少阴病，下利六七日"才有口渴之症；而本条"少阴病，得之二三日"本应以外证为主，却出现"口燥咽干"之症。从病程的长短与症状的轻甚可看出本条的阴液亏损较为严重，因液亏而燥生，又因阴损而有热，燥热为患，势必形成"燥实"，即阳明内实。

本条的阴亏导致"燥实"与阳明病的热盛导致"燥实"从其来源来看有虚实之别。因阴虚而实甚，是"急下之"的原因所在。此时宜尽快使用大承气汤通腑泻热，以阻止"燥实"的形成。

少阴病，自利清水，色纯青，心下必痛，口干燥者，可下之，宜大承气汤。（321）

【读解】

少阴病本为阳虚，因阳虚不足于下，寒化为水而"自利清水，色纯青"；又因虚阳上浮，内结于上而"心下必痛"。如此体内上下之气不并，互为阻隔，气闭于里，三焦之气也因之不通，气化无权而"口干燥"，此时宜用大承气汤通腑开闭，这样才可以通达三焦，气化得复。

□ □ **少阴病，六七日，腹胀，不大便者，急下之，宜大承气汤。**（322）

【读解】

本条是上条的补充，是少阴病六七日因虚致实的另样转变。由于阴液不足而形成了燥实，因燥实阻塞而腑气不通，产生"腹胀，不大便"，是少阴病的反面，此时宜尽快使用大承气汤通腑治疗。

本条与第320条及第321条对比，第320条侧重阴液亏损可能出现燥实之证，而用大承气汤阻止其形成；第321条因虚而上下焦之气不通畅，宜用大承气汤通中焦之胃腑，以促进三焦之气通畅；本条因阴虚而形成燥实，因燥实而腑气不通，须用大承气汤荡实通腑。

另，三条的条文等级也不同，第321条为顶格条文，等级最高，为少阴病的正面之证；第320条为空一格条文，等级次之，为少阴病的扩展变证；第 322 条为空两格条文，等级最低，为少阴病的反面之证。

阶段汇言

本节阐述少阴病下法三证，其病位有里外之侧重不同。病性则有三：其一为津液耗绝；其二为寒水阻隔；其三为因虚而实，燥屎为患。

少阴病，脉沉者，急温之，宜回逆汤。(323)

甘草（炙）二两　干姜一两半　附子（生用，去皮，破八片）一枚

上三味，以水三升，煮取一升二合，去滓，分温再服。

强人可大附子一枚，干姜三两。

【读解】

本条的"回逆汤"即宋本的四逆汤。

少阴病篇共有四个条文涉及描写"脉沉"，但它所表达的少阴病侧重各不同。第 285 条少阴病"脉细沉数"表达阴液亏少，因少而留于里，以反映"病为在里"，不可使用发汗之法治疗；第三百条少阴病"脉微细沉"表达了阴阳俱虚，因虚而"脉沉"，因沉而"自利"；第 301 条少阴病"脉沉"在初得之时，反发热，表达了因有外邪犯而阳虚内郁；而本条之"脉沉"则表达阳虚无力嘘举而脉沉，反映了阳虚较甚，急用温阳之四逆汤治疗。

本条与第 301 的主要区别点为是否发热，发热提示阳虽虚而不甚，尚能郁而化热，而本条无发热，则说明阳虚较甚，无力导致发热，这也是急用四逆汤的理由，也是本条安排在"急下之"之后的原因所在。

少阴病，饮食入口则吐，心中温温欲吐，复不能吐，始得之，手足寒，脉弦迟（脉弦迟者，此胸中实，当吐之），不可下也，若膈上有寒饮，干呕者，不可吐也，当温之，宜回逆汤。(324)

【读解】

本条文承接第 323 条，继续阐述阳虚的病证演变，上条阳衰急于无形，本条则是有质。"温温"应是蕴蕴的通假字，表达滞积不舒之意，表达了少阴病因阳虚郁而饮食入口随即出现吐逆之意，心内郁闷不舒而又不能吐，是阳虚无力以吐所致。初患之时，手足寒冷，脉弦迟，是阳虚而寒凝，

不可使用攻下之法治疗；又因寒凝而致实，从其"脉弦迟"可知，"弦"是有力之脉，"迟"为迟滞，与"弦"并存，是邪实阻滞阳气运行之象，且从"饮食入口则吐"可知病位在上，即为上实。旁注明言可用吐法治疗，正如其所说"脉弦迟者，此胸中实，当吐之"，这是虚中之实，正文表达是"膈上有寒饮"而干呕，不能使用吐法治疗，应用温和之法，适宜使用四逆汤治疗。

这与《金匮要略》痰饮咳嗽病篇的"病痰饮者，当以温药和之"的内容相符。可见本条分为三个层次，先是少阴病"心中温温欲吐，复不能吐"之阳虚；其次为"始得之，手足寒，脉弦迟"之胸中实，不可下，但可吐，宜用瓜蒂散；最后是"寒饮，干呕"，不可下，也不可吐，当温之。本条文的"胸中实"，使用吐法，与上述结胸证是对举而言，结胸证当用攻下之法，可见一是痰凝，一是热结。痰凝用吐法，热结用下法，明显不同。

在《伤寒论》中共有两条涉及描写"温温欲吐"之证，其一，是第123条"温温欲吐，而胸中痛"；另一，是本条"心中温温欲吐，复不能吐"。两者对比，第123条是由太阳病过经之热引动胃气上逆所致；本条是阳虚寒凝所致。可见一是热气上逆；一是寒气上逆。

□□少阴病，下利，脉微涩，呕而汗出，必数更衣，反少者，当温其背上，灸之。(325)

【读解】

本条是第324条的补充条文，从其编排为空两格书写可得佐证。第324条表达"欲吐"与"干呕"，病势均是上逆；本条阐述"下利"，病势向下，下利而出现脉微涩，为少阴病之变证。其说明本条少阴病阳虚阴亦虚，阴虚阳浮，出现"呕而汗出"，而"必数更衣，反少"为将出现之症。"数更衣"指的是大便的次数频多；"反少"指的是大便量却减少，进一步确认阴亏之存在。如此可得本条阴阳俱虚，治以温阳为先，所以说"当温其背上，灸之"；从此条文也可得到少阴病的治疗以扶阳为先，以扶阳为主；并以"阴虚"之证以启厥阴病篇。

阶段汇言

本节回归分析少阴病阳衰的无形质之变，并由阳衰进而扩展至阴竭，以引出厥阴病篇。

少阴病篇小结

少阴病的来路有二：①由里出外；②由外入里。不论哪种途径，均导致机体处于表里同阴的疾病状态，即表里阳气俱衰，但有侧重不同。随着少阴病的发展演变，亦有兼夹阴少及阴竭的不同。其可因阴少而阳浮，甚而上逆；可因阴竭而燥实；也可因阴竭而阳亡。

辨厥阴病

厥阴之为病，气上撞心（消渴），心中疼热，饥而不欲食，食则吐（吐蛔），下之，利不止。（326）

【读解】

"厥阴之为病"指厥阴进入病的状态。缘于阴少的继续损耗，进而阴竭阳复，虚阳冲逆于上而出现"气上撞心，心中疼热"。"心中"部位属阴，病在阴的境界；"疼热"是虚阳所致，属于虚火。虽有饥饿却"不欲食"，进食之后，又因虚阳而"吐"逆。此时用下法治疗就会造成虚阳更加损伤，阳气不守中而出现下利不止。可看出厥阴病的阳复仅在表里之间，而在里之阳气，并没有得到及时的回复，导致"饥而不欲食，食则吐，下之，利不止"。厥阴病，其来路为少阴病，其表阳亦衰，如此是表里阳气俱衰，阳复仅在表里之间的厥阴病状态。

另，还因为阴液亏耗明显，又因虚阳冲逆于上，下焦呈现阴竭阳衰。阴竭，津气化生无源而口渴；阳衰，制约不足而小便频多，出现旁注所说的"消渴"。其与五苓散证的"消渴"对比，病机不一样，五苓散证是太阳气化不利所致。

本条旁注所说的吐蛔现象与厥阴的病机有关。因厥阴病的阴竭阳逆而形成"胃热肠寒"，即上热下寒，蛔虫避寒趋热之性让其进入胃腑而产生吐蛔现象；但另一个更重要的原因是古代卫生条件不良，导致肠胃内常有蛔虫滋生。

康平本"消渴"及"吐蛔"均是旁注内容，不是正文内容，出现概率必少于正文证候，这样的编排比宋本更佳！不易造成读者的误解。

□□厥阴中风，脉微浮，为欲愈；不浮，为未愈。（327）

【读解】

本条是上条厥阴病的补充，阐述厥阴中风所致的厥阴病。其脉象稍浮，为将愈之证；脉象不浮，是病证不能愈除之象。本条"微浮"与"不浮"对举，"微"是小或稍之意，"微浮"是指脉象稍浮，既不是"不浮"，也不是"浮甚"，表达了厥阴病的阴液虽有亏耗，但还不至于内竭。

"微浮"与"不浮"对举，还表达阳气的回复程度。阳气回复不足会出现脉"不浮"，阳气回复太过则会出现脉"浮甚"，均不能使病证痊愈；只有阳气回复合理，而阴液又亏损不甚的"脉微浮"，方可使病证愈除。可见这与阳气的回复相关，也与阴液亏损程度相关，但《伤寒论》是站在伤寒的角度而论，更重视阳气的作用罢了。

□□厥阴病，欲解时，从丑至卯上。(328)

【读解】

本条文阐述厥阴病欲解除的时辰，是从丑时经寅时到卯时三个时辰，与自然阴阳之气消长节律的时间一致，也是人体随自然阳气节律回复而康复，也是天人相应理论的体现。

□□厥阴病，渴欲饮水者，少少与之，愈。(329)

【读解】

本条文承接第327、328条，继续阐述"阳回"之证。上述两条的转归是"欲愈"及"欲解"；而本条是"愈"，说明本条阳气回复较上述两条充分。厥阴病，出现口渴欲饮水，是阳气回复之象，由于阳气回复，阴得阳助，阴竭得以改善，从第326条"消渴"减轻为本条的"渴欲饮水"，也就是后世张景岳所说"阴得阳升而泉源不竭"之义。阳气虽回，但阳气尚弱，不足以运化大量水液，只宜给予少量饮水，促进阴液的恢复；如果大量饮水，会因阳气弱，气化不利而变生他证。

阶段汇言

厥阴病篇仅此四段为直言厥阴病的条文，一条为厥阴病入门证，其余均是表达"欲愈""欲解""愈"之证，暗喻了厥阴病是阴病的转机。

□□诸四逆厥者，不可下之，虚家亦然。（330）

【读解】

本条文承前启后，指出各种四肢逆向厥冷，不可使用攻下之法；各种虚证，也是如此。

本条文的关键点是对"逆厥"的理解。"厥"就是"寒冷"之意；"逆"也是寒冷之义，两者虽同是表示寒冷，但造成寒冷之因却不同。"厥"侧重于阴竭；"逆"侧重于阳衰。而"逆"在《伤寒论》中还有"反"之意。"逆厥"在本条文有两层意思，其一，"反常之厥"表示人体之四肢本应温暖，而出现寒冷之症，是反常之象；其二，逆向之厥，表达寒冷之证从四肢末端向四肢及躯体方向扩大，通常是阴液内竭及或阳气衰亡之象。

"诸四逆厥"与"虚家"对举，对虚衰程度而言，"诸四逆厥"为甚，"虚家"次之；但对病证而言，"诸四逆厥"侧重于阴阳不足，而"虚家"则囊括阴阳气血多方面，"虚家"是"诸四逆厥"病证的扩展。

□□伤寒，先厥后发热而利者，必自止；见厥复利。（331）

【读解】

本条是"伤寒"另类发病方式的阐述，与太阳病篇"伤寒"的病势走向有阴阳之别。伤寒所致先手足寒冷后发热的下利，定会自行停止，下利的出现时间常在"先厥"与"后发热"之间，"发热"是阳复而行于外表，阳外足而随之入里，也使阳复于里，阴得内守而利自止。

"见厥复利"阐述手足厥冷与下利连在一起。"厥"为寒逆于外，"利"为寒注于里，可见也属表里同阴，但阳郁于表里之间，因郁而"后发热"，与厥阴病阳复表里之间有别。厥阴病之阳复于虚，而阳郁有虚实之分，但病位及病势相同，是其放至厥阴病篇而又没有明言厥阴病的原因所在，也当是厥阴病的类似证。还可意会厥阴为"合"之理，其合于表里之间，导致厥利并见。

□□伤寒，始发热六日，厥反九日而利，凡厥利者，当不能食，今反能食者，恐为除中。食以索饼，不发热者，知胃气尚在，必愈。恐暴热来出而复去也，后三日脉之，其热续在者，可期之旦日夜半愈。所以然者，本发热六日，厥反九日，复发热三日，并六日，亦为九日，与厥阴相应，故期之旦日夜半愈。后三日脉之，而脉数，其热不罢者，此为热气有余，必发痈脓也。（332）

【读解】

本条文承接第 331 条，是上条的对举条文。上条"先厥"，本条"始发热"是对举词语，进一步阐述发热与厥利之间胜负的动态变化，提示人体阴阳之气的胜复动荡，以判断疾病的转归。

本条具体指出伤寒病，开始发热六日，"发热"为阳证，本当七日愈，却六日后反转手足厥冷，当缘于热耗阴液，阴少而阳衰；手足"厥反九日而利"，通常厥冷下利之证本应不能食，而今却能进食，担心其是"除中"之证，索要面饼，进食后不出现发热，说明胃气还在，即中气守内而不外越，不是除中之证，病证必能消除。

与上条对比，"发热"有阳复及阳越之别。本条文担心的是发热突然出现而又突然地消退。"厥反九日"随后发热三日，其病约可在三天后的凌晨即半夜消除。其原因是原本发热有六日，厥冷却九日，再发热三日与原先的六日合计也是九日，如此发热与厥冷相应，暗示人体阴阳尚平衡，断定次日凌晨即半夜病证消除。如果三日后，脉仍数而发热不退，是阳气回复太过而热气有余于外，常会出现痈疮之证。这样的描述与自然阳气消长回复有密切的关系，也说明伤寒病的康复与人体阳气关系密切。

本条"与厥阴相应"之"阴"应是抄写之误，应遵照宋本"与厥相应"的说法为宜。

□□伤寒脉迟，六七日，而反与黄芩汤彻其热。脉迟为寒，今与黄芩汤复除其热，腹中应冷，当不能食，今反能食，此名除中，必死。（333）

【读解】

本条承接第 332 条，阐述"伤寒脉迟，六七日"相反地使用黄芩汤后而形成"除中"之证。

六七日时，常是伤寒病转变的时间，原本伤寒脉迟之寒证，属病发于阴者，当六日愈；不愈而至六七日也必有阳复或阳衰之变。此时，却使用黄芩汤清热，腹内寒冷，应不能进食，而今却能进食，是胃阳欲绝，须借助谷气自救，称之为"除中"。"除中"就是无中气之意，为危重之证，"必死"之证。

□□**伤寒，先厥后发热，下利必自止，而反汗出，咽中痛者，其喉为痹；发热无汗，而利必自止，若不止，必便脓血，便脓血者，其喉不痹。（334）**

【读解】

本条文承接第331、332条，阐述伤寒"先厥后发热"的下利是否停止的两种病证转归：其一，下利停止后，进而出现"反汗出，咽中痛"是阳气回复太过，热气向外向上，产生喉痹之证；其二，发热无汗而下利不止，出现"便脓血"之证，也是阳气回复太过，热气有余于内与里，不能外泄，也没有上逆，而下陷，"必便脓血"，即大便与脓血相混而出。其排脓血者没有喉痹。

与第332条结合来看，表达了阳气回复太过有里外之侧重不同。本条侧重于里，而第332条侧重于外。

□□**伤寒，二三日至四五日厥者，必发热，前热者后必厥，厥深者热亦深，厥微者热亦微。厥应下之，而反发汗者，必口伤烂赤。（335）**

【读解】

本条也是承接第331、332条，进一步阐述厥冷与发热的胜复关系。伤寒"二三日"常表达病在外；"四五日"则表达病由外入内里。"二三日至四五日厥者"，即是明确此"厥"是由外入内里之证，指出伤寒二三日至四五日手足厥冷，其后发热，热后又出现厥冷。通常是厥冷程度明显，发热的程度亦明显；厥冷程度轻微，发热的程度亦轻微。"厥"冷而没有下利之证，理应可用攻下之法治疗，却反用发汗之法治疗，定会出现口腔糜烂之证。

本条文"厥应下之"与第330条"诸四逆厥者，不可下之"似乎互相矛盾，却是为何？关键的区别就在"逆"字。两条均有阴液不足，上条阴液不足较甚，不能化阳气，阳气衰亡而表现为"逆厥"；本条阴液不足较轻，阳气运布不利而内郁，是外邪入内里之证，虽表现为"厥"，但此有里实之证。可见"厥"有虚实轻重之不同，所以治法也不同。

□□**伤寒病，厥五日，热亦五日，设六日当复厥，不厥者自愈。厥终不过五日，以热五日，故知自愈。**（336）

【读解】

本条文承接第335条，均阐述厥与热之胜复变化。"厥"与"热"对举，"厥"指的是手足寒冷，"热"指的是身体发热。第335条侧重表达厥之实证，可用下法治疗；本条则阐述厥后阳复恰当，指出伤寒患厥五日，热亦五日，六日本应再厥却没有，可知能自愈，原因是"厥"所化之热经五日至六日得以透表，达到身体内外阴阳平衡而解。

□**凡厥者，阴阳气不相顺接，便为厥**㊳厥者，手足厥冷者是。（337）

【读解】

本条是"厥"证的总结，指出各类厥证是由阴阳气不相互顺接所致。"相"即互相之意；"厥"的外在表现是手足寒冷，正如嵌注所说"厥者，手足厥冷者是也"。

同是手足寒冷，在少阴病，多称为"逆"，而厥阴病则称为"厥"，原因何在？称之为"逆"主要是由于"阳衰"；称之为"厥"除阳衰还有"阴竭"，且阴竭是主要因素。阳在外，阴在内。阳越衰，"逆"就越甚，可从病证"手足逆冷"发展至"四逆"；阴越竭，"厥"也越甚，病证可从"厥"发展为"肤冷"。

本条强调"厥"的总病机为"阴阳气不相顺接"。"阴阳"有内外之意。阴竭于内，阳衰于外。阴竭而无气，阳衰亦无气，两者之气不相顺接。

另，从太阳病篇的第28条，少阴病篇的第291、315、317条及本篇各条对"厥"的描述，均可看出其病因有阳衰与阴竭侧重之不同。

□ **伤寒，脉微而厥，至七八日，肤冷，其人躁，无暂安时者**（此为脏厥），**非为蛔厥也**⑱蛔厥者，其人当吐蛔。论**今病者静，而复时烦**（此为脏寒）⑲蛔上入其膈，故烦。论**须臾复止，得食而呕，又烦**（烦者，蛔闻食臭出），**其人当自吐蛔，蛔厥者，乌梅丸主之**⑳又主久利。（338）

乌梅三百枚　细辛六两　干姜十两　黄连十六两　当归四两　附子（炮，去皮）六两　蜀椒（出汗）四两　桂枝（去皮）六两　人参六两　黄蘗六两

上十味，异捣筛，合，治之以苦酒渍乌梅一宿，去核，蒸之五斗米下，饭熟，捣成泥，和药令相得，内臼中，与蜜杵二千下，丸如梧桐子大，先食饮，服十丸，日三服，稍加至二十丸。禁生冷、滑物、臭食等。

【读解】

伤寒病，"脉微而厥"提示伤寒从阳衰于外，发展至阴竭于内，再到七八日，周身肌肤寒冷，其人躁动不宁，没有明显间歇的安宁，这种情况不是蛔厥之证，旁注认定是"脏厥"，何为脏厥？"厥"冷在手足，"肤冷"已扩大到躯体，说明阳衰阴竭加剧，阴竭于内无力化阳，虚阳欲外亡，故其人躁动不宁，条文用"七八日"形质之变的日数以暗示阳亡而阴独。但本条却在病人安宁之后，进而短暂烦躁，一会儿之后又停止，进食后再出现呕逆而烦。此"烦"与"躁"对举，是由蛔虫因觅食而入膈部的食道所致。本条的嵌注与旁注均有说明，此时其人有自吐蛔虫之证，才是蛔厥。究其机理是由脏寒所致，"脏寒"即内寒，蛔避寒入膈，膈上即胸腑之境界，胸属阳，常有热气，与脏寒形成上热下寒。

乌梅丸就是针对上热下寒而设的方剂，本方的关键是乌梅、黄连与干姜三味药物。乌梅"下气，除热烦满"（《神农本草经》）；黄连清除里热，再用黄柏配合其清热；而干姜温里，以除脏寒。还用附子及桂枝以温阳化气，细辛及蜀椒除饮破阴，人参及当归调补气血，此外还用苦酒渍乌梅一宿，以加强疗效，大米及蜂蜜以和胃补中。

"蛔厥"二字应当灵活看待，对于古代而言，由于卫生条件尚差，常易

出现蛔虫之证，本条文就是借蛔虫表达本条的病机为"脏寒"。但对于当今而言，少有蛔虫之证，对本条病机的理解，应侧重于阵发性"烦呕"，常在进食后产生，并伴有四肢寒凉之症，即可用本方治疗。其又能治疗"久利"之理，也源于此。

本条还借蛔厥之证所言的"脏寒"与"脏厥"形成对比，"脏寒"指的是里阳不足，并有虚阳上浮；"脏厥"是阴竭于内而阳气衰亡于外。"脏寒"加剧，可进一步发展到"脏厥"，从两者的治疗方药中可得到验证，"脏寒"用乌梅丸，"脏厥"用四逆汤。

□□伤寒，热少厥微，指头寒，嘿嘿不欲食，烦躁数日，小便利，色白者，此热除也，欲得食，其病为愈；若厥而呕，胸胁烦满者，其后必便血。（339）

【读解】

本条文承接第338条，为补充条文。补充阐述伤寒发热不甚，厥冷轻微，仅表现在指（趾）头寒凉，是缘于"热少"而阳耗阴损也轻。又由"厥"而内郁，也因"厥微"而郁轻，仅"嘿嘿不欲食"。后随之烦躁几天后，小便通利，色白，是体内热气消除之象。这与第338条的阳气衰微比较，有明显不同。本条欲进食，表示热除津复，胃气回复，病证能得以解除；而第338条却没有自愈的表现。本条如果厥后进而出现呕逆，胸胁烦闷不舒，是阳复而热气有余，并进而上逆所致；又由内逆入血，势必损伤阴血，而产生"其后必便血"之证。

□□病者手足厥冷，言我不结胸，小腹满，按之痛者，此冷结在膀胱关元也。（340）

【读解】

本条承接第339条，是其对举条文，明言患者手足寒冷，自言自己没有结胸证，实质是暗指没有胸痛，却出现小腹胀满及有压痛。"胸"与"小腹"对举，说明病证不在"阳"部，而在"阴"内。"阴"内阳气不足，寒气凝聚在膀胱、关元部位，这也是阳虚寒凝的另一种表现。

另，与上述"脏结""脏厥""脏寒"一样，均是阳虚的病症，但表现的侧重点不同。"脏结"是阳气衰亡而寒气结聚于内，出现"时时下利"、"舌上白苔滑"及"痛引少腹"之证；"脏厥"是阴竭于内，阳亡于外，表现为手足厥冷、肌肤寒冷及躁动不宁；"脏寒"是阴虚阳浮而形成体内上热下寒，尤其是下焦寒冷明显，也是肠寒，出现蛔厥或久利之证；而本证则是阳虚寒结于膀胱、关元之处。

□□伤寒，发热四日，厥反三日，复热四日，厥少热多者，其病当愈，四日至七日，热不除者，必便脓血。（341）

【读解】

伤寒，发热四日，厥冷却三日，又发热四日。其"四日"暗示病在内，"三日"表示病在外。可见本条提示"厥"冷仅在体外，而"发热"却已通透内外，这是"厥少热多"之象，阳损不甚，阳气回复允分，其病证应当消除。如四日到七日发热没有消退，则经历四五日之入里，又五六日的出外，再经历六七日之病愈或加甚之时，进入火之成数的日子，表达了阳气回复太过，热气有余，势必入血损伤阴血，出现"便脓血"。本条与第339条对比，本条"便脓血"与上条"便血"有何不同？区别在出血的颜色不同，"便血"血色赤红，"便脓血"血色稍淡，是脓液与血相混所致，以之可判断阳气回复的程度及速度，还可判断阳气回复的部位及路径。

□□伤寒，厥四日，热反三日，复厥五日，其病为进，寒多热少，阳气退，故为进也。（342）

【读解】

本条承接第341条，是其对举条文。伤寒，厥冷四日，发热三日，再出现厥冷五日，这是"寒多热少"之象。"热反三日"表示阳损明显，回复不足，复仅在外；"厥四日"至"复厥五日"表示阳衰加剧而病证入内入里，病情会因之而加重。

□□**伤寒六七日，脉微，手足厥冷，烦躁，灸厥阴，厥不还者，死。**（343）

【读解】

伤寒六七日，阴阳寒热转变之日数。"脉微"示阳衰，病人从阳转阴；"手足厥冷"示阳衰已甚于外，阴竭仅存于内；"烦躁"示内烦而躁动，内烦即虚阳内扰而不安，躁动即虚阳又欲外亡而不宁。"灸厥阴"即助阴化阳以图化解"手足厥冷"之证，此时灸厥阴，当是灸大陵、太冲两穴。灸后手足寒冷没有消除，就是阴不化阳，是危重之候，为死证。

□□**伤寒，发热，下利，厥逆，躁不得卧者，死。**（344）

【读解】

伤寒发热，热逼下利，因下利而又损阴液至竭，阴竭而厥；阴竭不能化阳，再由"厥"发展为"逆"，合称"厥逆"。阴竭不能涵阳，阳欲外脱而"躁不得卧"，也是阴阳欲离绝之象，危重之候，为死证。

本条与上条对比，上条源于阳衰，本条源于阴竭。

□□**伤寒，发热，下利至甚，厥不止者，死。**（345）

【读解】

本条是第344条的对举条文，二者均有发热，下利，阴液损伤。本条"下利至甚"，表达了阴液内竭至极，进而不能化气，"阴阳气不顺接"而厥冷不止，证由内及外；上条"厥逆"而"躁不得卧"，证由外及内，均是危重之候，为死证。

□□**伤寒六七日，不利，便发热而利，其人汗出不止者，死，有阴无阳故也。**（346）

【读解】

本条文与上条对举，伤寒六七日，为阴阳转变之日数，也即暗示本条之病证原为阳病，由阳转阴，又由"不利"而"便发热而利"。其"利"为阴病之利，即寒利，与上述的"厥利"不同。"便发热"当是虚阳外壅所致；所出现的"其人汗出不止"是气欲外脱，阳欲外亡，是危重之候，为死证，因阳外亡而形成"有阴无阳"的缘故，易致死亡。

□□ **伤寒五六日，不结胸，腹濡，脉虚，复厥者，不可下，此亡血，下之死。发热而厥，七日下利者，为难治。（347、348）**

【读解】

本段条文，宋本分两条，康平本合为一条，承接第346条。伤寒在五六日，由里出外之日数，不出现结胸证，而出现腹软，脉虚，说明病证不沿太阳病的传变途径出现结胸证，而是形成"腹濡，脉虚"之证。

本条的"腹濡"与"结胸"是对举词语，与上述太阴病篇的"腹满"也是对举词语。胸为阳，腹为阴。结胸，病在阳，为阳证；腹濡及腹满，病在阴，为阴证。腹满为阴盛，腹濡为阴弱。阴弱"脉虚"说明营血更损，病由里出外，再出现手足厥冷，是阴不化气，再损及阳，阴阳气不顺接。就其源头而言，可称为"亡血"，即血少，不能使用攻下之法。攻下则会更损阴伤血，使之阴竭而阳衰，出现危重之候，导致死亡。

另一状态，发热，进而出现手足厥冷，即热致阴竭。"七日下利"之"七"为火之成数，"七日"提示阴竭更甚，"下利"仍继续损耗而阴液难回，故言"难治"。

□□ **伤寒，脉促，手足厥逆者，可灸之。（349）**

【读解】

本条文"脉促"的脉形应是寸脉浮大尺脉沉弱，呈"头重脚轻"之象，脉势向上而稍数。结合其"手足厥逆"可判断为"阴竭少而阳上浮"。伤寒病出现此证，可使用灸法治疗，以图化阴回阳而祛除寒邪。灸在何处？当在厥阴。为何是厥阴？其因有二：其一，厥阴为合，处于表里之间，其体"多血少气"，仍有不少阴血，是化阴回阳的基础；其二，厥阴从乎中，势必化为少阳，少阳为相火，相火有质，即可降化为阴。

伤寒，脉滑而厥者，里有热也，白虎汤主之。（350）

【读解】

本条文阐述的"厥"证，是热厥；第338条的"厥"是寒厥。"脉滑而厥"，表达热郁于里而气不达外，条文还直接表达"里有热"。

与第338条对比，可看出它们的区别点就在于"脉微"与"脉滑"。"脉微"无力无势，若有若无而欲绝，以示阳气衰亡；"脉滑"有形有势，往来流利，以示阴液充足。在滑脉的基础上进而出现手足寒冷，是寒邪收敛而热壅于里，致使阴阳气不相顺接于外。其"厥"属热郁，须用白虎汤治疗。白虎汤清降其热，热郁得除，促使气血之流通，而"厥"可解。

手足厥寒，脉细欲绝者，当归回逆汤主之。（351）

若其人内有久寒者，宜当归回逆加吴茱萸生姜汤。（352）

又方

当归三两　桂枝（去皮）三两　芍药三两　细辛三两　甘草（炙）二两　通草二两　大枣（擘，一法十二枚）二十五枚

上七味，以水八升，煮取三升，去滓，温服一升，日三服。

当归回逆加吴茱萸生姜汤

当归三两　芍药三两　甘草（炙）二两　通草二两　桂枝（去皮）三两　细辛三两　生姜（切）半斤　茱萸二升　大枣（擘）二十五枚

上九味，以水六升，清酒六升和，煮取五升，去滓，分温五服。

【读解】

本两条均是独立的，但因汤方相连而放在一起讨论。"当归回逆汤"即宋本的"当归四逆汤"，"当归回逆加吴茱萸生姜汤"即宋本"当归四逆加吴茱萸生姜汤"。

第351条承接第350条，指出手足寒冷的另一种病证。"脉细欲绝"与上述的脉滑不一样。"脉滑"阴液充足；"脉细欲绝"阴血不足。由于阴血不足而内收，产生"阴阳气不相顺接"于外，出现手足寒冷，须用当归四逆汤治疗。从当归四逆汤的组成可看出，用当归、芍药、大枣滋补阴血，并在此基础上使用桂枝、细辛、通草温通阳气，祛除阴寒，以促进阴阳气之顺接。

第352条承接第351条，进一步阐述上条病证还存在体内久寒之邪。

因"久寒"，必凝而产生有形质之邪，即寒饮；又因饮阻，"厥阴从乎中"的转化必受阻，产生冲逆之气。在原来的方药基础上，须加吴茱萸生姜温阳化饮及降逆下气，增强原方中细辛祛除有形质之阴邪的功效，并用清酒以加强通阳。三者均有辛温行阳之功，以加强本汤方温阳化气的作用。

□□**大汗出，热不去，内拘急，四肢疼；又，下利，厥逆而恶寒者，回逆汤主之。**（353）

【读解】

本条是上条的补充，以"内拘急"承接上条的"内有久寒"。提示不是久寒，是由大量汗出所致。大量汗出，热却不消退；阴不得复，阳又损伤，造成阳绝于内，阴绝于外，出现腹内拘挛及四肢疼痛，这是大汗导致表里俱虚的病证。

另一种情况，下利，手足"厥"冷发展为"厥逆"，进而恶寒。这是由于下利伤阴，阴不化气，进而阳衰，导致表里俱虚的病证。

从本条可看出，上节由于汗出过多，从表伤及里；下节由于下利，从里伤及表。不论从哪个途径引起的表里俱虚阴阳俱衰，均以优先使用四逆汤恢复阳气为宜。

□**大汗，若大下利而厥冷者，回逆汤主之。**（354）

【读解】

上条分言"大汗出"与"下利"；本条合言"大汗，若大下利"。其指大汗出和（或）大下利后，进而出现手足寒冷之证，是阴竭阳衰，须使用四逆汤治疗。

与上条对比，可看出两者表达的证型类似，本条侧重阻止阳衰的产生，须尽早使用四逆汤；上条治阳衰已成。从两条证候的描述可得，上条言"厥逆"；本条言"厥冷"。"厥逆"侧重表达阳衰；"厥冷"则强调阴竭阳衰。

另，本条为空一格条文，条文的等级较高；上条为空两格条文，条文的等级较低。从此还可意会，仲景强调"防变"重于"治变"。

□**病人手足厥冷，脉乍紧者，邪结在胸中，心下满而烦，饥不能食**

者，病在胸中，当须吐之，宜瓜蒂散。（355）

【读解】

本条是第354条的对举条文。上条是虚证；本条是实证。本条患者手足寒冷，"脉"有骤紧之象，"紧"为"转索无常"之义，说明脉象有力，暗示正邪相争，阳气运行因之受阻，出入不利而动荡；胸为阳之府，阳气出入的地方，此处阳气旺盛而能致阳气运行不畅，必是有形质之阴邪阻滞，并因之产生心下满闷不舒，进而心烦，即是邪实。饥饿不能进食，又说明还有体虚。体虚有二：其一，阴液不足，阳气相对亢盛，又有阴邪聚于胸，阳气升腾受阻，心下满而烦饥；其二，阳气相对于阴液虽亢盛，但仍属虚阳，无力助胃气消谷，饥不能食。因属于有形质之邪实，病位在上，病势向上，理应使用吐法治疗，适宜使用瓜蒂散。

本条还应与第340条对比，两者同是"手足厥冷"，可是引出之病，一是"邪结在胸中"，一是"冷结在膀胱关元"。"邪"指的是有形质之阴邪；"冷"指的是无形质之寒气。可见在上焦影响阳气出入的多是有形质之阴邪；而在下焦影响阳气出入的多为无形质之寒气。再对比杂病部分的《金匮要略》胸痹心痛短气病篇及腹满寒疝宿食病篇，也可看出伤寒病与杂病有不同之处。杂病中影响胸膈阳气运行的因素，既有有形质之阴邪，也有无形质之寒气。也就是乌头赤石脂汤中同时使用附子、乌头，九痛丸同时使用附子、巴豆、吴茱萸的理由。可见杂病中影响腹部阳气运行的因素更是复杂，涉及面更广。不仅有有无形质之别，还涉及寒热虚实等诸多方面的不同。

□ 伤寒，厥而心下悸，宜先治水，当服茯苓甘草汤，却治其厥；不尔，水渍入胃，必作利也。（356）

【读解】

本条也承接上条及第354条，阐述伤寒，手足寒冷，进而出现心下悸。其由于阴虚无气，不能达于外，又因无气而温化乏力，变生水饮之证，宜先治水饮，服用茯苓甘草汤；随后才可治手足厥冷。不如此，水饮流入胃肠，就会变生下利之他证。可见本条阴虚阳衰与水饮并存，须先祛有形质之水饮，后治无形质之阴虚阳衰。

阶段汇言

　　"厥"证为厥阴病的类似证。厥阴病必来之于少阴病，只有虚证而无实证，即使有火热之象也必是虚火；而"厥"证有内外之因，虚实之分，寒热之别，还有错杂之变，总的病机不离"阴阳气不顺接"，轻者自愈，甚者可亡。

　　□ 伤寒六七日，大下后，脉（寸）沉而迟，手足厥逆，与回逆汤；下部脉不至，咽喉不利，唾脓血，泄利不止者（为难治），属麻黄升麻汤。（357）

麻黄（去节）二两半　升麻一两一分　当归一两一分　知母十八铢　黄芩十八铢　葳蕤（一作菖蒲）十八铢　芍药六铢　天门冬（去心）六铢　桂枝（去皮）六铢　茯苓六铢　甘草（炙）六铢　石膏（碎，绵裹）六铢　白术六铢　干姜六铢

上十四味，以水一斗，先煮麻黄一二沸，去上沫，内诸药，煮取三升，去滓，分温三服。相去如炊三斗米顷，令尽，汗出愈。

　　【读解】

　　本条也承接第354条，伤寒六七日，大下之后，有伤阳及伤阴之不同。"脉沉而迟"，即脉象由"沉"发展到"迟"；"手足厥逆"即手足由"厥"发展到"逆"。两者提示由伤阴发展到伤阳，阳气亏虚，需救阳为先，给予四逆汤治疗。

　　"下部脉不至"应就是尺脉不至，提示阴竭于下；"咽喉不利，唾脓血"，又提示阳逆于上，灼伤阴血；"泄利不止"就是漏下而利，下利之物少而不停止，确认阴液欲竭于下。综合而言，阴竭于下，阳逆于上，灼伤阴血，暗示可出现"阴阳气不相顺接"而厥，病机复杂，旁注进一步补充说"为难治"。

　　本条与上述第338条的描写方式类似，均分为两节描写。上节均是侧重描写阳虚所出现的病证，第338条因脉微而出现手足厥冷；本条由脉沉而迟出现手足厥逆，均可使用四逆汤治疗。第338条下节因阳虚绝于外而厥，进而引出脏寒的病证；而本条因脉沉而迟，阴损及阳，进而引出阴竭

于下，阳气逆于上，出现下部脉不至，咽喉不利，唾脓血及泄利不止的病证。

从麻黄升麻汤的组成中，可看出本方大量使用麻黄、升麻及当归三味药。以麻黄之宣发，解除身体外表收引之寒邪，以缓解体内之阳气上逆；升麻性凉，升发以顺解逆上之热毒；当归性温，养阴血而润下，以缓和欲竭之阴液，三者共同缓解阴竭于下而阳逆于上之病机。黄芩、萎蕤及知母，既清三焦之热又能养阴；石膏、芍药及天冬，清气分及阴分之热，又能生津养阴。清热者助升麻；养阴者助当归。桂枝、干姜、白术、茯苓、甘草等药物，既有苓桂术甘汤之用，又有肾着汤之功，温化阳气，使阴得阳升，泉源不竭。

□□**伤寒四五日，腹中痛，若转气下趣少腹者，此欲自利也。**（358）

【读解】

本条是上条的补充条文，也是承前启后条文。其阐述伤寒四五日，寒邪从外入里，腹内疼痛，如果腹内蠕动向下而且有排气，是里气不能守，而"欲自利"。

与上条对比，本条以"欲自利"承接上条的"泄利不止"，上条"泄利不止"是阴少而欲竭于下；本条"欲自利"是阳虚而里不守。以"阳虚"之不守承接"阴竭"之不畅，两者对比，意义更显。

伤寒，本自寒下，医复吐下之，寒格，更逆吐下。若食入口即吐，干姜黄芩黄连人参汤主之。（359）

干姜　黄芩　黄连　人参各三两

上四味，以水六升，煮取二升，去滓，分温再服。

【读解】

本条为顶格条文，阐述伤寒，原本自行产生"寒下"，多属太阴或少阴病，医家却用吐下之法，再损伤中阳，里寒更甚，导致虚阳上浮，进而上逆阻隔，称之为"寒格"。随之变为吐下，如果"食入口"即吐逆，说明已形成上热下寒之证，须用干姜黄芩黄连人参汤治疗。汤方中黄芩、黄连清上，干姜温中驱里寒，人参养阴气而缓解下利之伤阴。

"寒格"之证本不属于厥阴病，厥阴病是三阴俱病，表与里阳衰，阳复于表里之间，病位侧重于表里之间；本条"寒格"病位在胃肠之内，由上热下寒所致，病势相似，是厥阴病类似之证，因类似而放在厥阴病篇。

□□下利，有微热而渴，脉弱者，令自愈。（360）

【读解】

本条承接第 359 条，是补充条文。承接"本自寒下"，暗示寒利。下利，有轻度发热，进而口渴，说明阳气已回复。"脉弱"说明阳气尚弱，不至于回复太过而热气有余；"脉弱"津亦弱，也表明"下利"病势已不甚而缓和，随着阳气的恢复，病证能自愈。

□□下利，脉数，有微热汗出，令自愈，设复紧，为未解。（361）

【读解】

本条也承接第 359 条，暗示寒利，与第 360 条是对举条文。"脉数"有虚实之别，寒利而"脉数"是虚象；虚而"有微热汗出"，表示阳气回复，没有产生太过之证，病证能自行解除。如果"脉数"之后，再度出现脉紧之象，说明里阳复损，寒气加甚，下利之证，不能解除。

本条与上条对比，上条阳气回复，侧重于里；本条阳气回复，侧重于表。

□□下利，手足厥冷，无脉者，灸之，不温，若脉不还，反微喘者，死；小阴负跌阳者，为顺也。（362）

【读解】

本条文分上下两节描写，上节阐述"下利"，因阴竭无以化为阳气而"手足厥冷"；也因阴竭而"无脉"。用灸法治疗，手足"不温"，示阳不复；"脉不还"，示阴不回。出现"反微喘"，是阴竭而阳气欲上脱之象，危重之候，为死证。

下节说明"下利"的少阴脉小于跌阳脉，表示体内阳气损伤不甚，或已有所回复，是"顺"之证。与上节明显不同，下节病轻，明说"为顺"；上节危重，暗示"为逆"。

《伤寒论》行文至此对没有脉搏的描述，有"脉阴阳俱停""脉不至""脉不出""无脉"及"脉不还"等不同名称，其通过不同名称的脉象描述反映不同的病机。"脉阴阳俱停"多因邪气阻滞而脉动暂停，脉停止之前多为有力；"脉不至"多因阳虚，无法外达而脉动停止，脉停止之前脉动无力；"脉不出"多因阴液不足，无法充盈脉道而脉动停止，停止之前脉象多为虚脉；"无脉"多因阳衰或阴亡而出现的脉动停止，停止之前脉象多为虚脉或弱脉；"脉不还"为脉停之后无法恢复，多因阴液耗竭所致。

□□下利，寸脉反浮数，尺中自涩者，必清脓血。（363）

【读解】

"清"是"圊"的通假字，"圊"指的是"如厕"，即"排大便"。本条承接上述各条，阐述下利的脉象演变。

本条文与第361条对比，上条"下利脉数"；而本条"下利，寸脉反浮数"。同是"下利"，同是"脉数"，为何一条言"反"，另一条却不言"反"？缘于"脉浮"不常出现于"寒利"病证之中。

另，本条义承第361条，也暗示脉象"寸脉反浮数，尺中自涩"是由"脉数"发展而来，脉从"数"变为"尺中自涩"，提示下利导致阴液不足；脉又从"数"变为"寸脉反浮数"，说明在阴液不足的基础上，还存在阳复太过。阳复太过，热必有余，又因热有余，势必入血，损络腐肉而出现下利脓血。

□□下利，脉沉弦者，下重也；脉大者，为未止；脉微弱数者，为欲自止，虽发热，不死。（365）

【读解】

本条承接前面第360、361、362、363四条条文，继续阐述下利脉象，义分三节：上节"脉沉弦"是有力之脉，"沉"提示气滞于下，"弦"是有寒之象，综合而言是因寒阻，阳气滞于体内而导致下部运行不畅，产生"下重"；中间一节"脉大"有虚与实两面，正气不足而邪气有余，此处承上节"下利，脉沉弦"，侧重表达邪气有余，以示下利"未止"；下节承接脉大之虚一面，阐述"脉微弱数"是无力之脉象，"微弱"是阳虚阴亏，在

"微弱"的基础上出现数脉，是阳气回复的缘故。即使是因之而发热，也不是危重之候，常是欲愈之象，所以说"为欲自止"。

□□下利清谷，不可攻表，汗出必胀满。（364）
【读解】

康平本与宋本此条文排列的次序有别，宋本本条文位于上条之前，康平本却安置于后。康平本这样的编排，让下利脉象变化的阐述更加顺畅。

"下利清谷"是指寒利有未能消化的谷物，说明本条"下利"已伤阳气，里阳不足，不能使用发表之法。此时发表治疗，汗出伤津损阳，导致里阳虚张而腹部胀满。

□□下利，脉沉而迟，其人面少赤，身有微热，下利清谷者，必郁冒，汗出而解。病人必微厥，所以然者，其面戴阳，下虚故也。（366）
【读解】

"下利，脉沉而迟"，表示里阳已虚；"其人面少赤"又表示阴不涵阳，虚阳上浮；"身有微热"说明阳虚于外不甚。虽"下利清谷"，"必郁冒，汗出而解"，其病人还必有轻度手足寒冷之证。"冒"指的是头昏，"郁冒"就是头昏甚。此为下部阴虚，阳浮于上的缘故，也称之为"面戴阳"。

□□下利，脉数而渴者，令自愈；设不差，必清脓血，以有热故也。（367）
【读解】

本条承接上条，阐述"下利"脉数，进而出现口渴，是阳气回复之象，也说明其为寒利，阳气回复恰当，当自愈；如果病证不除，常会出现下利脓血，当是阳气回复太过而造成热气有余的缘故。

《伤寒论》行文至此，对消化道出血的描述有"清脓血""便脓血""便血""大便反易，而其色必黑"及"下血"等方式。其"便血"及"便脓血"当是大便与血相混，"便血"血色鲜红，"便脓血"血色稍淡，当是缘于夹有脓液。"大便反易，而其色必黑"是以大便为主，便色黑褐，此缘于出血量少，停留胃肠久所致。"清脓血"为下利脓血，以脓液与血液相混为主，粪便极少。阳明病，热入血室所致的"下血"则是纯血，血色鲜红，这是由于热迫出血量大。从上述不同的描写方式及内容，可认识不同便血各自的病机状态。

□□**下利后脉绝，手足厥冷，晬时脉还，手足温者生，脉不还者死。**（368）

【读解】

"下利"之后，"脉绝"提示阴竭，阴竭随之产生"手足厥冷"，其阳也衰。二十四小时后，脉象恢复，手足温暖，即阴回阳复，预后良好而示"生"还；而脉象不恢复，阴液不回，是病危之候，为死证。

与上述第367条对比，可知上条侧重阳复的阐述，本条则侧重阴回的论述。

□□**伤寒，下利，日十余行，脉反实者，死。**（369）

【读解】

本条是上条的对举条文，以"脉反实"与"脉绝"对举。伤寒致下利，当是寒利，提示体内阳虚，日行十几次，却出现"脉反实"，这是虚证之实候，为阳气欲脱之象，是死证。后世医家在此方面总结出"至虚有盛候"的理论（《顾氏医镜》）。

□**下利清谷，里寒外热，汗出而厥者，通脉回逆汤主之。**（370）

【读解】

本条为空一格书写条文，其承接第359条，主要阐述治疗。"下利清谷"为里阳不足，也就是"里寒"；"外热"是指躯体有发热之症。因躯体发热而汗出，又因汗出，进而手足寒冷，这是阳绝于内，阴亡于外。须用通脉四逆汤大补体内阳气以促进阴液回复而通脉，故称"通脉回逆汤"。

　　白头翁二两　黄蘗三两　黄连三两　秦皮三两

　　上四味，以水七升，煮取二升，去滓，温服一升，不愈，更服一升。

　　【读解】

　　本条是上述第 370 条的对举条文。上条"下利清谷"暗示寒利，而本条明说"热利"。"热利"热郁于里，气机不畅，所以有"下重"之证；"下重"也反过来提示有热滞，也易因之损伤血络，须用白头翁汤治疗。方中白头翁"逐血止痛"（《神农本草经》语）；秦皮"抽吮津液以上行"（《本经疏证》语），两者形成药对，有升降之功，是本方的关键，其中白头翁为君，秦皮为臣。此外还有黄柏黄连，为佐使之药，其中黄柏"主肠胃结热"（《神农本草经》语），黄连清热燥湿还有厚肠胃之功，均对本方有明显的辅助。

□□ 下利腹胀满，身体疼痛者，先温其里，乃攻其表。温里宜回逆汤，攻表宜桂枝汤。（372）

　　【读解】

　　本条是上述两条的补充条文，补充出"下利腹胀满，身体疼痛"的状态，说明既有里证，也有表证。因其下利排出有形质之大便，里常无实邪，虽有腹胀满之证，必是无形质之虚胀，是里虚，以救里为急，先用温里方法，适宜使用四逆汤；里证缓解后，再用攻表之法，适宜使用桂枝汤。

□□ 下利，欲饮水者，以有热故也，白头翁汤主之。（373）

　　【读解】

　　本条是上述第 372 条的对举条文。"下利"口渴欲饮水，说明里有热气，是伤阴液之证，属于热利。与第 371 条类似，是该条文的补充。与该条对比，本条侧重表达损伤津液之证象，但从源头而治，须使用白头翁汤。

□□ 下利谵语者，有燥屎也，宜小承气汤。（374）

　　【读解】

　　下利，因"谵语"存在，说明胃内有实邪，正如上述阳明病篇的第 210

条所说"实则谵语","实"指的就是"胃家实",也就是"有燥屎也"。"燥屎"与下利一起存在,当是热结旁流所致。本条使用小承气汤而不使用大承气汤?却是为何?原因在于本条文已有下利之证,不需再用芒硝软坚通便,也不需大剂量之厚朴、枳实承气通下。

□□下利后,更烦,按之心下濡者,为虚烦也,宜栀子豉汤。(375)

【读解】

本条是第374条的对举条文。上条是有形质之实邪;本条是无形质之邪热。

下利后,实邪得以泻出,出现心烦而按心下柔软,属于无形质之热扰,所以说是"虚烦",适宜使用栀子豉汤治疗。

另,从第370条至第375条的"下利"病证演变过程中,先强调"下利"的寒热之证,次表明"温里"及"攻表"之缓急,再进行"下利"虚实之对举。结合太阳病篇的第7条的内容,可佐证仲景在《伤寒论》中确有析八纲的内容,常是先定阴阳,次断寒热,再分表里,后别虚实的辨证过程,也可见八纲是有等级之分。

阶段汇言

"下利"病可阴可阳,阳证为热陷;阴证为寒变;寒热错杂为厥阴病类似证。本篇的麻黄升麻汤证与干姜黄芩黄连人参汤证,以至太阳病篇的半夏泻心汤证、生姜泻心汤证及甘草泻心汤证可归于此类似证名下。

□□呕家有痈脓者,不可治呕,脓尽自愈。(376)

【读解】

各类呕逆之证,有痈脓时,不能治呕,呕会随脓液的排泄结束而自行消除。从此条文可知呕逆不仅是病证,而且也是人体自行产生的治疗方式。

□□呕而脉弱,小便复利,有微热,见厥者,难治,回逆汤主之。(377)

【读解】

本条是第376条的对举条文。"呕"逆，进而出现脉弱，提示阳损津亏；小便再现通利，说明阳损失约；虚阳外浮，躯体轻度发热；又因阴亏至竭而"见厥"，可见本条为阴阳俱损之证，所以说"难治"。本条使用回逆汤治疗，即是体现"阳主阴从"之理。

□□干呕，吐涎沫，头痛者，吴茱萸汤主之。（378）

【读解】

本条文承接第377条，第377条侧重呕逆而致阳虚阴亏；本条因阳虚生饮，又因阳复上逆，出现"干呕，吐涎沫"；再因寒饮上逆，阻滞清灵之腑的阳气运行，出现头痛。根据其病机为寒饮上逆而使用吴茱萸汤治疗。

本条与上述阳明病篇的第243条对比，均是"吴茱萸汤主之"，但病证不同：一是"食谷欲呕"，在阳明病篇；一是"干呕，吐涎沫"，在厥阴病篇。在阳明病篇的条文表达了阳明气弱而有寒实于内，"食谷"时欲呕而不能；本条是阳虚而复，寒饮上逆，又因阳复仍弱而无力推动，仅表现为"干呕"无物，又因寒饮上逆而吐涎沫。从阳气来看，可见本条之病证较前加重。

另，本条与少阴病篇第309条的吴茱萸汤证对比，虽均是阳虚阴逆，但有无形质之别。本条寒饮有质；而少阴病的吴茱萸汤证为寒气，为无质。

□□呕而发热者，小柴胡汤主之。（379）

【读解】

本条文也承接第377条之意，又是第378条的对举条文。上条言"干呕"明示无物；本条仅言"呕"，暗示有物。因"呕"逆，进而出现发热，说明本条阳复较前条充分，阳气弱，但不甚，须用小柴胡汤和解。与第378、377条不同，第378条是寒逆，第377条是阳衰。

阶段汇言

"呕家"有虚实及寒热之异。实者呕出可愈；虚者呕后须治。寒证可用吴茱萸汤；热证可用小柴胡汤。

□□伤寒，大吐大下之，极虚，复极汗出者，其人外气怫郁，复与之水，以发其汗，因得哕。所以然者，胃中寒冷故也。(380)

【读解】

本条以"大吐大下之"承接上条的"呕"。伤寒"大吐大下"治疗后，体内极度虚弱，又极度出汗，造成"外气怫郁"，即气郁于外，再用饮水发汗之法而出现呃逆之证，是胃内寒冷的缘故。

□□伤寒，哕而腹满，视其前后，知何部不利，利之即愈。(381)

【读解】

本条是上述第 380 条的对举条文，上条因过度治疗，内虚而呃逆；本条因伤寒致呃逆而腹满，以示内实。指出应观察前后两便的情况，了解哪不通利，使用相应的攻下或利水之法治疗，可以痊愈。

阶段汇言

"哕"为伤寒后变证，与"呕"证对举，有虚有实。虚者宜温；实者"视其前后"而利之。

237

厥阴病篇小结

本病篇前四条为厥阴病的正文，第 5 条为承前启后的过渡条文，从第 6 条开始阐述的多是伤寒引起厥阴病的类似证。从太阴病篇的内容，认定其为里阴病，少阴病是表里同阴病。对照三阳病的状态，再依据阴阳各自属性的不同，可推得厥阴病当是三阴俱病。三阴是如何俱病？由太阴病发展而来的少阴病，阳衰至极，并常亡于此，而能进入厥阴，形成厥阴病，当有阳复，也正是此阳复，厥阴病还属阴病的转机；又缘其来源于少阴病，少阴病阳已衰于表与里，厥阴病的阳复仅在表里之间（即俗称半表半里），提纲证中"气上撞心，心中疼热"及"饥而不欲食"可佐证。"食则吐，下之利不止"是内里阳衰的表现，而外表的阳衰还当有四逆之证，但提纲证并没有体现。这是为何？缘于三阴为病的序次。太阴为开，病始于里；少阴病由里出表；厥阴病由表与里俱进表里之间，可见病位由里及表，再入

表里之间。厥阴病的提纲证描述前后两头而省略中间，倒是由外表入或由
里出而产生"厥利呕"的厥阴病类似证较为常见表现为外表阳衰之证，这
也许就是厥阴病的反衬与补充。少阴病内含太阴病，厥阴病内含少阴病，
三阴之为病，常是重叠而为。这也许是《伤寒论》三阴病无合并病证及三
阴病欲解时重叠的原因所在。

辨厥阴病霍乱

□□问曰：病有霍乱，何？答曰：呕吐而利，此名霍乱。（382）

【读解】

本条之"病"是明指患病之意；霍乱之"霍"是迅速之意。"霍乱"在《内经》认为是"乱于肠胃，则为霍乱"，从字面理解，"霍乱"就是突然出现明显的肠胃功能紊乱。

在康平本《伤寒论》里霍乱放在厥阴病条目之下，说明它与厥阴病关系密切，可读解为霍乱是厥阴病的类似之证，正如太阳病的痉湿暍；也可读作霍乱是厥阴病的特殊证型，正如太阳病的结胸。桂林本《伤寒论》此条则明言"霍乱属太阴"。

究其病证如何？条文之"呕吐"实指吐，为偏词，从下述条文可得佐证。吐之后，进而下利，吐利并存，称为霍乱。从本条病证可以看出霍乱当始于太阴，从下述条文内容可得知其发展可波及少阴，也可发展波及厥阴。

从康平本、宋本及桂林本的版本出现顺序，也可窥视到仲景医学体系对"霍乱"认识的变化过程。

□□问曰：病发热，头痛，身疼，恶寒，吐利者，此属何病？答曰：此名霍乱。霍乱自吐下，又利止，复发热也。（383）

【读解】

本条承接第 382 条，既有吐利之里证，又有发热、头痛、身疼之外证，并说明里证出现在先，随下利停止后，再出现发热等外证，可见霍乱的病势是由里向外发展的，与厥阴病篇的厥利发热证之胜复类似，但病机的侧重点不一样。霍乱侧重吐利之里逆，而厥阴病篇厥利与热胜复，则强调病由外表入或由里出。

□□伤寒，其脉微涩，本是霍乱，今是伤寒，却四五日，至阴经上，转入阴必利；本呕，下利者，不可治也。欲以大便，而反失气，仍不利，此属阳明也，便必鞕，十三日愈。所以然者，经尽故也。下利后，当便鞕，鞕则能食者愈。今反不能食，到后经中，颇能食，复过一经能食，过之一日当愈；不愈者，不属阳明也。（384）

【读解】

伤寒，脉常浮紧，而本条却微涩，说明原先有霍乱。今患伤寒，经过四五日，病由外入里，病证传到阴经境界，将出现下利。由于原来霍乱呕吐下利，再结合上述脉象微涩，说明本次伤寒之前阴液已损伤，今再因患伤寒，又传入阴经，再耗阳损阴，此时人体阴阳俱虚。原来的呕吐下利之证并没有消除，说明霍乱病未愈，损伤阴液明显，所以条文不说"吐利"，而说"本呕，下利"。呕为阳证，其佐证阴液损伤；又因伤寒的伤阳，常形成阴竭阳亡而病证危重；呕利本身还说明体内气机已逆乱，不能饮食，则中气败坏，阴液也得不到补充，所以条文说"不可治也"。

"欲以大便，而反失气，仍不利者，此属阳明"是"至阴经上，转入阴必利"的对举词句，表达了病证的转变，不入阴经，而归于阳明，也说明"本是霍乱，今是伤寒"有不同的转归。入于阴经是阳衰所致；归于阳明是阴液不足所致，随之产生阳明病。然而虽有阳明病之实，但本条之病仍以虚为本，阴阳均不足，须经过十三日恢复，病证才能消除。为何是十三日？虽是约略之数，但实是六日、七日之合，即水火成数之合。经过此日数，人体之阴阳才得到充分的恢复，病证才能得以消退。

"下利后"承接"转入阴必利"，是利后的病证转归，随之出现干而成形的大便，进而能进食，提示阳气回复充分，病证可解除；相反地不能食，表明阳气回复不足，病不归转阳明而传"到后经中"。"后经"当是少阳，或是太阴。阳气如果能再进一步回复，稍能进食，其病又可转至阳明，如此能食一天，阳复阴回，也能病愈；"不愈"说明阳气回复不佳，就不属于阳明病。

从本条文可看出，霍乱先伤阴液，伤寒先伤阳气。

吐利，恶寒，脉微而复利（利止，亡血也）**，回逆加人参汤主之。**（385）

甘草（炙）三两　附子（生，去皮，破八片）一枚　干姜一两半　人参一两

上四味，以水三升，煮取一升二合，去滓，分温再服。

【读解】

本条顶格书写，义承前面三条。吐利是霍乱的主症；言"吐利"也就暗示是霍乱。可看出"吐利"与"霍乱"是互词。从霍乱病篇可得，"霍乱"病名仅在空两格条文及旁注中，而"吐利"之称却存于全部条文里，另从康平本《伤寒论》三阴三阳病标题的编排均为空两格的方式，可说明"霍乱"病名是后来撰入，也从而佐证《伤寒论》存在"层累"内容。

本条吐利先伤阴液，阴液不足，下利停止，旁注补充明确"利止，亡血也"。"亡血"即血少。随阴血不足，损及阳气，阳气不足而出现"恶寒，脉微而复利"。"复利"是阳气损伤所致。从其症状看病机表达，恶寒是表阳虚，复利是里阳虚，脉微是阳虚脉象，示病已波及少阴病境界，也可看出本条霍乱先导致阴虚，后引起阳虚，与伤寒少阴病稍不同，但以救阳为先的思想则是相同的，须用四逆汤回阳救逆，又因霍乱先有伤阴之本，而需加人参以补阴气。

吐利（霍乱）**，头痛，发热，身疼痛，热多欲饮水者，五苓散主之；寒多不用水者，理中丸主之。**（386）

人参　干姜　甘草（炙）　白术各三两

上四味，捣筛，蜜和为丸，如鸡子黄许大，以沸汤数合，和一丸，研碎，温服之㊑日三四，夜一服。

腹中未热，益至三四丸，然不及汤。汤法：以四物，依两数切，用水八升，煮取三升，去滓，温服一升，日三服。

若脐上筑者，肾气动也，去术，加桂四两；吐多者，去术，加生姜三两；下多者，还用术；悸者，加茯苓二两；渴欲得水者，加术，足前成四两半；腹中痛者，加人参，足前成四两半；寒者，加干姜，足前成四两半；腹满者，去术，加附子一枚。服汤后，如食顷，饮热粥一升许，微自温，勿发揭衣被。吐利止而身痛不休者，当消息和解其外，宜桂枝汤（小和利

之）。（387）

【读解】

本条是第 385 条的对举条文。吐利之后，头痛、发热及身疼痛，表明了霍乱的病势已由里出外，热象偏多而口渴欲饮水，示气化不利于外，适合使用五苓散化气和表及止渴；寒象偏多而不饮水，示阳不足于里，从霍乱的源头而言，始于里，也甚于里，适合使用理中丸温里而止吐利。从五苓散与理中丸的治疗对比，可看出侧重点不一样，五苓散侧重化气以治外，理中丸侧重温里以治内。这是由于人体表里阳气受损程度不同。

理中之丸法不如汤法，汤法中若中阳虚衰，水气上逆而出现"脐上筑"，"筑"之本义为乐器，在此引申为"击"，即水气上逆，击于脐上而颤抖不止，宜去肥土之白术，而加平冲之桂枝；"吐"为阴证，阴浊上逆，"吐多"有势，必有气逆之暗助，也宜去肥土之白术而加降逆之生姜；"下多"阴盛阳虚而里气不守，还需肥土之白术而固守里气；"悸"水不下行而上逆，宜加茯苓利水道而祛水邪；"渴欲得水"表示欲饮而又不能饮，表达了阳虚而不能化水，还需加大白术用量以健脾燥湿化水；阳虚不化生津液，导致体内津液不足，运行不畅而"腹中痛"，宜加大人参用量，以补津气而助运化；"寒"，阳虚甚显，需加大干姜用量以温补中阳而祛寒邪；阳虚不能化阴，阴盛而"腹满"，需去壅阻之白术，而加走泄之附子，以助阳气而泻阴浊。从上可见理中汤的加减法中唯一不变的是炙甘草，也验证了理中汤理中之义。加减法中加减最为频繁的是白术；而干姜及人参仅是加量，侧重表达"中阳虚衰的演变"。

宋本第 387 条的内容，在康平本中属于方后注内容，指出吐利内证缓解之后，仅遗留"身痛"的外证，适合使用小剂量的桂枝汤，调和营卫以和表止痛。

吐利，汗出，发热恶寒，四肢拘急，手足厥冷者，回逆汤主之。（388）

【读解】

本条文与上述第 385 条的内容相似，均有"吐利"与"恶寒"之症。"吐利"与"恶寒"，表示两条均有里与外之证。

第385条在"吐利，恶寒"的基础上，还有"脉微而复利"。其表达了：①吐利后出现恶寒；②脉微；③"利"曾经停止；④进而"复利"；⑤还暗示无汗。可看出霍乱的病机过程是先伤阴液，阴液内竭造成下利停止，又因阴损及阳，阳气虚衰，导致恶寒脉微，又进而下利，再损阴液。

本条"吐利，汗出"，是阴竭阳越于外所致，因阳越而发热，阳虽得外越但还是虚衰，因阳虚衰而恶寒，因阴竭而四肢拘急，因阴竭阳衰而手足厥冷。太阳病上篇第30条"胫尚微拘急，重与药药甘草汤，尔乃胫伸"，可佐证本条的"四肢拘急"是由阴竭所致，再从第29、30条的治疗是以回阳为先，也可得本条使用四逆汤的机理所在。

本条与第385条病机一样，用药却有差别，是由于病证侧重不同，本条侧重"手足逆冷"用四逆汤回阳救逆，而第385条侧重"复利"，阳衰虽甚，但阴竭仍在继续，在回逆汤回阳的同时，还须加人参补阴气。

既吐且利，小便复利，而大汗出，下利清谷，内寒外热，脉微欲绝者，回逆汤主之。（389）

【读解】

本条"既吐且利"强调先吐逆，后出现下利。吐利有先后之分，吐逆易伤阳气，下利易伤阴液。因阴液不足而小便不利，又随着阳气损伤的加重而小便复利，进而出现大汗出，下利清谷，说明阳气虚衰严重，甚欲外亡，产生"内寒外热"之象。这是霍乱之变证，与先伤阴液之霍乱常态不一样，因阳外亡，须用四逆汤回阳救逆。"脉微欲绝"是阳气外亡的确认。

吐已下断，汗出而厥，四肢拘急不解，脉微欲绝者，通脉回逆加猪胆汁汤主之。（390）

甘草（炙）二两　干姜（强人可四两）三两　附子（生，去皮，破八片）大者一枚
猪胆汁半合

上四味，以水三升，煮取一升二合，去滓，内猪胆汁，分温再服（其脉即来）。㊄无猪胆，以羊胆代之。

【读解】

本条承接上条，是病情的进一步发展。吐下停止之后，汗出，进而出

243

现手足寒冷，以至四肢拘急不止，脉微欲绝，是阴竭而阳衰，阴竭阳衰并存。治疗方面还是以救阳为先，用四逆汤法，但又缘于阴竭，阳气易动，须加猪胆汁以反佐，也因猪胆汁寒凉之性，还须加大四逆汤的用量，即成通脉四逆汤。

本条的"吐已下断"与"四肢拘急不止"是阴竭之佐证。与上条对比，可看出上条侧重阳亡，本条源于阴竭，并因之而阳衰，阴竭与阳衰并重。

吐利，发汗，脉平，小烦者，新虚不胜谷气故也。（391）

【读解】

本条的"发汗"指的是汗法治疗。与上述第387条桂枝汤法对比：前者用于"吐利止"后；本条用于"吐利"未止之时，也说明"吐利"的里证并不甚。其发汗治疗后，脉象平和，提示"霍乱"得以缓解，却出现"小烦"，是里气不和之象，也可以说是胃气不和，病后体虚，难以运化水谷的缘故，所以说"新虚不胜谷气故也"。

与前述第386条的"五苓散"证对比：前者为外不和；本条为里不和。从本条还可看出，吐利里证，也可通过发汗治外之法，达到里证缓解的目的，也印证"内病可治外，外病可调内"之理，即使是霍乱，也不例外。

厥阴病霍乱篇小结

霍乱是厥阴病的特殊类似证型，虽有相似的里证及外证，但霍乱始于里，也甚于里，外证仅是伴发所致，而厥阴病是三阴俱病，处于三阴竭而阳复而逆于表里之间，侧重表达表里之间的病变。霍乱也有伤阴、伤阳的不同，但以伤阴为主。

辨阴阳易差后劳复病

□ 伤寒，阴阳易之为病，其人身体重，小气，少腹里急，或引阴中拘挛，热上冲胸，头重不欲举，眼中生花，膝胫拘急者，烧裈散主之。（392）

妇人中裈近隐处，取烧作灰。

上一味，水服方寸匕，日三服，小便即利，阴头微肿㊟此为愈矣。妇人病，取男子裈烧服。

【读解】

"伤寒"，因房事，男女之间互相传播，导致对方患病，这是伤寒病传变的另一种方式，称之为"阴阳易"。"易"在此处是变换之意。在其发生过程中，有房劳因素，也是本条放在差后劳复病篇中的原因所在。房事造成阴精不足，与伤寒所化生之热互相为患。热伤津耗气，气弱不足，出现"身体重，小气"；阴精不足又遭邪热所伤，经脉不舒，产生"少腹里急，或引阴中拘挛"及"膝胫拘急"；气阴不足，热逆向上，出现"热上冲胸，头重不欲举，眼中生花"。本病虚中有实，与中暑病证类似，均有气阴两伤又有热象，所不同的是中暑之邪热从外来，损气伤阴；本病是先有房事，损伤阴精，后有伤寒所化之热，耗气伤阴，病有内外之因。

大病差后，劳复者，枳实栀子豉汤主之。（393）

枳实（炙）三枚　栀子（擘）十四个　豉（包绵）一升

上三味，以清浆水七升，空煮取四升，内枳实、栀子，煮取二升，下豉，更煮五六沸，去滓，温分再服，覆令微似汗。㊟若有宿食者，内大黄入博棋子五六枚，服之愈。

【读解】

伤寒，在仲景生活的年代属于大病，此处说"大病"就是暗指伤寒病，"大病"与下列条文的"伤寒"是对举词语。两者没有本质不同，只有程度差异，也即"大病"指的是"伤寒"之甚。"复"是返回、反复之意，"劳复"是指因劳而病复。

本条阐述伤寒病的甚者病愈之后，气血尚弱，因劳倦而出现病情反复，与《内经》中"阳气者，烦劳则张"观点相符。其使用枳实栀子豉汤治疗，方中栀子与淡豆豉清热除烦，枳实炙用以建中平阳，并用清浆水，酸甘化阴以涵阳，使阳张得平，血气得安。

伤寒差以后，更发热，小柴胡汤主之。（394）

【读解】

伤寒病愈后，人体气血尚弱，与太阳病中篇第97条的"血弱气尽"病机类似。此时再出现发热，同样使用小柴胡汤治疗；也可理解为上述第393条病证的进一步发展，因阳外张而亡，产生"更发热"。

脉浮者，少以汗解之；脉沉实者，少以下解之。（394）

【读解】

本条文承接上条，也是阐述"伤寒差以后"的病证。康平本分上下两条；宋本却把上下两条合为一条。脉浮的"伤寒差以后，更发热"，可稍用汗法治疗，估计宜用桂枝汤；脉沉实有力的"伤寒差以后，更发热"，可轻用下法治疗，估计可用调胃承气汤。

大病差后，从腰以下有水气者，牡蛎泽泻散主之。（395）

牡蛎（熬）　泽泻　蜀漆（暖水洗，去腥）　葶苈子　商陆根（熬）　海藻　栝蒌根（熬）各等分

上七味，异捣，下筛为散，更于臼中治之，白饮和，服方寸匕，日三服，小便利，止后服。

【读解】

伤寒病的甚者愈后，因阳气虚弱，不能入阴化气，水聚为患，而出现

腰以下有水气，使用牡蛎泽泻散治疗。历代医家对此条文使用本方颇有微词，认为病后体弱不宜使用如此峻烈之药，殊不知本方所用散剂白饮和服，已经考虑到这层意思，而且本方峻烈之药大多使用熬法，也已避免伤正。清代邹氏润安先生对本方的认识较为中肯，其认为牡蛎引阳入阴化气，泽泻利水又起阴气，两者配合，实有交合阴阳之意。余药均从不同侧面辅助两者的功效，其中商陆根协助导阳入阴，葶苈子泻气以辅助利水，蜀漆化痰开结，海藻散结通脉，均为引阳入阴而扫平障碍。瓜蒌根则是润津而防利水之伤正。

与第393条对比：同是病后的表现，但前者因劳而病复，是"阳气虚张"的缘故；本条是病后气弱而水聚的缘故。从其治疗的侧重点也可看出，上条以平阳清热为主，病证是阳气相对有余"于上"；本条引阳入阴以化气利水，病证阳气绝对不足"于下"。上者无形，下者有质。

大病差后，喜唾，久不了了（胸上有寒，当以丸药温之），宜理中丸。（396）

【读解】

伤寒病的甚者愈后，因阳气恢复不足而弱，出现吐涎沫，久不停止，适宜用理中丸治疗。

本条与上述第395条对比，均是阳气不足。第395条侧重体外阳不足，气化不利，而"水气"生；本条侧重体内阳不足，温煦不足，而"寒饮"生。旁注补充明确病位在"胸上"，胸为阳之腑，阳气旺盛之地，其寒必有形质，即"寒饮"。因病后阳虚，难用泻实疗法，也不宜用汤药之急补，只可用丸药之缓化。旁注也进一步明确为"当以丸药温之"。

伤寒解后，虚羸，少气逆欲吐，竹叶石膏汤主之。（397）

竹叶二把　石膏　半夏（洗）半升　麦门冬（去心）一升　人参二两　甘草（炙）二两　粳米半升

上七味，以水一斗，煮取六升，去滓，内粳米，煮米熟，汤成去米，温服一升，日三服。

【读解】

伤寒病愈后，体虚乏力，稍有气逆欲吐，是胃气不和，也暗示有余热存在，须用竹叶石膏汤治疗。方中竹叶、石膏清热，半夏和胃降逆，麦冬、人参、甘草、粳米益气生津，和中补虚。

本条与上述第396条对比，上条是寒证，有形质之寒饮，位于"胸上"；本条是热证，无形质之虚热，在于"胃中"。

□□病人脉已解，而日暮微烦，以病新差，人强与谷，脾胃气尚弱，不能消谷，故令微烦，损谷则愈。（398）

【读解】

本条之"脉"有二解：一指诊断，二指脉象。"病人脉已解"，即经诊显示病已解除，或是病人脉象提示病已解除。古人诊病主要依靠脉诊，本条的"脉"之二义是互通的。

病已解除，却在傍晚出现"微烦"，这是由于病初愈，强食米饭，脾胃功能尚弱，不能消化而出现的微烦，此时减少饭量，"烦"就会消除。

从此条文也可以看出，《伤寒论》强调治里的另一种表现。

辨阴阳易差后劳复病小结

本篇阐述伤寒余邪的转变，也就是伤寒转变的另一方式，侧重点在因"劳"而变。

凡疗治之方，有奇恒之理奥，毒药之化机，又经旨之所秘，多传方文字，传法□□□中之学，先讲家传之论说，而后可令逅四部之教习□也。

康平三年二月十七日

　　侍医丹波雅忠

贞和二年十二月十五日以家秘说授典药权助毕

　　和气朝臣嗣成

南山隐士山秋五徂谨书

【读解】

本段条文所缺文字太多，难以填补。其意大略表达康平本《伤寒论》编者的主张，《伤寒论》疗治之方，有深邃的奇恒之理及变化无穷的药物组成，由于《伤寒论》的经旨隐微，不易后学领会，当以文字多注解，弘扬《伤寒论》之理法。